DIAGNOSTIK UND THERAPIE DER LUNGEN- UND KEHLKOPF-TUBERKULOSE

EIN PRAKTISCHER KURSUS

VON

DR. H. ULRICI
ÄRZTL. DIREKTOR DES STÄDT. TUBERKULOSEKRANKENHAUSES
WALDHAUS CHARLOTTENBURG · SOMMERFELD (OSTHAVELLAND)

MIT 99 ZUM TEIL FARBIGEN ABBILDUNGEN

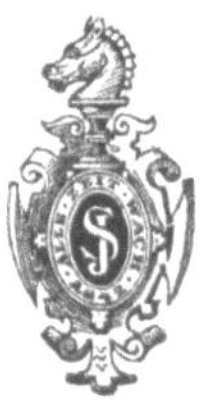

SPRINGER-VERLAG BERLIN HEIDELBERG GMBH 1924

ISBN 978-3-662-27631-0 ISBN 978-3-662-29118-4 (eBook)
DOI 10.1007/978-3-662-29118-4

Ursprünglich erschienen bei Julius Springer in Berlin 1924

Vorwort.

Wohl gibt es genug Bücher über die Lungentuberkulose, aber merkwürdigerweise keines, das sich an den bereits praktisch tätigen Arzt wendet, das die schulmäßige Kenntnis der Tuberkulose und einige Erfahrung voraussetzt und nur weiter bilden möchte.

Da die neueren Arbeiten über die klinischen Bilder der Lungentuberkulose auf die pathologisch-anatomischen Formen zurückgreifen, ergab sich die Notwendigkeit, von der Pathologie der Tuberkulose auszugehen und von hier die Brücke zu schlagen zur qualitativen Diagnostik. Wenn auch der geübte und erfahrene Untersucher zur Erkennung der Tuberkuloseform die Röntgenplatte nicht immer und nicht unbedingt braucht, so war doch zur Einführung auf das Röntgenbild der Lungentuberkulose näher einzugehen. Dazu schuf der Verlag die Möglichkeit, indem er mit erdenklichstem Müheaufwand bis heute kaum erreichte, für das Verständnis auskömmliche Reproduktionen der Röntgenplatten erzielte.

Wenn wir heute vom Tuberkelbacillus wieder ein wenig abgerückt und zum kranken Organismus zuruckgekehrt sind, so schien es zur Unterstreichung dieses Standes der Dinge wünschenswert, im gesicherten Besitz auf die Blutuntersuchungen als künftige Plattform für weitere Ausblicke und Basis für weitere Studien hinzuweisen, wenn wir heute auch erst auf den unteren Sprossen der Leiter stehen.

Neben der immer in erster Linie stehenden Allgemeinbehandlung ist der Kollapstherapie der Lungentuberkulose ein breiterer Raum eingeräumt. Wenn diese Einschätzung im Gremium der engeren Fachkollegen nicht die Mehrheit haben sollte, so entspricht sie doch vielleicht der Nüchternheit der Tatsachen. Der „spezifische Therapeut" braucht eine etwas größere Dosis Optimismus, als hier — vielleicht leider — zur Verfügung stand.

Das Interesse weiterer Ärztekreise an der Lungentuberkulose erscheint — übrigens begreiflicherweise — wesentlich auf die Therapie gerichtet. Aber Erfahrungen in Ärztekursen haben doch immer wieder gezeigt, daß es nur der graue Alltag ist, der den Mediziner so auf das Praktische abstellt. Hat er Muße — er hat sie fast nie —, so stellt sich alsbald das Interesse für die Pathogenese, für die Zusammenhänge ein; es erwacht der grüblerische

Sinn und das Problem nimmt ihn gefangen. Dieser Beobachtung folgend ist hier der Versuch gemacht, nicht nur die nackten Tatsachen sprechen zu lassen, sondern sie zu erläutern und gedanklich zu verbinden, auch den Sinn des Arztes immer auf die Erkennung nicht eines Lungenbefundes, sondern eines komplexen pathologischen Vorganges im Organismus und eines differenzierten Prozesses im Organ, kurz auf die Gewinnung eines abgerundeten und doch detailreichen Gesamtbildes zu richten.

So wuchs das Buch wohl ein wenig über seinen Titel hinaus, aber ich hoffe, dass ihm das nicht zur Schande gerechnet wird. Mag sein, daß es manches bringt, was der Praktiker nicht brauchen kann. Aber es hieße seinen Horizont einengen wollen, würde man ihm das Interesse für solche Dinge nicht fördern, für die ihm nur eine platonische Liebe möglich ist. Außerdem: in der heutigen Zeit der Anwendung des Taylorsystems auf die Medizin kann der Hausarzt, jener wertvolle ehrwürdige Typ des Familienarztes, nur lebensfähig bleiben, wenn er seinen Kranken gegebenenfalls nicht schutzlos dem Facharzt überläßt, sondern der sachverständige Berater seines Klienten auch in Fragen bleibt, deren nähere Behandlung er anderen Händen übergeben muß. Das Handwerk freilich muß am Leisten, an der Hobelbank gelernt werden.

Wie weit mein Unternehmen berechtigt und vor allem, wie weit es gelungen ist, — das wird die Kritik feststellen. Unter allen Umständen aber gebührt der Verlagsbuchhandlung für die sachverständige Unterstützung bei der Ausstattung des Buches jeder Dank.

Sommerfeld (Osthavelland),
Ostern 1924.

H. Ulrici.

Inhaltsverzeichnis.

Seite

I. Pathogenese der Tuberkulose 1

II. Pathologische Anatomie der Lungentuberkulose . 8
1. Die produktive Tuberkulose 8
2. Die cirrhotische Phthise 12
3. Die exsudative Phthise 15

III. Anamnese und Symptomatologie der Lungentuberkulose 21

IV. Die physikalische Untersuchung 29
1. Inspektion und Perkussion 29
2. Auscultation 34
3. Aufzeichnung und Deutung der Befunde 39

V. Spezifische Diagnostik 47

VI. Röntgendiagnostik der Lungentuberkulose 53
1. Diagnostische Durchleuchtung. Technik der Röntgenaufnahme . 53
2. Das normale Lungenbild. Der tuberkulöse primäre Komplex . 63
3. Röntgendiagnostik der beginnenden Lungentuberkulose und der verschiedenen Formen der Lungentuberkulose 71

VII. Bakteriologische, morphologische und chemische Untersuchungen 87
1. Untersuchung der Sekrete und Exkrete 87
2. Untersuchung des Blutes 94

VIII. Das klinische Bild der Lungentuberkulose 101
1. Die beginnende Lungentuberkulose 101
2. Der klinische Verlauf der verschiedenen Formen der Lungentuberkulose 109
3. Bronchialdrüsen- und Lungentuberkulose bei Kindern 117

IX. Die Allgemeinbehandlung der Tuberkulösen 126
1. Grundzüge der Allgemeinbehandlung 126
2. Spezielle Indikationen und Technik der Allgemeinbehandlung . 132

X. Symptomatische Behandlung 139
1. Behandlung der Allgemeinsymptome 139
2. Behandlung der Organsymptome 144

Seite

XI. Spezifische und unspezifische Reizbehandlung der Tuberkulose 151
1. Prinzipien und Ziele der spezifischen Therapie 151
2. Indikationen, Kontraindikationen, Technik 158
3. Unspezifische Reizbehandlung der Tuberkulose 166
(Chemotherapie, Proteinkörpertherapie, Strahlenbehandlung)

XII. Die Kollapstherapie der Lungentuberkulose 173
1. Das Wesen der Kollapsbehandlung. Indikationen und Kontraindikationen 173
2. Technik der Pneumothoraxbehandlung 183
3. Technische Durchführung der Pneumothoraxtherapie und klinische Beobachtungen während der Behandlung 191
4. Komplikationen im Verlauf der Pneumothoraxbehandlung, ergänzende Operationen 204

XIII. Komplikationen der Lungentuberkulose 217
1. Pleuritis exsudativa. Spontanpneumothorax 217
2. Kehlkopftuberkulose 221
a) Pathogenese und pathologische Anatomie 221
b) Symptomatologie. Technik der Untersuchungen. 223
c) Diagnostik 225
3. Therapie der Kehlkopftuberkulose 228
4. Darmtuberkulose. Amyloidosis 238

XIV. Soziale Bekämpfung der Tuberkulose 246

Sachverzeichnis 253

I. Pathogenese der Tuberkulose.

Für ein folgerichtiges diagnostisches Denken und zweckmäßiges therapeutisches Handeln ist die stete enge Fühlung mit der Pathogenese und pathologischen Anatomie der Krankheit selbstverständliche Voraussetzung, denn ihre Kenntnis bildet den Schlüssel, mit dem wir am lebenden Organismus im Buche der Krankheit lesen, und gibt den Maßstab für die kritische Würdigung unserer Untersuchungs- und Behandlungsmethoden.

Aufbauend auf Robert Kochs genialer abschließender Klärung der Ätiologie der Tuberkulose und seiner für die Kenntnis der Tuberkulose außerordentlich wichtigen Entdeckung des Tuberkulins hat die wissenschaftliche Forschung der letzten Jahrzehnte in emsiger Kleinarbeit ein Gesamtbild der Beziehungen zwischen dem menschlichen Organismus und dem wichtigsten seiner Feinde, dem Tuberkelbacillus, zusammengetragen, das in den Einzelheiten noch recht viele Unklarheiten enthält, in den großen Zügen aber für unser heutiges Begriffsvermögen endgültige Erkenntnis bringt.

In hunderten menschlicher Generationen und in ungezählten Millionen Generationen des Bacillus, wenn man von solchen sprechen darf, hat sich eine konstante Sonderart des Bacteriums, der Typus humanus, speziell auf den menschlichen Organismus eingestellt; von Mensch zu Mensch geht er über, nur im menschlichen Organismus findet er, soweit unsere Kenntnisse reichen, unter natürlichen Verhältnissen seine Lebensbedingungen. 90% aller Tuberkulosetodesfälle fallen der Lungentuberkulose zur Last, deren Erreger so gut wie ausschließlich der Bacillus vom Typus humanus ist; in den restlichen 10% der Tuberkulosen des Menschen wird in einem noch umstrittenen Prozentsatz, der mindestens ein Zehntel, vielleicht nicht unerheblich mehr betragen dürfte, der Typus bovinus gefunden, der vom Rinde, meist wohl durch die Milch, auf den Menschen übergeht. Im Gesamtbild der Tuberkulose des Menschen kommen also nur 1 bis 2% auf Rechnung des Rindertuberkelbacillus; als Quelle für die Infektion kommt somit überwiegend der Kranke mit offener Lungentuberkulose in Betracht, der Jahre lang ungeheuere Mengen von Tuberkelbacillen um sich streut.

Die Einfallspforte der Tuberkelbacillen ist nach den Arbeiten von Küss, Ghon, Ranke und vielen anderen in der großen Mehrzahl der

Fälle die Lunge, weit seltener der Darm und zwar hauptsächlich bei den immerhin nicht häufigen reinen Abdominaltuberkulosen oder die Halsorgane bei den reinen Halsdrüsentuberkulosen; GHON fand bei 750 Kindertuberkulosen autoptisch nur $2^{1}/_{2}$% extrapulmonale Primärinfekte. Die äußere Haut scheint unverletzt für den Tuberkelbacillus unpassierbar zu sein; die Leichentuberkel bei Ärzten, Tierärzten und ihrem Hilfspersonal und die analogen Infektionen von Schlächtern an tuberkulösem Vieh kommen durch kleine Verletzungen zustande, ebenso der Lupus gelegentlich durch Schmierinfektion kleiner Hautläsionen, während er in der Mehrzahl der Fälle nicht durch äußere Infektion, sondern hämatogen von einem entfernten Herd aus entsteht. Eine Wundinfektion (Inokulation von Tuberkelbacillen) kommt bei der rituellen Circumcision vor, wenn ein lungenkranker Rabbiner die Blutstillung durch Saugen vornimmt. — Die kongenitale Übertragung der Tuberkulose durch Samen- oder Eizelle ist bis heute unbewiesen, die fötale Übertragung von der kranken Mutter aus, mit oder ohne Placentartuberkulose, ist zwar in einer Anzahl von Fällen einwandsfrei festgestellt; sie kommt aber zweifellos äußerst selten vor. Praktische Bedeutung hat demnach nur die Infektion durch Inhalation (Staubinhalation nach CORNET, Tröpfcheninhalation nach FLÜGGE) oder durch Fütterung (Schmierinfektion, Nahrungsmittelinfektion). Nach den klinischen Erfahrungen und den neuesten experimentellen Untersuchungen (SEIFFERT) dürfte der FLÜGGEschen Tröpfcheninfektion der Lungen, also der Inhalation feinster mit Tuberkelbacillen beladener Hustentröpfchen die überragende Bedeutung für die erste Ansiedelung der Tuberkelbacillen zukommen.

Für die Darstellung der weiteren Ausbreitung der Tuberkulose vom Einfallsort aus folgen wir der umfassenden und weitausschauenden Auffassung RANKES. Zunächst gilt das Lokalisationsgesetz CORNETS, nach dem vom primären Herd aus regelmäßig die Infektion der regionären Lymphknoten erfolgt, also vom Lungenherd aus die Infektion des im Abflußgebiet der Lymphe dem Primärherd zunächst gelegenen Lungenwurzellymphknotens, von den Halsorganen aus die Infektion des nächstgelegenen Halslymphknotens. RANKE bezeichnet dieses Stadium der Tuberkulose: Primärherd und Infekt des regionären Lymphknotens als Primärstadium oder Primärkomplex. In diesem Stadium kommen unzählige Tuberkulosen zur definitiven Abheilung oder richtiger zum Steckenbleiben des Infekts. Pathologisch-anatomische Untersuchungen von NÄGELI, BURCKHARDT u. a. ergaben bei Leichen Erwachsener 90—100% anatomische Merkmale früherer Tuberkuloseinfektion; LUBARSCH, ORTH, BEITZKE und HART fanden 60—70%. Umfangreiche Prüfungen mit der Tuberkulinhautreaktion ergaben nach PIRQUET, HAMBURGER und vielen anderen, daß in den großen Städten 90 und mehr Prozent der Kinder das Pubertätsalter tuberkuloseinfiziert überschreiten, während in ländlichen Bezirken der Prozentsatz geringer ist; daß also in den dichtbevölkerten Zentren der Kulturländer die Tuberkulosedurchseuchung der Bevölkerung fast allgemein ist. Von dieser ungeheueren Zahl von Infektionen kommt die überwiegende Mehrzahl niemals über das primäre Stadium hinaus, aber zur biologischen Heilung, das heißt zur Abtötung oder Eliminierung der eingedrungenen Erreger, kommt es nur ausnahmsweise, vielmehr unterhalten die irgendwo sitzenbleibenden Tuberkelbacillen und das von ihnen hervorgerufene tuberkulöse Gewebe meist für die ganze Lebensdauer des Individuums, also oft durch Jahrzehnte, das Stadium der Allergie, der veranderten Reaktionsweise, das klinisch durch den positiven Ausfall der Tuberkulinproben charakterisiert ist; über den Sitz des tuberkulösen Herdes und die Progredienz des tuberkulösen Prozesses ist durch diese Proben freilich im allgemeinen nichts zu eruieren. Frische primäre Lungenherde sind vereinzelt rontgenologisch gefunden worden, anderweite frische Primärherde nur in Gestalt der erwähnten Hautinfekte. Der abgeheilte primäre Komplex in der Lunge ist auf der Röntgenplatte nicht ganz selten höchst eindrucksvoll im intensiven kleinen Schattenfleck des verkalkten Primarherdes und einem ähnlichen größeren Schatten des verkalkten regionären Lymphknotens nachzuweisen (siehe Abb. 29, S. 65 und Abb. 31, S. 69).

Heilt die Tuberkulose im primären Stadium nicht ab, so stehen ihrer weiteren Ausbreitung im nunmehr einsetzenden Sekundärstadium mehrere Wege offen. Es kann der primäre Herd durch Appositionswachstum auf die nähere Umgebung übergreifen oder vom Lymphknotenherd aus eine lymphogene Ausbreitung, zunächst auf die benachbarten Lymphknoten, weiterhin auf andere Lymphknotengruppen erfolgen; es kann an irgendeiner erkrankten Stelle oder auch über den Ductus thoracicus ein Einbruch in die Blutbahn erfolgen und damit der hämatogene Ausbreitungsweg erschlossen werden. Schließlich kann ein erweichter Lymphknoten in eine serose Höhle (Abdomen) oder ein Kanalsystem (Bronchialbaum) durchbrechen und damit eine intraabdominale oder intracanaliculäre Ausbreitung ermöglicht werden. Bei rapidem Verlauf der Tuberkulose findet die Ausbreitung der Bacillen auf allen diesen Wegen gleichzeitig statt, viel häufiger aber ist eine mehr oder minder protrahierte Entwicklung. In diesen Fällen heilt der primäre Herd häufig ab, nicht aber der Lymphknotenherd, von dem aus vielmehr die Infektion der ganzen zentralen Lymphknotengruppe erfolgt (Bronchialdrüsen, Mesenterialdrüsen, Halsdrüsen); die Infektion wandert dann die Lymphknotenkette entlang, z. B. von den Bronchialdrüsen die paratracheale Lymphknotenkette entlang zum Venenwinkel oder von den Mesenterialdrusen zum Ductus thoracicus, um auf einem dieser Wege schließlich den Weg der hämatogenen Ausbreitung zu erreichen. Gelangen nur wenige Bacillen in die

Blutbahn, so entstehen nunmehr einzelne entfernte tuberkulöse Herde (Knochen, Gelenke, Sehnenscheiden, seröse Häute, Sinnesorgane, Hirnhäute, äußere Haut, Lungen); es zeigt sich in diesem Stadium deutlich eine gewisse Disposition mancher Gewebe, während andere (Muskeln, Sehnen, Nerven) tuberkulosefrei bleiben. Dem frühen

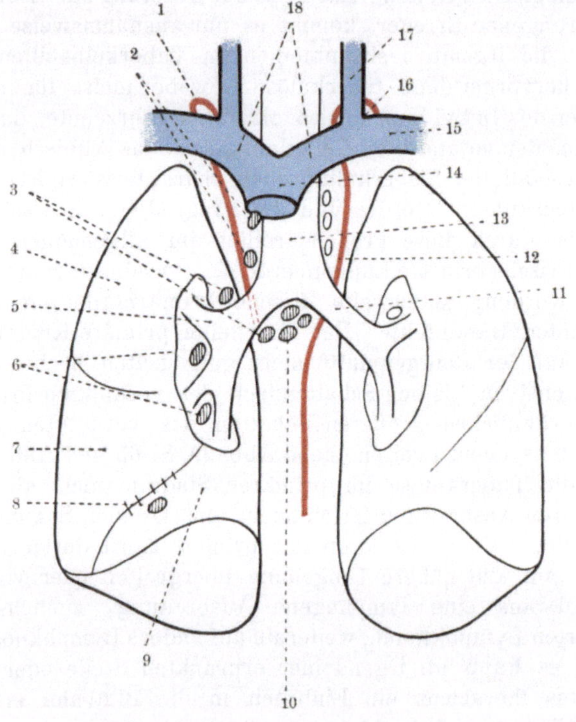

Abb. 1. Infektionsweg der Tuberkulose (nach GHON). Lungen medial von vorn.

1 Truncus lymphaticus bronchomediastinalis 2 Paratracheale Lymphknoten. 3 Tracheobronchiale Lymphknoten 3 Tracheobronchiale Lymphknoten 4 Oberlappen 5 Rechter Hauptbronchus 6 Bronchopulmonale Lymphknoten 7 Mittellappen 8 Pulmonaler Primarherd 9 Unterlappen 10 Bifurkationsdrusen 11 Linker Hauptbronchus 12 Ductus thoracicus 13 Trachea. 14 Vena cava superior 15 Vena subclavia 16 Venenwinkel 17 Vena jugularis 18 Vena anonyma sin und dextra

Sekundärstadium gehören auch gewisse toxische Fernwirkungen tuberkulöser Herde auf die Haut und die Schleimhäute an, so die sogenannten skrofulösen Ekzeme und Schleimhautkatarrhe und die Phlyktänen. Überhaupt steht in diesem Stadium der Organismus ausgesprochen im Zeichen der Allgemeininfektion und Allgemeinintoxikation, die aber auch in diesem Stadium so oder so ihr Ende finden.

Die im sekundären Stadium lymphogen oder hämatogen neugesetzten Herde können, auch wenn sie zahlreich sind, mit oder ohne

Defekt oder bleibenden Schaden abheilen. Vollkommen infaust ist bekanntlich die tuberkulöse Infektion der Hirnhäute, die Meningitis tuberculosa; tuberkulöse Herde verhältnismäßig sehr geringer Ausdehnung unterbinden die Blut- und Lymphzirkulation lebenswichtiger Gehirnbezirke und schneiden dadurch den Lebensfaden ab. Auch die Weiterentwicklung des primären Lungenherdes oder neuer hämatogen entstandener Lungenherde gibt in diesem Stadium eine ungünstige Prognose; die Struktur der Lunge bietet dem sauerstoffbedürftigen Tuberkelbacillus besonders günstige Bedingungen, den Heilungsvorgängen aber, der Bildung bindegewebiger Abgrenzung, ein schwieriges Feld; in diesem sekundären Stadium der noch nicht voll entwickelten Resistenz vermag der Organismus diesen Nachteil noch nicht so gut zu kompensieren, wie ihm das im späteren Verlauf gelingt.

Kommt es zum Eindringen zahlreicher Tuberkelbacillen in die Blutbahn, sei es von einem Gefäßtuberkel aus oder auf dem Wege uber den Venenwinkel oder den Ductus thoracicus, oder zu einem längere Zeit offen bleibenden Einbruch, so besiegelt die akute oder mehr oder minder chronische Miliartuberkulose das Schicksal des Kranken.

Nicht nur im primären Stadium kann der tuberkulöse Infekt stecken bleiben, sondern auch in jeder Phase des geschilderten Sekundärstadiums kann der Prozeß scheinbar völlig abklingen. Und doch lebt der eingedrungene Parasit, selbst in völlig verkalkten Herden, zwar wie im Winterschlaf, aber vollvirulent weiter, setzt er nicht selten, ganz langsam nur sich ausbreitend, ein Lymphdrusenherdchen nach dem andern, schießen für den fibrös degenerierten Tuberkel wie Köpfe der Hydra zwei neue auf. Der Prozeß kann so ungemein zögernd fortschreiten, aber er — und nur er (Neufeld, v. Wassermann) unterhält das erwähnte Stadium der Allergie (v. Pirquet), das eine zeitweilige Überlegenheit des Organismus in der Abwehr, wenn man so sagen will eine Teilimmunität bedeutet, aber zugleich das Fortbestehen der Infektion.

Das Sekundärstadium der Tuberkulose kann sehr unscheinbare Erscheinungen machen, die, fast immer dem Kindesalter angehörend, nicht recht gedeutet oder vergessen werden; es kann auch abortiv verlaufen. Trotzdem kommt es viele Jahre später zum Tertiärstadium der Tuberkulose. Ja ich habe den Eindruck, daß ein ausgesprochenes Sekundärstadium, das einen scharfen Kampf zwischen Organismus und Erreger bedeutet, meist mit dem endgultigen Siege des einen oder des andern endet. In jedem Falle tritt gegen das Ende des sekundären Stadiums die humorale Metastasierung zuruck; über das weitere Schicksal des Kranken entscheidet nunmehr das Kontaktwachstum und die intracanaliculäre Ausbreitung der bis dahin gesetzten Herde. In diesem tertiären Stadium der isolierten Organtuberkulose, meist der Lungen, kommt es zum Stellungskrieg gegen den eingedrungenen Feind. Im weitmaschigen Gewebe der Lungen wird die Abriegelung der tuberkulösen Herde durch fibrilläres Bindegewebe nicht leicht so dicht und fest, daß dem weiteren Vordringen der Bacillen ein undurchdringlicher Wall entgegensteht. Im tertiären Stadium der Tuberkulose treten zwar die Infektionen entfernter Organe und die Metastasenbildung an räumlich getrennter Stelle zunächst ganz zurück, aber immer wieder, wenn auch in milder Form auftretende toxische Erscheinungen lassen erkennen, daß der tuberkulöse Prozeß nie ganz zur Ruhe kommt, daß den Tuberkelbacillen ein neuer Einbruch in gesundes Gewebe möglich geworden ist. Eine absolute Immunität aber, die den Bacillen unmöglich machen würde, ihr unheimliches Wesen weiter zu treiben, gibt es bei der Tuberkulose nicht.

Die Entstehung der tertiären Lungenphthise vom entfernten Herd aus ist noch nicht geklärt; hier klafft in unserer Kenntnis der Phthisiogenese eine empfindliche Lücke. Der primäre Lungenherd ist zu Beginn des tertiären Stadiums bereits abgeheilt oder doch praktisch inaktiv; das Stadium der isolierten Organphthise ist ja erst möglich geworden durch das Abreagieren auf den Infekt und seine Propagation, durch die gesamte Umstellung des Organismus den Tuberkelbacillen gegenüber. Vom Bronchialdrüsenherd aus, der in dieser Phase ebenfalls in Rückbildung begriffen ist, kann die neue Infektion weder durch Durchbruch eines Erweichungsherdes in den Bronchus (ein seltenes katastrophales Ereignis der frühsekundären Periode, das zur käsigen Aspirationspneumonie führt), noch durch übergreifendes Appositionswachstum, das durch die stets erheblich verdickte Drüsenkapsel verhindert wird, noch gar durch retrograde Ausbreitung auf dem Lymphwege zustande kommen. Bleibt nur die Annahme der hämatogenen Metastasierung oder der exogenen Superinfektion. Und hier scheiden sich die Geister: während die pathologische Anatomie und die experimentelle Forschung bisher mehr der These der hämatogenen Autoinfektion der Lungenspitzen zuzuneigen schien, die Klinik aber, freilich auf eine wenig beweiskräftige Empirie (Erwachseneninfektionen) sich stützend, vielfach die Auffassung der exogenen Inhalationsreinfektion vertrat, versucht neuerdings ASCHOFF in grundlichster pathologisch-anatomischer Arbeit Beweismaterial für die exogene Reinfektion beizubringen. Die Frage wird noch geraume Zeit der Klärung entgegenreifen müssen. Hier zeigt sich wieder die erstaunliche Vielseitigkeit des Tuberkuloseproblems: jede Lücke in unserer Kenntnis bringt erneut eine Fülle höchst bedeutungsvoller Fragen zur Diskussion, die eben abgetan schienen. Die exogene Reinfektion würde die Bedeutung der Kindheitsinfektionen in gänzlich veränderter Beleuchtung erscheinen lassen, die Gefährdung Erwachsener durch die Berührung mit Tuberkulösen wieder in den Vordergrund stellen, die chronische Lungentuberkulose in jedem

Falle zur Inhalationstuberkulose stempeln, die Frage der Bevorzugung der Spitzenansiedlung der Tuberkelbacillen vor neue Rätsel stellen, schließlich der Tuberkulose eine Sonderstellung gegenüber allen andern akuten und chronischen Infektionskrankheiten einräumen, bei denen man eine Superinfektion nicht kennt.

Der apikale Beginn und apikal-caudale Ablauf der chronischen tertiären Lungenphthise, insbesondere der in diesem Stadium dominierenden produktiv-nodösen Form, ist ein viel erörtertes Problem, das uns noch kurz beschäftigen muß. Der Verknöcherung der Knorpel der ersten Rippen und der Form des ersten Rippenringes (obere Thoraxapertur) kommt nach unseren umfangreichen anatomischen Untersuchungen, die auch anderweit bestätigt sind, die ihr von Hart beigelegte Bedeutung für den Beginn der Tuberkulose in den Lungenspitzen nicht zu. Die merkwürdige, streng von oben nach unten etagenweise fortschreitende Entwicklung des Prozesses erfährt eine einleuchtende Erklärung, wenn man jede Neuansiedlung der Bacillen als Schwellenüberschreitung in dem Sinne deutet, daß in dem gegen die Tuberkelbacillen durch langen Kampf relativ widerstandsfähig gewordenen Organismus stufenweise die Außenpositionen von den Bakterien erobert werden. Daß die Lungen der Ansiedlung der Tuberkelbacillen besonders günstige Chancen bieten, lehrt ihre Anfälligkeit; daß in den Lungen wiederum nicht die gut und schnell durchbluteten Unterlappen, sondern die relativ anämischen Spitzen den Locus minoris resistentiae darstellen, ist durch Tendeloos Forschungen augenscheinlich geworden. Beim Fortschreiten des Prozesses nach unten bilden immer wieder die jeweils noch nicht befallenen obersten Lungenpartien, die überdem unter dem Toxineinfluß des kranken Nachbargewebes stehen dürften, die Zone nicht nur der direkten Gefährdung, sondern auch des geringsten Widerstandes. Da die Lungentuberkulose nach allgemeiner pathologisch-anatomischer Auffassung wesentlich bronchogen fortschreitet, scheint mir eine andere Erklärungsmöglichkeit der apikal-caudalen Entwicklung überhaupt nicht gegeben zu sein.

Im Schlußakt der Tragodie, wenn der negativ gewordene Pirquet das Nachlassen der Abwehrkräfte des Organismus anzeigt, hat schließlich der Tuberkelbacillus gleichsam seine Handlungsfreiheit wiedergewonnen; es stehen ihm Ausbreitungswege wieder zur Verfügung, die ihm teilweise oder zeitweise verschlossen waren: intracanaliculär (Lunge, Luftwege, Darm) und hämatogen (Leber, Milz, Nieren) überschwemmt er ungehemmt den Organismus. Aus dem langjährigen Stellungskrieg entwickelt sich mehr oder minder plötzlich eine neue katastrophale Phase des Bewegungskrieges und in kurzem Kampf oder in einem letzten verzweiflungsvollen zähen Ringen vollendet sich die endgültige Niederlage des Organismus.

II. Pathologische Anatomie der Lungentuberkulose.

Die spezielle klinische Diagnostik der verschiedenen Formen der Lungentuberkulose muß auf die Erkennung der pathologisch-anatomischen Grundformen abzielen, wenn anders sie festen Boden unter den Füßen behalten will. Es ist deshalb notwendig, der klinischen Diagnostik eine kurze, auf das Wesentliche beschränkte Rekapitulierung der pathologischen Anatomie vorauszuschicken. Sollte die hier gegebene Darstellung die einzelnen Formen allzu schematisch zu trennen scheinen, so wird sich doch solche Systematik im klinischen Teil als fruchtbringend erweisen. Es sei, um Mißverständnissen vorzubeugen, von vornherein betont, daß die reinen oder auch die fast reinen produktiven oder exsudativen Formen der Lungentuberkulose pathologisch-anatomisch nicht häufig sind. Während aber das autoptische Bild die wesentlichen pathologisch-anatomischen Veränderungen, die der Tuberkelbacillus in der Lunge hervorruft, die produktive und die exsudative Entzündung, die bindegewebige Induration und die Verkäsung und Erweichung häufig nebeneinander zeigt, verlaufen diese Prozesse klinisch teils räumlich teils zeitlich getrennt und dadurch ist ihre artliche Differenzierung im klinischen Bilde meist einwandfrei möglich. Um zu solcher Unterscheidung zu gelangen, ist es notwendig, die reinen Formen anatomisch und klinisch kennen zu lernen.

Über die morphologische Auffassung der vom Tuberkelbacillus in der Lunge gesetzten Entzündungsprodukte herrscht pathologisch-anatomisch keine volle Übereinstimmung; für die Klinik erweist sich die von der ASCHOFFschen Schule vertretene strenge VIRCHOW-ORTHsche Unterscheidung der produktiven und der exsudativen Prozesse diagnostisch und prognostisch als außerordentlich wertvoll. Klinische Gesichtspunkte machen des weiteren eine gesonderte Betrachtung der überwiegend indurierenden Form, der cirrhotischen Phthise, notwendig.

1. Die produktive Tuberkulose.

Während der primäre Lungenherd, der durch die erste Ansiedlung inhalierter Tuberkelbacillen im noch nicht infizierten Organismus zustande kommt, als käsigpneumonischer Herd gefunden wird, tritt die Tuberkulose im tertiären Stadium als isolierte Organtuberkulose in den Lungen in der Mehrzahl der Fälle als produktive Tuberkulose auf.

Das anatomische Substrat der produktiven Tuberkulose ist das tuberkulöse Granulom, eine chronisch-entzündliche Wucherung vom morphologischen Aufbau des Tuberkels. Der typische Tuberkel zeigt bekanntlich im ersten Beginn eine Anhäufung größerer epithelartiger Zellen, die von fixen Gewebszellen abstammen, mit großen blasigen, mit den gewöhnlichen Kernfärbungen meist matt gefärbten Kernen, um die sich alsbald ein Kranz kleiner Rundzellen (Lymphocyten) mit kleinen, runden, intensiv gefärbten Kernen sammelt. Während das Zentrum dieser Gewebswucherung schon sehr bald in Verkäsung übergeht, so daß nur noch spärliche Kerntrümmer färbbar bleiben, und am Rande dieser Verkäsung die charakteristischen LANGHANSschen Riesenzellen mit den polständig angeordneten massenhaften

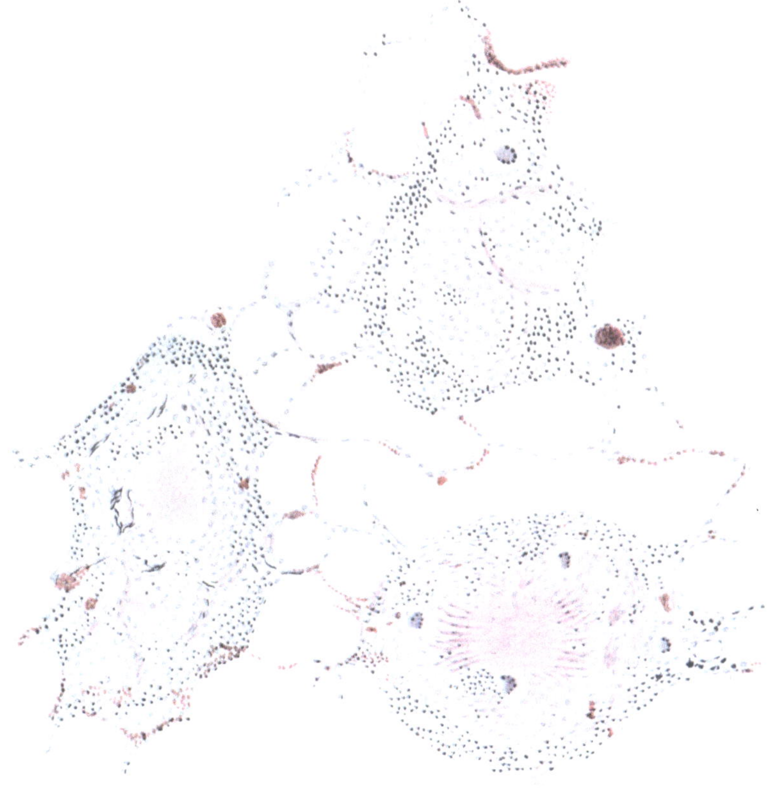

Abb. 2. Miliare Tuberkel der Lunge im interstitiellen Bindegewebe bei produktiver Tuberkulose. Färbung: Hamalaun-Eosin; WEIGERTS Elastica.

länglichen Kernen entstehen, zeigt vielfach die Peripherie gleichzeitig in der Bildung fibrillären Bindegewebes den Übergang zur fibrösen Induration. Das Überwiegen des einen oder des andern sekundären Prozesses, der Verkäsung einerseits, der bindegewebigen Induration andererseits ist von charakterisierender Bedeutung für das Kräfteverhältnis zwischen dem Organismus und dem Erreger, somit kennzeichnend für den ganzen pathologischen Vorgang.

Die produktive Tuberkulose nimmt ihren Ausgang fast ausnahmslos von den Lungenspitzen; andere Erstlokalisationen dieser Form sind so selten, daß sie praktisch-diagnostisch vernachlässigt werden können. Freilich ist die Bezeichnung Lungenspitze nicht allzu eng zu fassen; die ersten Herde sitzen, wie anatomisch und röntgenologisch nachzuweisen ist, häufig streng apikal und zwar gern paravertebral, sie können aber auch subapikal, also im sogenannten subclaviculären Dreieck gefunden werden. Beim Übergreifen der produktiven Tuberkulose auf die andere Seite sitzen die ersten Herde ebenfalls in der Spitze, hier aber besonders gern subapikal. Das Fortschreiten des Prozesses zeigt durchweg eine ziemlich gleichmäßige apikal-caudale Entwicklung sowohl in der zuerst befallenen wie auch in der später erkrankten Lunge; die Herde sind am größten und stehen am dichtesten im obersten Abschnitt und nehmen nach unten zu an Größe und Dichtigkeit ab, so daß die kleinsten und spärlichsten Herde sich in den jeweils untersten erkrankten Partien finden. Eine Behinderung des Fortschreitens der Tuberkulose durch die Lungenlappengrenzen ist meist nicht zu erkennen, vielmehr grast der Prozeß die Lungen von oben nach unten etagenweise ab. Häufig zeigt sich eine gewisse Bevorzugung des ventralen Fortschreitens, also neben der apikalkaudalen eine ventro-dorsale Entwicklungsrichtung, die auch klinisch häufig deutlich zu erkennen ist. Die geschilderten tuberkulösen Granulome können im Gewebe disseminiert stehen, wie bei der hämatogenen Miliartuberkulose; finden sie sich in solchen Fällen sehr dicht stehend, so scheint es besonders gern zur konfluierenden Verkäsung und Erweichung, also zur Kavernenbildung zu kommen. Häufiger stehen die Tuberkel in Knoten zusammen (produktive nodöse

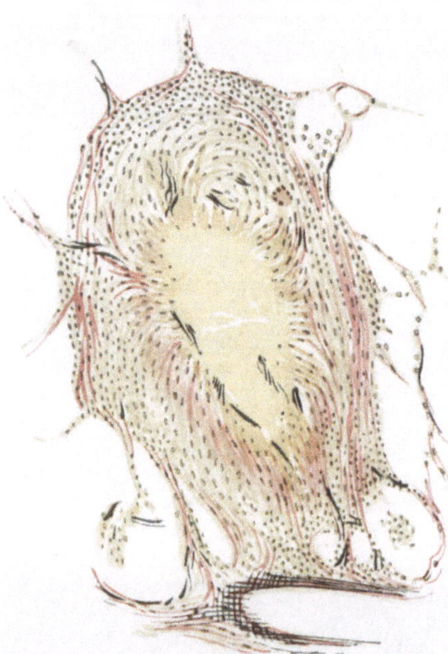

Abb. 3. Tuberkel. Zentrale Verkäsung. Pallisadenförmig um diese herum gruppiert, Epithelioidzellen sowie eine LANGHANSsche Riesenzelle. Elastische Fasern (blau) nur zum kleinen Teil erhalten und büschelförmig zusammengedrangt. Kollagene Bindegewebsfasern — besonders auch am Rande der Verkäsung — vermehrt (rot). Färbung: WEIGERTS Elastica; Eisenhämatoxylin — VAN GIESON.

Tuberkulose), die recht verschiedene Größe haben können. Die großknotigen Formen, auch manche disseminierten kleinknotigen, gehören der ganz chronischen indurierenden Tuberkulose an. Die großen Knoten zeigen oft eine scheinbare zentrale Abheilung, eine Bindegewebsbildung, die durch die Kollapsinduration des von Tuberkeln eingeschlossenen atelektatischen Lungengewebes entsteht; diese Herde werden vielfach mißverständlich als Peribronchitis tuberculosa bezeichnet.

Die produktive Tuberkulose ist im allgemeinen ein chronischer Prozeß, doch bestehen im Zeitmaß des Fortschreitens außerordentlich große Unterschiede, die im wesentlichen von der Widerstandsfähigkeit des Gesamtorganismus abhängen. Bei den rasch fortschreitenden Tuberkulosen überwiegt die Neigung des erkrankten Gewebes zur konfluieren-

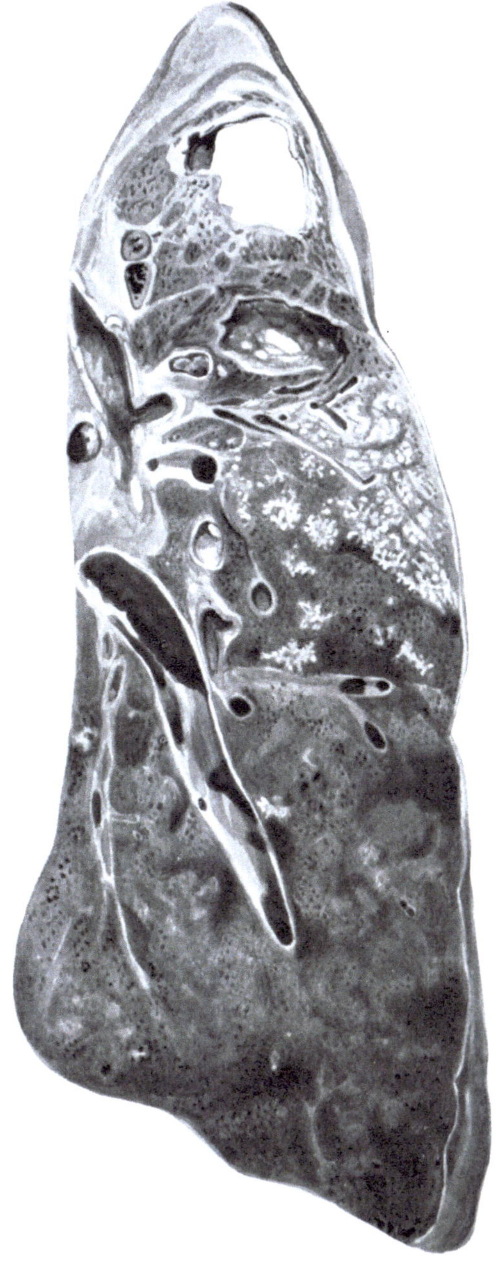

Abb. 4. Cirrhotisch-kavernöse Tuberkulose des Oberlappens, acinös-nodöse produktive Tuberkulose des Unterlappens. Pflaumengroße gereinigte und erbsengroße ungereinigte trichterförmige Kaverne des im restlichen Lungengewebe emphysematösen Oberlappens. Typische, zierlich kleeblattförmige, produktive Tuberkulose der oberen Teile des Unterlappens, nach unten zu abnehmend.

den Verkäsung und Erweichung, während das langsame Tempo durch die an jedem neuen Tuberkel neu einsetzende bindegewebige Induration und das durch sie herbeigeführte Aufhalten der weiteren Ausbreitung diktiert wird. Verkäsung und Erweichung wie auch bindegewebige Induration folgen dem Fortschreiten der Tuberkulose auf dem Fuße, zeigen daher ebenfalls die Entwicklung von oben nach unten und sind regelmäßig in den oberen Partien am weitesten vorgeschritten; eine größere Ausdehnung in den ventralen Lungenpartien wird auch bei diesen sekundären Veränderungen beobachtet. Bei diesen chronischen Tuberkulosen leistet der Organismus oft bis zur fast völligen Zerstörung des Lungengewebes Widerstand; die finale hemmungslose intracanaliculäre Ausbreitung über Luftwege und Darmkanal, und die terminale hämatogene Überschwemmung der Leber und Milz gehören regelmäßig zum pathologischen Bild dieser Tuberkuloseform.

2. Die cirrhotische Phthise.

Das Vorwiegen indurierender, besonders indurierend-konfluierender Veränderungen kann das pathologisch-anatomische und vor allem auch das klinische und das röntgenologische Bild so wesentlich beeinflussen, daß es notwendig ist, die cirrhotische Phthise als ein gesondertes Krankheitsbild zu behandeln, obwohl sie morphologisch fast ausnahmslos, bei Erwachsenen wenigstens, in die Gruppe der produktiven Tuberkulosen einzureihen ist. Die oben erwähnte scheinbare zentrale Abheilung produktiv-nodöser Herde bildet den Ausgangspunkt der herdförmigen Cirrhose. Es setzt daneben aber schon frühzeitig die Wucherung des perivasculären und peribronchialen Bindegewebes ein, die weiterhin außerordentliche Grade erreichen und sich mit in die Lunge gehenden Strängen des sich schwartig verdickenden subpleuralen Bindegewebes zur konfluierenden Cirrhose vereinigen kann. Entsprechend der Entwicklung des Grundprozesses der Cirrhose, der produktiven Tuberkulose, beginnt die konfluierende Induration regelmäßig in den Lungenspitzen. Der große Cirrhoseherd umschließt in seinem Innern Käseherde und Kavernen verschiedener Größe, atelektatische Lungengewebspartien und tuberkulöses Granulationsgewebe; in alten cirrhotischen Schwielen ist nicht selten auch mikroskopisch nur spärlich spezifisch tuberkulöses Gewebe zu finden und auch die Kavernen können mit glattem Bindegewebe ausgekleidet und so gut wie ausgeheilt sein. Die eintretende Schrumpfung kann so hochgradig werden, daß der cirrhotische Oberlappen kaum mehr den Raum eines mittelgroßen Apfels einnimmt, eine erhebliche Verlagerung der Mittelfellorgane zustande kommt und zugleich durch die schwartige Pleurakappe, die mit großer Gewalt die Rippen aneinander heranzieht, eine partielle Thoraxschrumpfung entsteht. Bei

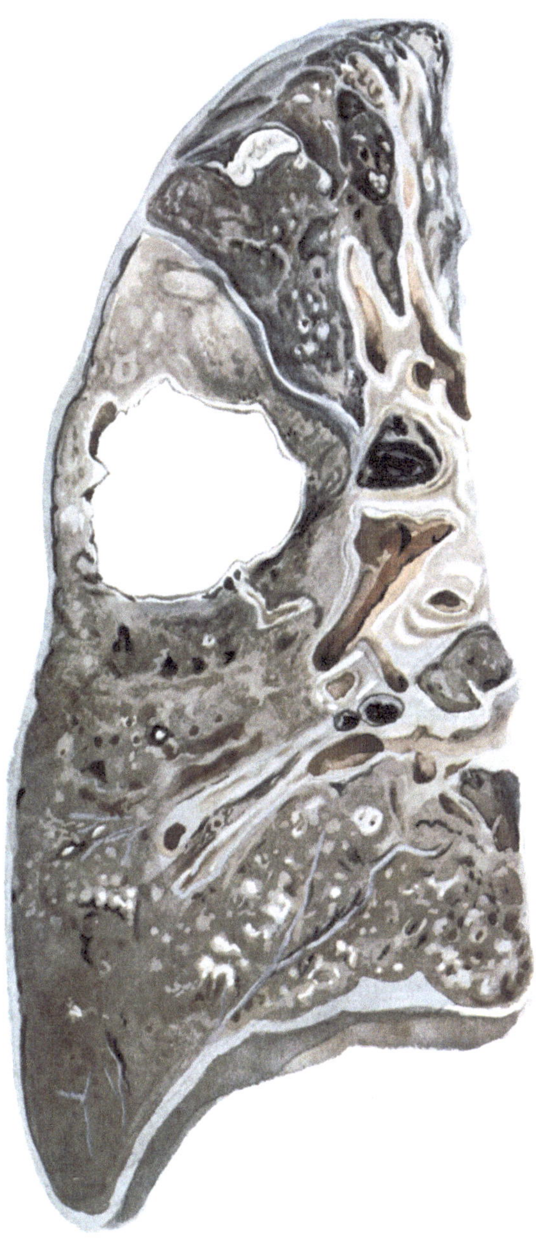

Abb. 5. Cirrhose des Oberlappens, kavernös-produktive Tuberkulose des Unterlappens. Oberlappen hochgradig induriert, geschrumpft sowie von Bronchiektasien und gereinigten bronchiektatischen Kavernen durchsetzt. Links oben verkreideter, scharf abgekapselter Käseherd (Superinfekt?). Hilusgebilde stark zusammengedrangt, gestreckter Verlauf der Bronchen und Gefaße. In den oberen Partien des ebenfalls schiefrig indurierten Unterlappens apfelgroße Kaverne mit Randemphysem; in den caudalen Abschnitten frische produktive, teils perivasculär-peribronchiale, teils mehr acinös-alveoläre Tuberkulose.

einseitiger Cirrhose wird das obere Mediastinum mit den Organen, die es einschließt, der Luftröhre und dem Aortenbogen, stark nach der kranken Seite verzogen; auch der Hilus dieser Seite rückt beträchtlich nach außen und oben, wodurch an den Gefäßen und Bronchien, die zum Unterlappen führen, ein so mächtiger Zug ausgeubt wird, daß sie sich vollkommen gerade recken und auf der Schnittfläche geradlinig radiär verlaufen. Der Schrumpfung des Oberlappens antwortet der Unterlappen, der häufig von der Tuberkulose noch wenig befallen ist, mit der Bildung eines mehr oder minder hochgradigen vikariierenden Emphysems, desgleichen nicht selten der Oberlappen der anderen Seite, dessen medialer Rand infolge des Zuges die Mittellinie um mehrere Fingerbreiten überschreiten kann. Am stärksten wird die Schrumpfung, wenn durch den cirrhotischen Prozeß eine ganze Lunge in Schwielengewebe umgewandelt und zugleich nach exsudativer Pleuritis in einen schwartigen Panzer eingezwängt wird. In solchen Fällen kann das Herz um seine eigene Breite verzogen werden, z. B. vollkommen nach rechts rücken (Pseudodextrokardie), auch kann die Leber enorm hochgezogen werden. — Bei doppelseitiger Cirrhose der Oberlappen kommt es natürlich nicht zu der geschilderten Verziehung nach der Seite; um so krasser pflegt aber der Zug nach oben in Erscheinung zu treten. Der Aortenbogen, der ja bekanntlich auf dem linken Hauptbronchus reitet, wird in extremer Weise nach oben gezogen. Da die Aorta descendens in ihrer Lage vor der Wirbelsäule durch ihre Seitenäste, vor allem durch die Arteriae iliacae unverrückbar fixiert ist, muß dem Zuge das Herz nachgeben, das nun an der Aorta ascendens gleichsam aufgehängt, eine dem Tropfenherz ähnliche Stellung einnimmt (Pseudotropfenherz). Im schwieligen Gewebe der Lunge kommt es durch die Schrumpfung vielfach zur Bildung echter Bronchiektasien, im Bereich der vikariierend emphysematösen Partien stets zur sekundären chronischen Bronchitis. Tuberkulose des Kehlkopfs ist eine sehr häufige, Tuberkulose des Darmes eine regelmäßige Begleiterscheinung der schweren cirrhotischen Phthise. Die vollständige Zerstörung der Lungen durch den tuberkulösen Prozeß hat dieser Phthisiker in der Regel nicht erlebt, vielmehr geht er meist infolge der schweren sekundären Veränderungen in den Lungen sowie der degenerativen Prozesse sekundär beeinflußter Organe, der braunen Atrophie und degenerativen Fettinfiltration des Herzens, der Atrophie und Stauungsinduration der Leber und Milz, der parenchymatösen Degeneration der Nieren, nicht selten der Amyloidosis dieser Organe, an irgendeiner banalen Infektion zugrunde.

3. Die exsudative Phthise.

Bei der zweiten Hauptform der tuberkulösen Lungenprozesse, der exsudativen Phthise, handelt es sich anatomisch um eine Pneumonie, d. h. um die Bildung eines vorwiegend zelligen Exsudates in die Alveolen hinein. Warum es zu so verschiedenen Reaktionsweisen des Gewebes auf das Eindringen des Tuberkelbacillus kommt, ist noch nicht aufgeklärt; es sei darauf hingewiesen, daß gewisse tuber-

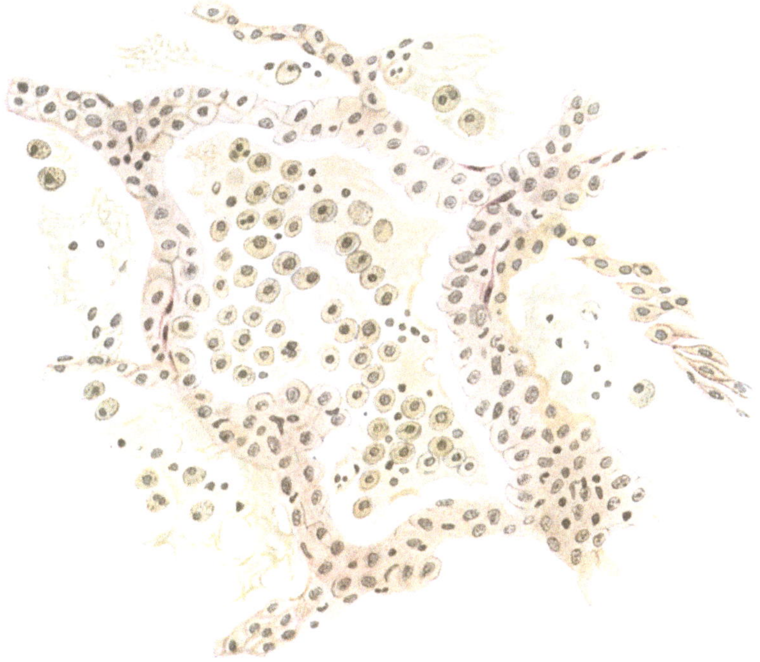

Abb. 6. Großzelliges Exsudat bei beginnender käsiger Pneumonie. Sogenannte fettige Desquamativpneumonie. Alveolarepithelien in Wucherung und Abschilferung begriffen, größtenteils noch als Wandbelag der Alveolen erhalten. Im übrigen zähes, teils glasiges, teils fadiges Exsudat. Färbung: Eisenhämatoxylin-VAN GIESON.

kulöse Lungenherde, die sicher durch Inhalation der Bacillen entstehen, so der primäre Lungenherd und die käsige Aspirationspneumonie nach Lungenblutungen stets exsudative Prozesse sind, während andererseits sichere lymphogene Ausbreitung, z. B. das Appositionswachstum und die hämatogene Infektion zwar nicht streng regelmäßig, aber überwiegend produktive Herde bilden.

Während das tuberkulöse Granulom zwar wohl in die Alveolen hineinwuchert, bei weiterem Wachstum aber das Lungengewebe vor sich herdrängt, füllt der exsudative Prozeß sogleich ein größeres

Konvolut von Alveolen aus, die aber vollkommen in ihrer Lage bleiben, in der Regel einen größeren Teil eines Lobulus (sublobuläre bronchopneumonische Form). Die produktive Tuberkulose beginnt meist mit spärlichen Herdchen oder kleinen Herdgruppen, der exsudative Prozeß befällt häufig mit disseminierten Herden akut einen größeren Bezirk. Im Gegensatz zur produktiven Form, die den apikalen Beginn und apikal-caudalen Ablauf streng innehält, beginnt die exsudative

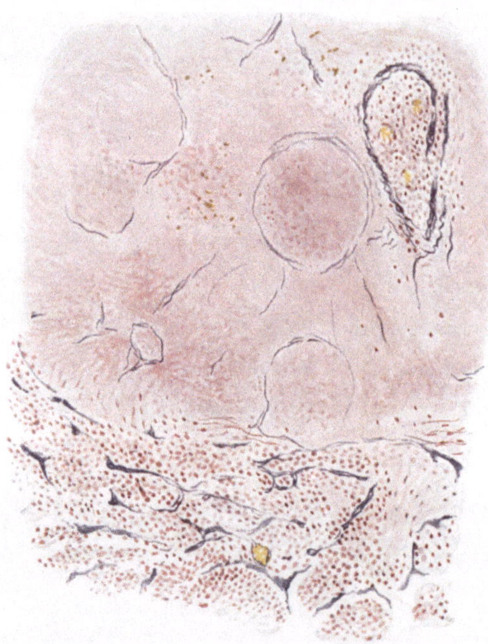

Abb. 7. Verkäster broncho-pneumonischer Herd. Scharfe Absetzung gegen die pneumonisch infiltrierte Umgebung. Alveolarwandungen und Exsudat diffus verkäst. Elastische Fasern zum Teil erhalten in alveolärer Anordnung. Färbung: Carmin; WEIGERTS Elastica.

Phthise zwar häufig in den Oberlappen, aber nicht in den Spitzen, sondern mehr in den zentralen Partien; auch wenn sie sich, was gar nicht selten ist, zuerst in den Unterlappen ansiedelt, bevorzugt sie oft die medialen Teile, wie denn bekanntlich auch Pneumonien anderer Ätiologie gern zentral beginnen. Häufig ist sie, namentlich im weiteren Verlauf, ziemlich gleichmäßig in der ganzen Lunge verbreitet und eine ausgesprochen apikal-caudale Entwicklung läßt sie meist vermissen. Der exsudative Herd zeigt niemals eine so scharfe Begrenzung wie das tuberkulöse Granulom, ist vielmehr stets von einer Zone geringeren Entzündungsgrades umgeben und neigt sehr zur Aus-

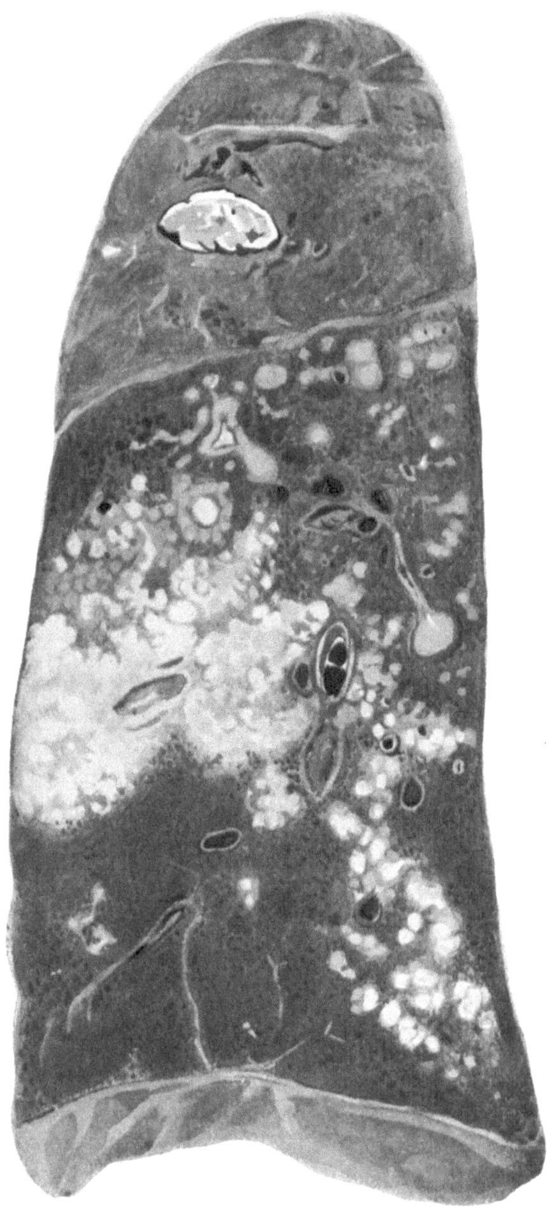

Abb. 8. Konfluierende käsige Lobulärpneumonie des Unterlappens. Kleinkirsch-großer verkreideter Herd im Oberlappen (Superinfekt?). Zahlreiche kleine lobuläre Käseherde in den oberen Teilen, konfluierte käsige Bronchopneumonien in den mittleren Partien des Unterlappens.

breitung und zum Konfluieren der Herde. Aus der sublobulären Bronchopneumonie kann so außerordentlich schnell die konfluierende käsige Pneumonie und die lobäre käsige Pneumonie entstehen.

Die sekundären Veränderungen bei der exsudativen Phthise unterscheiden sich von denen der produktiven Tuberkulose nur dem Grade und der Schnelligkeit des Ablaufs nach. Während jedoch bei der produktiven Tuberkulose die fibröse Induration oft ganz im Vordergrunde steht, immer aber wenigstens mikroskopisch nachweisbar zu sein pflegt, bleibt bei der exsudativen Phthise dieser Heilungsvorgang oft gänzlich aus und die Neigung zu raschester konfluierender Verkäsung beherrscht das Bild; nicht selten kommt es zur Sequestrierung größerer Gewebspartien, die in den sich bildenden Kavernen nur allmählich erweichen. Der Verkäsungsprozeß greift schon fruhzeitig auf die kleineren und im weiteren Verlauf auf die größeren Bronchien über; die käsige Bronchitis ist also eine regelmäßige Begleiterscheinung der käsigen Pneumonie und trägt zu ihrer raschen Ausbreitung wesentlich bei. Zur fibrösen Induration ganzer Herde, wie sie bei der produktiven Tuberkulose so häufig ist, kommt es überhaupt nicht, wohl aber wird der Herd, wenn Heilungsvorgänge einsetzen, von Bindegewebszügen durchwachsen und von einem bindegewebigen Wall umgeben; das eingeschlossene mortifizierte Gewebe kann dabei als derbe Käsemasse liegen bleiben und sich allmählich mit Kalksalzen imprägnieren.

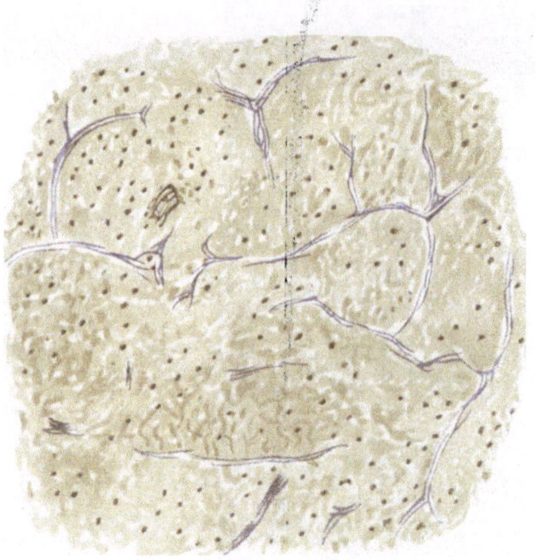

Abb. 9. Verkäsendes Exsudat. Elastische Fasern im Alveolarverbande im wesentlichen erhalten. Kerntrümmer und -splitter. Färbung: WEIGERTS Elastica; Eisenhämatoxylin-VAN GIESON.

Auch bei der käsigen Pneumonie, namentlich bei der akutesten lobären Form, kommt es häufig nicht zur völligen Zerstörung des Organs; in diesen Fällen zeigen die parenchymatösen Veränderungen sekundär beeinflußter Organe, namentlich die zuweilen außerordentlich starke Verfettung der Leber und der septische Charakter der Milz, daß schwere Giftwirkungen das Leben beendet haben dürften. Bei exsudativen Prozessen mit erheblicher Induration, bei denen der Organismus sich offenbar lange und zäh gewehrt hat, ist die Zerstörung

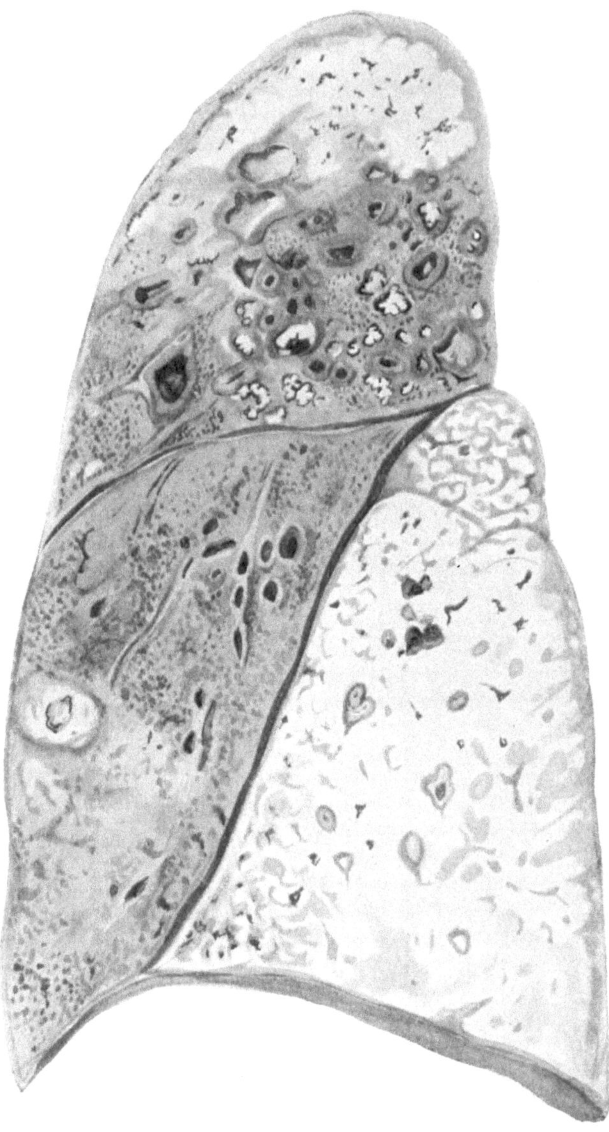

Abb 10. Alte exsudativ-lobuläre Phthise des Ober- und Mittellappens mit kleinen Kavernen, frische käsige Lobärpneumonie des Unterlappens. Konfluierte verkreidete käsige Herde im Oberlappen; dieser im ubrigen induriert, geschrumpft und von zahlreichen sackförmigen Bronchektasien sowie bronchektatischen Kavernen durchsetzt. Im vergrößerten Mittellappen ein konfluierter Käseherd älteren Datums; links oberhalb von diesem eine käsige Peribronchitis. Frische, massive, käsige Hepatisation des Unterlappens.

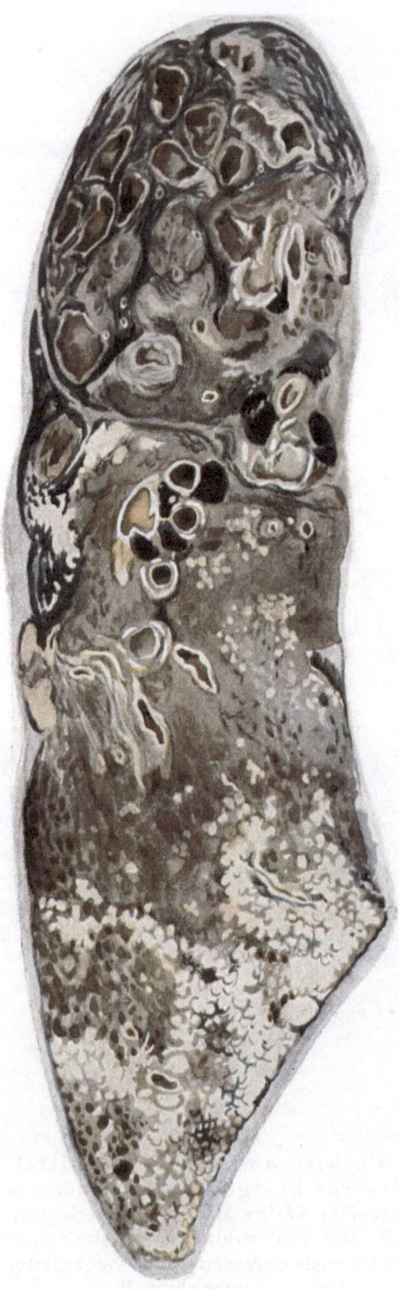

des Organs mitunter so vollständig, daß es unbegreiflich erscheint, wie das Leben mit den minimalen Resten respirationsfähigen Lungengewebes noch hat erhalten werden können.

Während die rein exsudativen Formen der Lungentuberkulose, abgesehen von den bei Erwachsenen sehr seltenen Erstinfektionen, dem Sekundärstadium der Tuberkulose zuzurechnen sind, kommt es im Tertiärstadium im Verlauf der chronischen produktiven Tuberkulose außerordentlich häufig zur Aufpfropfung exsudativer Prozesse, wie sie z. B. nach schweren Lungenblutungen als käsige Aspirationspneumonie gefunden werden. Häufig ist auch pathologisch-anatomisch zu erkennen, daß die exsudativen Herde frisch entstanden sind, offenbar im Endstadium nach Erliegen der Abwehrkräfte des Organismus; das autoptische Bild dieser finalen käsigen

Abb. 11. Cirrhotisch-kavernöse Tuberkulose des Oberlappens, lobulär-exsudative des Unterlappens. Bronchektatische Kavernen im fibrös indurierten und geschrumpften Oberlappen. Verstreute Käseherde in den oberen, konfluierende käsige Lobulärpneumonien in den caudalen Abschnitten des Unterlappens. Käsig-kreidiger Herd subpleural links oberhalb der Mitte des Unterlappens (Primärinfekt, das heißt Lungenanteil des Primärkomplexes — entsprechender Lymphknoten nicht in der Schnittebene —?)

Pneumonie, die eine innige Durchmischung mit der älteren produktiven Tuberkulose zeigen kann, ist oft überaus bunt.

III. Anamnese und Symptomatologie der Lungentuberkulose.

Der schleichende Beginn und Verlauf der Tuberkulose bringt es mit sich, daß die anamnestischen Angaben der Kranken ebenso wie die Symptome, die sie zum Arzt führen, häufig sehr unbestimmt sind und keineswegs immer auf den Verdacht einer Tuberkulose hinlenken. Von den anamnestischen Daten, die der bisher nicht behandelte Kranke gibt, sind nur einige wenige geeignet, auf den Verlauf der Krankheit helles Licht zu werfen oder für die Diagnose verwendet zu werden.

Wenn auch eine eigentliche Vererbung der Tuberkulose nicht vorkommt und die plazentare Übertragung von der tuberkulösen Mutter außerordentlich selten ist, so ist die sogenannte erbliche Belastung, also das Vorkommen von Tuberkulose bei Blutsverwandten in der Vorgeschichte unserer Kranken doch von erheblicher Bedeutung. Einmal läßt die frühzeitige und meist langdauernde Exposition, der erblich Belastete in der Regel unterworfen sind, mit großer Wahrscheinlichkeit eine Infektion vermuten, die zwar abortiv bleiben, aber ebensowohl so massig oder so oft wiederholt sein kann, daß sie nicht überwunden wird. Obwohl in der Frage der sogenannten hereditären Disposition die wissenschaftliche Erkenntnis noch recht umstritten ist, machen doch gewisse zuverlässige klinische Beobachtungen, wie z. B. der gleichartige Beginn und Verlauf der Tuberkulose bei Eltern und Kindern ihr Bestehen recht wahrscheinlich. Angesichts der Feststellung deutscher Lebensversicherungsgesellschaften an einem großen statistischen Material, daß die Tuberkulosesterblichkeit aller Versicherungsnehmer 11,6%, die der hereditär Belasteten aber 27,7% beträgt, wird die erbliche Belastung dem diagnostischen Denken des Arztes immer ein Wegweiser sein müssen, ohne allerdings mehr als ein Wahrscheinlichkeitsmoment für die Diagnose zu bedeuten.

Neben der erblichen Veranlagung zur Tuberkulose spricht man von einer erworbenen Disposition; im wesentlichen versteht man darunter gewisse Krankheitszustände, die der Tuberkulose den Boden bereiten. So schafft nicht ganz selten der Diabetes, bei dem freilich wiederum die erbliche Veranlagung eine große Rolle spielt, eine, man muß sagen allgemeine Disposition zur Tuberkulose, die recht bösartig zu verlaufen pflegt. Eine örtliche Disposition und zwar in den Lungen entsteht durch gewisse Staubkrankheiten, z. B. die Chalikosis der Steinhauer, wie man annimmt durch den kleinste Verletzungen setzenden scharfkantigen Staub, aber auch durch die Koniose der Bäcker, Müller und der Tabakarbeiter, bei denen man freilich von einem scharfkantigen Staub nicht sprechen kann. Während die Tuberkuloseübersterblichkeit dieser Berufsarten als Folge der Berufsschäden aufgefaßt wird, bestehen bei der in mäßigen Grenzen bleibenden, auch lokal wechselnden Übersterblichkeit der Porzellanarbeiter komplizierte Verhältnisse insofern, als gerade bei diesen Arbeitern vielfach sehr ungünstige soziale und Wohnungs-Verhältnisse mindestens konkurrierend, vielleicht allein als Ursache jener Übersterblichkeit in Frage kommen. Es sei als merkwürdig hervorgehoben, daß die Anthrakose der Bergarbeiter geradezu einen gewissen Schutz gegen die Lungentuberkulose, mindestens gegen einen raschen Verlauf zu schaffen scheint, vielleicht durch die Verlegung vieler Lymphwege und die anthrakotische Induration der Lymphdrüsen. Manche akuten Infektionskrankheiten müssen als Schrittmacher der Tuberkulose bezeichnet werden, so Masern und Keuchhusten bei Kindern, Grippe bei Erwachsenen; wie diese Wirkung der akuten Infektion zustande kommt, ist noch nicht geklärt, doch ist durch vielfache Beobachtungen festgestellt, daß während dieser Infektionskrankheiten die lokalen Tuberkulinproben negativ sind, also ein Stadium der Anergie besteht, das erst allmählich wieder in das Stadium der Allergie übergeht; während dieser Periode liegen anscheinend die Abwehrkräfte des Organismus darnieder und zwar nicht nur die gegen die Infektionserreger abgestimmten, sondern auch die gegen andere Krankheitserreger; dies Erlahmen der Abwehr würde den klinisch nicht so selten zu beobachtenden Ausbruch einer Tuberkulose oder die Verschlimmerung einer Tuberkulose *nach diesen Infektionskrankheiten* verständlich machen.

Die Exposition, die angebliche Ansteckungsmöglichkeit, spielt in der Auffassung vieler Kranken eine übertrieben große Rolle. Für die Tuberkulose der Kinder, insbesondere für die primäre Tuberkulose und die frühsekundären Formen wird die Nachforschung nach einer Ansteckungsmöglichkeit, die sich zunächst auf die Angehörigen, nicht nur auf Eltern und Geschwister, sondern auch auf die Großeltern (cirrhotische Phthisen!), sodann auf die Haushaltsmitglieder (Dienstboten, Ammen, Schlafburschen usw.) wird erstrecken müssen, immer unternommen werden müssen und ihr Nachweis wird unter Umständen ausschlaggebende Bedeutung erlangen. Aber bei den Erwachsenen sind in unserer tuberkulös frühzeitig durchseuchten Bevölkerung die klinisch in die Erscheinung tretenden Tuberkulosen in der Regel tertiäre, also Spätformen, deren Träger vor geraumer Zeit, meist in der Kindheit, ihre Erstinfektion erfuhren. Neuerdings hat zwar Aschoff, wie schon erwähnt, der Reinfektion bei der Tuberkulose auf Grund pathologisch-anatomischer Beobachtungen eine überragende epidemiologische Bedeutung beilegen zu sollen geglaubt; aber diese Frage ist wissenschaftlich noch terra incognita und klinisch ist mit der Möglichkeit einer Reinfektion noch nichts anzufangen. Die primären Lungentuberkulosen sind nach unseren Erfahrungen bei Erwachsenen außerordentlich selten: ich verfüge im ganzen über 6 Fälle, 5 davon Ärzte und Schwestern betreffend, bei denen ich nach der Anamnese, dem klinischen Befund und der Röntgenplatte eine primäre Lungentuberkulose annahm. Bei Erwachsenen wird der nachgewiesenen Möglichkeit einer Ansteckung nur ausnahmsweise ein Interesse gebühren, wenn die festgestellte Form der Lungentuberkulose an die Möglichkeit einer primären Tuberkulose denken läßt, nicht aber eine Bedeutung für die Diagnose an sich.

Die Erscheinungen sekundärer Tuberkulose, die bei uns zumeist im Kindesalter auftreten, also vor allem die Tuberkulose der Drüsen und der Knochen und Gelenke, ferner die toxischen Fernwirkungen tuberkulöser Herde, die skrofulösen Ekzeme, die Tuberkulide, die Phlyktänen, spielen in der Vorgeschichte der tertiären Lungentuberkulose meist eine auffallend geringe Rolle. Mag sein, daß die Erscheinung der letzteren Gruppe, zumal sie nicht selten unerheblich oder flüchtig sein mögen, dem Gedächtnis der Kranken oft entschwunden sind; aber wir finden bei den Lungenkranken auch recht selten die Residuen sekundärer tuberkulöser Herde: Fistelnarben, Gelenkversteifungen, fixierten Gibbus und dergleichen. Es mag dahingestellt bleiben, ob das Überstehen solcher Tuberkulosen eine Resistenz gegen die isolierte Organtuberkulose schafft, wie sie die Lungenphthise darstellt; jedenfalls ist in der anamnestischen Angabe über sekundäre tuberkulöse Erkrankungen oder in ihren nachweisbaren Resten selten ein diagnostischer Anhaltspunkt gegeben.

Von den Angaben der Kranken uber die Vorgeschichte können nur zwei Vorkommnisse den dringenden Verdacht einer tuberkulösen Lungenerkrankung begründen; das ist einmal die Lungenblutung und zum zweiten die Pleuritis exsudativa. Beide mit Einschränkung! Abgesehen von der Möglichkeit absichtlicher Täuschung, die ausnahmsweise bei der Durchfechtung von Rentenansprüchen und dergleichen vorkommt, verdient die Angabe über eine vorausgegangene Lungenblutung immer eine kritische Prüfung. Blutungen aus der Nase, Blutbeimengungen bei Anginen und Raucherkatarrhen, Zahnfleischblutungen, gelegentlich von Hysterischen herbeigeführt, können, von selteneren Vorkommnissen abgesehen, den Kranken unnötig erschrecken und den Arzt irreführen. Die von mir selbst beobachteten Fälle von zweifellosem Bluthusten betrafen, wenn ich nicht irre, ausnahmslos Kranke, bei denen nach dem klinischen Befund ohnehin die Diagnose auf Lungentuberkulose gestellt war. Man wird, genaue Untersuchung und hinreichende Beobachtung vorausgesetzt, die Angaben solcher Kranken uber Lungenblutungen skeptisch ansehen dürfen, bei denen ein einigermaßen sicherer Befund nicht zu erheben ist; solche Kranken bedürfen immerhin längerer sorgfältiger Beobachtung. Größere Lungenblutungen sah ich nur bei Kranken mit schwereren Lungenveränderungen, wie das ja nur natürlich ist; sie können bei Hämophilie auch bei geringfügigen Herden in der Lunge vorkommen, wie mich ein einzelner Fall lehrte. Einigermaßen zuverlässig ist die Angabe der Kranken, daß der Blutung ein warmes Rieselgefühl an bestimmter Stelle der Brust vorausging; das gilt namentlich für Patienten, die schon einige Krankheitserfahrung haben und sich gut und leidlich ruhig beobachten. Im übrigen ist die Blutung, erstmalig besonders, für den Kranken ein so alarmierendes Ereignis, daß er völlig den Kopf verliert und z. B. oft nicht anzugeben vermag, ob er das Blut wirklich durch Husten herausgebracht hat.

Die Pleuritis exsudativa ist als erste klinische Manifestation der Lungentuberkulose recht häufig. Jede solche Erkrankung, die selbständig auftritt, also nicht im Gefolge einer Pneumonie, ist dringendst tuberkulöser Ätiologie verdächtig; die sogenannte idiopathische und die rheumatische exsudative Pleuritis, deren Vorkommen keineswegs außer Frage steht, sind zum mindesten, im Vergleich zum tuberkulösen Exsudat, äußerst seltene Krankheitsbilder. Als absolut sicher kann der tuberkulöse Charakter einer früheren wässerigen Rippenfellentzündung angesehen werden, wenn eine spätere Untersuchung zweifellos tuberkulöse Lungenherde feststellt. — Die anamnestisch gelegentlich mehr oder weniger klar und bestimmt angegebene trockene Pleuritis kann diagnostisch kaum einen Fingerzeig geben. Abgesehen davon, daß manche Ärzte mit dieser Diagnose recht freigebig umgehen, finden sich bekanntlich autoptisch bei Erwachsenen Pleuraverwachsungen, die einen entzündlichen Prozeß zur Voraussetzung haben, recht häufig ohne sonstige Residuen einer tuberkulösen Lungenerkrankung. Das akute Empyem, das zur Operation führt, ist fast niemals tuberkulöser Ätiologie; es kommt aber gelegentlich vor, daß blande tuberkulose Empyeme fälschlich operiert werden.

Die in ihrem Zusammenhang mit der Tuberkulose klar gestellte Lungenblutung oder exsudative Pleuritis können für die Diagnose oder für Begutachtungen sehr wichtige Anhaltspunkte über die bisherige Dauer des tuberkulösen Lungenleidens geben, während im übrigen die unbestimmten Angaben der Kranken, wenn sie nicht durch präzise Daten über frühere ärztliche Untersuchungen oder gar durch Beibringung von Röntgenaufnahmen ergänzt werden, über den Beginn der Erkrankung in der Regel keine hinreichend sicheren Feststellungen zulassen, auch nicht die Angaben gebildeter Kranken. Die exakte klinische Untersuchung, insbesondere die Röntgenplatte, decken sehr häufig alte tuberkulöse Lungenveränderungen auf, während sich die Krankheitsdauer nach Meinung der Patienten auf wenige Monate bemißt. Ich habe unlängst bei einer intelligenten Kranken, die mit aller Bestimmtheit angab, bis vor vier Wochen vollkommen gesund gewesen zu sein, nach der Röntgenplatte eine cirrhotische

Phthise eines Oberlappens festgestellt, deren Alter ich auf mindestens 8—10 Jahre schätzen möchte.

Was von den Kranken über Erscheinungen ihres Leidens angegeben wird, die das Allgemeinbefinden betreffen: Mattigkeit, Arbeitsunlust, Appetitlosigkeit, Gewichtsabnahme, Neigung zu Schweißen und ausgesprochene Nachtschweiße, Frösteln und Hitzegefühl, Kopfschmerzen, Schwindelgefühl und anderes mehr, kann und muß zwar den Verdacht auf eine Tuberkulose hervorrufen, besonders wenn sich diese Symptome schleichend und in zunehmendem Grade entwickelt haben. Aber Allgemeinerscheinungen der geschilderten Art finden sich in derselben Weise bei anderen chronischen Infektionskrankheiten, bei Herz-, Magen- und Darmleiden, bei Basedow, bei organischen und funktionellen Nervenleiden und bei Psychopathen. Nicht viel anders steht es mit den Angaben der Kranken über Symptome, die von dem vermutlich kranken Organ ausgehen: Bruststiche oder heftige Brustschmerzen, Druckgefühl auf der Brust, Husten, Auswurf, Kurzatmigkeit, Herzklopfen; all diese Beschwerden treten bei den Katarrhen der Luftwege akuter, subakuter und chronischer Art, bei Emphysem, bei Bronchiektasien, Koniosen und bei chronischen Pneumonien, die durchaus nicht so selten sind, wie meist angenommen wird, schließlich auch bei Herzleiden aller Art, besonders wenn sich ein Stauungskatarrh auf den Lungen entwickelt hat, ganz regelmäßig in Erscheinung. Auch die Organsymptome werden den Verdacht auf eine tuberkulöse Erkrankung der Lungen hervorrufen, ohne doch für die Diagnose entscheidend verwendet werden zu können.

Eine Sonderstellung kommt einem Symptom zu, das ebenso häufig überschätzt wie unterschätzt wird, dem Fieber. So häufig, ja regelmäßig Fiebererscheinungen von sehr wechselndem meist ganz unregelmäßigem Verlauf und geringer bis mittlerer Höhe zum Symptomenbild der sekundären Tuberkuloseformen gehören, die wir, wie erwähnt, meist im Kindesalter beobachten, so wenig sind Störungen des Temperaturgleichgewichts eine regelmäßige oder auch nur häufige Begleiterscheinung der beginnenden tertiären Organtuberkulose, also insbesondere der Lungentuberkulose der Erwachsenen. Die tertiäre Lungenphthise beginnt in der Regel, worauf noch näher einzugehen sein wird, als produktiver, um mich gemeinverständlicher auszudrücken, als chronisch entzündlich wuchernder oder granulierender Prozeß in den Lungenspitzen, der mit geringen perifokalen, akut entzündlichen Erscheinungen einhergehen kann, aber nicht einherzugehen braucht. Diese Tuberkuloseform erzeugt, wie uns zahlreiche autoptisch bestätigte Erfahrungen gezeigt haben, kein Fieber, sondern höchstens geringe Temperaturschwankungen oder eine geringe Verschiebung der ganzen Temperaturlage nach oben. Dem entsprechend gehen unkomplizierte beginnende Tuberkulosen dieser Art in der Regel ganz ohne Fieber, seltener mit subfebrilen Temperaturen, etwa bis 37,5° Mundmessung, kaum bis gegen 38,0°, einher. Die vom ersten Beginn an mit erheblichem Fieber verlaufenden Lungentuberkulosen sind nicht häufig, immer von besonderer, meist ganz unbeeinflußbarer Bösartigkeit, stets exsudativer, also akut oder subakut entzündlicher Form und gehören wohl durchweg nicht der tertiären Lungenphthise, sondern dem bei Erwachsenen seltenen sekundären Typus an.

Chronisches Fieber jeder Art wird immer den Verdacht einer Tuberkulose nahe legen. Aber die erwähnten kleinen Schwankungen und Abweichungen finden sich in gleicher Weise ungemein häufig bei neurasthenischen, hysterischen, allgemein nervösen und sehr erregbaren Personen, bei Frauen oft in erkennbarem Zusammenhang mit der Menstruation (menstruelle oder prämenstruelle Temperatursteigerungen, Änderungen der ganzen Temperaturlage mitten zwischen den Menses um 2—5 Zehntelgrade usw.); sie finden sich ferner bei chronisch verlaufenden Infektionen wie Lues, Gonorrhöe, Malaria, chronischer Sepsis, Kolicystitis, Bronchiektasien, bei Basedow, und bei manchen anderen Krankheitszuständen. Das durch Tuberkulose bedingte Fieber hat häufig eine Eigentümlichkeit, die gelegentlich diagnostisch ausgenützt werden kann; die Temperatur ist nämlich sehr labil und kann daher ebensowohl durch kleine Gaben von Antipyreticis leicht heruntergesetzt, wie durch mäßige körperliche Anstrengung des Kranken erhöht werden. Im ganzen ist der frühdiagnostische Wert des Fiebers bei der tertiären Tuberkulose gering.

Nachtschweiße bei Lungenkranken sind meist Begleiterscheinungen des Fiebers; sie fehlen wie dieses bei initialen Fällen in der Regel und können daher diagnostisch kaum einen Hinweis geben. Neigung zum Schwitzen und feuchte Hände stellen sich als Anzeichen irritierter Körpertemperaturen im Beginn der Tuberkulose gelegentlich ein und sollten mindestens zur genauen Temperaturkontrolle veranlassen.

Bei angeblich schon längere Zeit bestehenden Lungentuberkulosen begegnet uns nicht selten die anamnestische Angabe über frühere Sanatoriums- oder Heilstättenkuren. Solche Angaben dürfen keineswegs dazu verleiten, die Diagnose Lungentuberkulose als sicher gestellt anzunehmen, sich mit ihr nicht weiter aufzuhalten und gleich in die Therapie einzutreten. Den Heilanstalten strömt, wie uns eigene Erfahrungen lehren, die von vielen anderen Anstalten bestätigt sind, ein nicht unerheblicher Prozentsatz von Kranken zu, die nicht an Tuberkulose, sondern an einer anderen Lungenerkrankung leiden oder nur als tuberkuloseverdächtig angesehen werden können. Daß eine Aufnahme in eine Heilanstalt stattgefunden hat, besagt natürlich nichts darüber, ob in der Anstalt überhaupt eine Tuberkulose angenommen wurde, ob die ungemein schwierige Diagnose einer initialen Lungentuberkulose unzweifelhaft richtig war und ob nicht ein damaliger kleiner Lungenherd längst zum Petrefakt geworden ist. Der Diagnostiker muß sich schon selber helfen. Unter Umständen, z. B. bei Begutachtungen wird es aber nötig sein, bei der betreffenden Heilanstalt wegen der damaligen Diagnose und dem Befund anzufragen.

Bei Lungentuberkulosen, die nach längerem Bestehen in unsere Behandlung kommen, ist der bisherige Krankheitsverlauf von Bedeutung für die Diagnose des jetzigen Standes der Erkrankung und die qualitative Diagnose der Krankheitsherde. Wiederum sind hier die Lungenblutungen und die Pleuritis exsudativa von besonderer Wichtigkeit; erstere, weil sie Aspirationsherde an einer dem ursprünglichen Krankheitsherd fernliegenden Stelle gesetzt haben können, letztere, weil sie zur Schwartenbildung und zu beträchtlicher Schrumpfung, zu erheblicher Verlagerung des Herzens und der übrigen im Mittelfell gelegenen Organe geführt haben, auch die Anlegung eines künstlichen Pneumothorax auf der betroffenen Seite unmöglich machen kann. Verschlimmerungen einer Lungentuberkulose, die im Anschluß an einen Partus oder an Grippe, nach Kriegsstrapazen, schweren Verwundungen mit langem Krankenlager, körperlicher oder seelischer Not aufgetreten sind, können auf besondere Verlaufsweisen der Tuberkulose hinweisen und sind deshalb zu beachten. Schließlich kann der Effekt eines früheren Heil- oder Behandlungsverfahrens (Anstaltskuren, Tuberkulinbehandlung, Pneumothorax) gewisse Anhaltspunkte für die prognostische Beurteilung des Falles und für die Chancen einer neuen Behandlung bieten. Es ist nicht angenehm, wenn der Vorschlag einer Tuberkulinbehandlung dahin beantwortet wird, daß der Patient im Vorjahr 50 Spritzen ohne merkbaren Erfolg bekommen hat, oder die Empfehlung eines Kurortes mit dem Bemerken, daß gerade dieser Aufenthalt dem Kranken gar nicht gut bekommen ist.

Man sollte meinen, daß eine Lungentuberkulose mit ihrem charakteristischen Verlauf und Befund differentialdiagnostisch keine Schwierigkeiten bieten könne. Die Erfahrung lehrt das Gegenteil. Deshalb ist es dringend notwendig, den Kranken genau nach früheren Erkrankungen der Atmungsorgane zu befragen: nach rezidivierender Bronchitis, nach Lungenentzündungen, die ungemein häufig Reste zurücklassen, nach Pleuritiden und Empyem, die im Anschluß an Lungenentzündung auftraten und zu umfangreicher Schwartenbildung sowie zu schweren Veränderungen des Lungengewebes (Atelektase, Bronchiektasien) führen können, nach Lues, die gelegentlich chronisch entzündliche Veränderungen in der Lunge, viel öfter aber schwere Herz- und Gefäßerkrankungen setzt, nach bestimmten Berufstätigkeiten — der Beruf kann ja aus gesundheitlichen Gründen gewechselt sein — die erfahrungsgemäß zu Koniosen und ihren Folgezuständen führen: Steinhauer, Metallschleifer, Porzellanarbeiter, Müller, Bäcker, Bergarbeiter und Tabakarbeiter usw. — Herzkrankheiten in der

Anamnese und deren Grundkrankheiten (Scharlach, Gelenkrheumatismus, Anginen usw.) sind zu beachten, denn sie führen nicht selten durch Stauung zu chronischen Lungenveränderungen. Daß Erkrankungen anderer Organe auf die Lungen übergreifen oder sie in Mitleidenschaft ziehen (Leberabsceß, Neubildungen) sind schon seltenere Vorkommnisse, die anamnestisch meist nicht aufgeklärt werden können, sondern sich erst aus der Untersuchung ergeben.

Soweit die von dem Kranken geklagten Symptome einer objektiven Nachprüfung zugänglich sind, wird man auf ihre Feststellung Wert zu legen haben; das gilt in erster Linie für die Temperaturkontrolle, während die Pulskontrolle und die Messung der Sputummengen weniger wichtig sind.

Es wurde schon hervorgehoben, daß die diagnostische Bewertung subfebriler Temperaturen mancherlei Einschränkungen unterliegt; aber wenn eine Tuberkulose festgestellt wird, so zeigen subfebrile Temperaturen, falls nicht Komplikationen bestehen, den toxischen Charakter eines progredienten Prozesses an und sind daher für die Prognose von großer Bedeutung und für die Behandlung zunächst wenigstens ausschlaggebend. Die Temperaturkurve wird am besten für eine Woche bei täglich fünfmaliger, also dreistundlicher Messung festgelegt. Die bequemste und nach den Erfahrungen in den Lungenheilanstalten genügend exakte Messung ist die Mundmessung, bei der das Thermometer 10 Minuten bei geschlossenem Munde unter der Zunge liegt; kleinere Kinder müssen rektal gemessen werden. Die Mundtemperaturkurve überschreitet beim ganz Gesunden, ruhiges Verhalten vorausgesetzt, 37,0° C nicht, doch kommen bei gesunden Frauen, besonders prämenstruell, und bei erregbaren Personen physiologisch Temperaturen bis 37,3 4° C vor.

Die Pulszahl wird bei klinischer Beobachtung am besten zweimal täglich in die Temperaturkurve eingetragen: bei ambulanter Beobachtung muß man sich mit einigen Kontrollen in der Sprechstunde begnügen. Der diagnostische Wert einer festgestellten Tachykardie ist zweifelhaft, da mannigfache Krankheitsbilder von erheblichen Pulsbeschleunigungen begleitet sind und viele erregbare Kranke, zu denen die Tuberkulösen recht oft gehören, schon auf die Beobachtung ihres Pulses mit einer erheblichen Beschleunigung reagieren; immerhin wird man der Tachykardie zusammen mit anderen als toxisch anzusehenden Symptomen (Fieber, Neigung zu Schweißen, Mattigkeit und Unlustgefühle, Appetitlosigkeit usw.) eine gewisse prognostische Bedeutung beizulegen haben. — Die Messung der Sputummenge, die von einigen Ballen bis zu mehreren hundert Kubikzentimeter am Tage schwanken kann, entscheidet unter Umständen nicht nur über die Notwendigkeit einer besonderen medikamentösen Therapie, sondern auch über die Möglichkeit einer operativen Behandlung.

IV. Die physikalische Untersuchung.

1. Inspektion und Perkussion.

Die Untersuchung des Kranken beginnt mit der Inspektion. Dem Habitus des Patienten ist eine gewisse Bedeutung für seine Disposition zur Lungentuberkulose beizumessen. Die Lungentuberkulose befällt mit Vorzug Personen mit asthenischem Habitus (graziler Knochenbau, geringes Fettpolster, Tropfenherz, Enteroptose, costa decima fluctuans usw.) oder primärem phthisischem Thoraxbau (langer, schmaler, flacher Thorax mit weiten Intercostalräumen, steil verlaufenden Rippen, spitzem Rippenwinkel, nach vorn hängenden Schultern und abstehenden Schulterblättern); nach den Erfahrungen der Lebensversicherungsmedizin beträgt die Tuberkulose-Durchschnittssterblichkeit 11,6%, die der Astheniker aber 34,9%. Die Tuberkulose verschont aber keineswegs Personen mit kräftigem Körperbau und schön gewölbtem Brustkorb; nur bei ausgesprochen faßförmigem Thorax findet man selten Tuberkulose, dagegen fast regelmäßig Emphysem und chronische Bronchitis. Der sogenannte sekundäre phthisische Habitus, den chronische vorgeschrittene Phthisen regelmäßig herbeiführen, (tief eingesunkene Ober- und Unterschlüsselbeingruben, Abflachung der oberen Thoraxpartie, Herabsinken des Schultergürtels usw.), wird nicht streng genug vom asthenischen und vom primären phthisischen Habitus getrennt; die sekundären Veränderungen kommen erst durch die tuberkulösen Schrumpfungs- und Zerstörungsvorgänge im Innern des Thorax und durch den von der Tuberkulose herbeigeführten Schwund der Muskulatur, die den Schultergürtel hält, und den Schwund des Fettpolsters, das die Skelettvertiefungen ausfüllte, zustande und haben mit dem Habitus des Kranken nichts zu tun.

Die Inspektion des Thorax wird von eingesunkenen Ober- und Unterschlüsselbeingruben, Abhängen einer Thoraxseite und ihrem Zurückbleiben bei tiefer Atmung, was häufig von hinten her über die Schultern des Kranken weg besser zu beobachten ist, Kenntnis nehmen, ohne doch diesen Erscheinungen allzu große Bedeutung beizulegen. Sie finden sich, durch Erkrankung der Lunge bedingt, nur bei schweren schrumpfenden oder zerstörenden Veränderungen im Thoraxinnern, die wir bei der Untersuchung der Lungen nicht übersehen und ohnehin mit genaueren Methoden analysieren müssen; als Frühsymptom der Lungentuberkulose können sie nicht vorkommen, da der knöcherne Thorax durch geringförmige Lungenveränderungen nicht zu einer Formänderung gebracht wird, und Weichteilveränderungen nicht eindeutig sind. Abhängen und Nachschleppen findet sich übrigens ganz ähnlich nach abgeklungener Pleuritis exsudativa, die nicht tuberkulös gewesen zu sein braucht. Ein lokales Einsinken in einem Intercostalraum sieht man zuweilen bei großen Kavernen.

Es sei daran erinnert, daß bei großen Exsudaten und bei großem Spannungspneumothorax die kranke Seite vorgewölbt ist, verstrichene Intercostalräume zeigt und bei der Atmung stillsteht, Symptome, die immerhin für die weitere Untersuchung einen Fingerzeig geben. Bei Pleuritis sicca oder bei beginnender Pleuritis exsudativa kann der Kranke bei der Atmung wegen der heftigen Schmerzen die kranke Seite bis zu einem gewissen Grade freiwillig ausschalten.

Auch den Anomalien der oberen Thoraxapertur, die wir am Lebenden allerdings nur röntgenologisch ermitteln können, kommt nach unseren umfangreichen anatomischen Untersuchungen eine Bedeutung für die Entstehung und die Diagnose der Lungentuberkulose nicht zu; wir können sie daher hier übergehen.

Trotz der negativen Bewertung dieser angeblich auf Lungentuberkulose deutenden und der von ihr tatsächlich herbeigeführten Veränderungen im äußern Bild des Kranken ist eine genaue Inspektion des Thorax notwendig, und zwar wegen der Bedeutung der Thoraxkonfiguration für die Perkussion. Abweichungen vom regelrecht symmetrischen Thoraxbau sind ungemein häufig; bei einer Reihenuntersuchung an 400 Gesunden und leicht Lungenkranken fand ich 40% Veränderungen am knöchernen Brustkorb, hauptsächlich habituelle Skoliose, die sich am deutlichsten am Schiefstand des Schultergürtels zu erkennen gibt. Die Skoliose sowohl wie auch die häufigen Asymmetrien an der oberen Thoraxapertur bedingen geringe Deformitäten am ganzen Thorax, namentlich an der Rippenstellung. Diese Veränderungen verdienen die Beachtung des Klinikers, weil sie Verschiedenheiten der Oberschlüsselbein- und Obergrätengruben herbeiführen, die bei der Inspektion nicht selten ohne weiteres zu erkennen sind und die stets vergleichende Perkussion der Lungenspitzen ausschlaggebend beeinflussen müssen. Häufig werden diese Differenzen des Brustkorbbaues beider Seiten noch kompliziert durch ungleiche Entwicklung der Schultermuskulatur; bei Handarbeitern, besonders bei Schwerarbeitern, pflegen die Unterschiede beider Seiten recht erheblich zu sein.

Die Bedingungen für die perkussorische Untersuchung der Lungenspitzen sind also oft recht ungünstig, dazu keineswegs immer leicht zu überblicken. Die Perkussion hat in den Oberschlüsselbeingruben selbst bei abgemagerten Kranken eine Weichteilschicht von etwa 5 cm Dicke zu durchdringen, bevor die Resonanz des lufthaltigen Gewebes sich geltend machen kann; in der Obergrätengrube sind es etwa 7 cm Weichteilschicht. Die Verdichtung des Lungengewebes der Spitze muß schon dem Grade oder der Ausdehnung nach ziemlich erheblich sein, wenn die Schalländerung für das Ohr des Untersuchers den Schwellenwert der Wahrnehmung deutlich überschreiten soll; andererseits können Unterschiede der bedeckenden Schichten recht leicht Lungengewebsveränderungen vortäuschen oder durch Überkreuzung wegtäuschen. Dazu kommt, daß blinde Untersuchung, also Voruntersuchung durch einen andern bei Abwendung des Urteilenden, darüber belehrt, wie leicht man Täuschungen ausgesetzt ist. So findet man in der Tat nicht selten deutliche Schalldifferenzen über den Lungenspitzen, für die man nach dem auscultatorischen Befund und der Röntgenaufnahme (Spitzenfeldaufnahme!) Gewebsverdichtungen in der Lunge nicht verantwortlich machen kann; solche Schalldifferenzen finden sich auch gelegentlich ganz ausgesprochen bei Personen, die, klinisch gesund, aus äußerem Anlaß, z. B. auf Diensttauglichkeit untersucht werden. Unter diesen Umständen kann die Feststellung einer Schallverkürzung über einer Lungenspitze eine selbständige Bedeutung bei der Diagnose der Lungentuberkulose nicht beanspruchen; sie kann vielmehr diagnostisch nur bewertet werden, wenn auscultatorisch oder röntgenologisch das die Gewebsverdichtung anzeigende Korrelat gefunden wird. Es ist eine physikalisch unrichtige Vorstellung, wenn man glaubt, Gewebsverdichtungen in der Lungenspitze durch 5 cm Weichteilschicht perkussorisch feststellen zu können, die auscultatorisch keine Atemgeräuschveränderungen und auf der Röntgenplatte keinen Schattenfleck geben. Es sei hervorgehoben, daß die Ermittelung doppelseitiger Schallverkurzung immer mißlich ist, weil es an einem Vergleichsobjekt fehlt; intensive Dämpfungen können schon auf beiden Seiten festgestellt werden.

Die perkussorische Untersuchung der Lungenspitzen ist sonach starken Fehlerquellen ausgesetzt, deren Berücksichtigung die speziellen Spitzenperkussionsmethoden von Krönig und Goldscheider entwerten muß. Diese Methoden stellen Verfeinerungen einer Untersuchungsart dar, die wegen der Ungleichheit der bedeckenden Schichten als ziemlich grob bezeichnet werden muß und daher solche Verfeinerung nicht verträgt; fur die sie keine Bereicherung unserer Technik bedeuten und deren richtige Einschätzung sie nicht herbeiführen, sondern verhindern. Auf die Darstellung dieser Methoden kann daher verzichtet werden. Ich bin auf diese Grundlagen der Spitzenperkussion etwas näher eingegangen, weil ich in zwanzigjähriger Erfahrung die Beobachtung gemacht habe, daß die Überschätzung dieser Methode in praxi die Quelle zahlreicher Irrtümer wird, und daß gerade diese Überdiagnostik den Lungenheilanstalten den verhältnismäßig großen Prozentsatz klinisch Gesunder einbringt. Eine häufige Kontrolle der Perkussionsbefunde an Hand der Röntgenplatte erzieht am sichersten zu der gerade hier unentbehrlichen Kritik.

Geradezu warnen möchte ich vor dem Versuch, sogenannte Hilusdämpfungen im Interscapularraum herauszuperkuttieren. Bei Erwachsenen zeigen die Hilusdrüsen bei Tuberkulose in der Hauptsache regressive Veränderungen, sind also klein. Aber auch bei Kindern ist die Vergrößerung der Drüsen bei käsiger Bronchialdrüsentuberkulose höchst selten so erheblich, daß ihr perkussorischer Nachweis in Frage kommen kann; liegen doch von diesen Drüsen die oft am stärksten veränderten Bifurkationsdrüsen zwischen Wirbelsäule und Herz, sind also von Organen verdeckt, die ihrerseits absolute Schalldämpfung geben, und die übrigen Drüsen liegen auch bei Kindern vorn wie hinten unter einer 6—8 cm starken Schicht von lufthaltigem Lungengewebe, die eine Beeinflussung des Kopfschalls durch mäßig vergrößerte Drüsen nicht zulassen dürfte. Wir haben bei einem Erwachsenen einen gänseeigroßen carcinomatösen Bronchialdrüsentumor perkussorisch nicht nachweisen können, obwohl wir seine Größe und Lage aus der Röntgenplatte genau kannten, und ebenso bei einem kleinen Kind ein gut walnußgroßes Drüsenpaket zwar auf der Röntgenplatte, nicht aber perkussorisch gefunden; die perkussorische Feststellung der Bronchialdrüsentuberkulose dürfte danach meist ein aussichtsloses Unternehmen sein. NÖGGERATH hat die interessante Beobachtung mitgeteilt, daß paravertebrale Schallverkürzungen beim Kind verschwinden, wenn es in der GLISSONschen Schlinge am Kopf suspendiert wird; danach können solche Dämpfungen durch Haltungsskoliosen, und zwar durch Zusammendrängen der Rippen und der Weichteile auf der konkaven Seite bedingt sein.

Neben der Schalldämpfung und der Schallverkürzung verdient bei der Perkussion besondere Beachtung eine qualitative Änderung des Schalles, die T y m p a n i e, die gelegentlich das einzige Symptom großer Kavernen sein kann. Auch über dem Pneumothorax findet man tiefe Tympanie, die aber beim großen Pneumothorax dem normalen sonoren Lungenschall so gleichen kann, daß die Feststellung eines großen Pneumothorax allein durch die Perkussion ungemein schwierig, wenn nicht unmöglich wird; eine besondere Technik, die Stäbchen-Plessimeter-Perkussion — auscultatorische Beobachtung der Schalländerung bei Beklopfen eines über den Grenzen hin und her geführten Plessimeters mit einem Metallstäbchen — gestattet den Umfang des Pneumothorax einigermaßen richtig zu ermitteln.

Die Finger-Finger-Perkussion ist dem Arbeiten mit Instrumenten überlegen, weil sie zu den akustischen Erscheinungen in dem Resistenzgefühl des aufgelegten Plessimeterfingers Tastempfindungen hinzunimmt; mit Instrumenten sollte man daher im allgemeinen nur zu Demonstrationszwecken, also in Perkussionskursen und bei klinischen Vorstellungen perkuttieren. Für die Bestimmung von Organgrenzen, die der Thoraxwand unmittelbar anliegen (untere Lungengrenzen, untere Lebergrenze, absolute Herzdämpfung) ist die leiseste Perkussion (Schwellenwertsperkussion GOLDSCHEIDERS) die souveräne Methode, ebenso für die Bestimmung von Exsudatgrenzen, namentlich auch beim Pneumothoraxexsudat, dessen Grenze die laute Perkussion infolge des Mitschwingens einer größeren Partie des knöchernen Thorax um etwa zwei Finger breit tiefer erscheinen läßt, als der Feststellung bei der Durchleuchtung entspricht. Für die Perkussion der Gewebsverdichtungen in der Lunge und der tiefliegenden Organgrenzen (relative obere Leberdämpfung, relative Herzdämpfung = wahre Herzgröße) bedarf es einer leisen bis halblauten Perkussion, während die laute Perkussion wiederum nur für Demonstrationszwecke in Frage kommt.

Die Bestimmung der Organgrenzen, namentlich der unteren Lungengrenzen, bei denen auch auf ihre Verschieblichkeit geachtet werden muß, ist bei jeder Untersuchung der Brustorgane unbedingt notwendig, um Exsudatreste, Pleuraschwarten und dergleichen nicht zu übersehen, Schrumpfungsvorgänge in der Lunge oder vikariierendes Emphysem zu erkennen. Ein frühdiagnostisches Zeichen der Lungentuberkulose ist aber weder das Höherstehen der unteren Lungengrenzen auf einer Seite noch ihre verringerte Verschieblichkeit, denn ersteres kann nur durch ausgedehnte Schrumpfungsprozesse der Lunge, letzteres nur durch Ausfall eines beträchtlichen Teils von respirierendem Gewebe durch Infiltration oder Zerstörung zustande kommen oder auf Pleuraatresie beruhen, die selbständig zu würdigen ist; alle anderen Deutungen für diese Symptome sind unzulänglich. Es sei hier angefügt, daß die Messung der Atmungsbreite mit dem Bandmaß und die spirometrische Bestimmung der Vitalkapazität der Lunge, die übrigens individuell je nach dem Körperbau große Verschiedenheiten zeigt, nur beim Ausfall großer Gewebspartien eine zweifellose Verminderung zeigen.

Schließlich ist die Prüfung des Stimmfremitus zur Unterscheidung von gewebeinfiltrierenden Prozessen einerseits und Pleuraschwarten und vor allem Exsudaten andererseits wichtig. Das Auflegen der ganzen Hand gestattet auch geringere Unterschiede wahrzunehmen, während das Aufsetzen der äußeren Handkante im Intercostalraum ein genaueres Lokalisieren ermöglicht; der Kranke muß möglichst tief und laut sprechen.

In der Bronchophonie, der Auscultation der Stimme über infiltrierten Lungenpartien, haben wir eine Methode, die als eine Ergänzung und Kontrolle der Perkussion anzusehen ist; sie kann besonders wertvoll sein, wenn wegen erheblicher Thoraxdeformität der perkussorische Vergleich beider Seiten unmöglich ist. Man darf aber nicht vergessen, daß derartige Deformitäten Atelektase größerer Lungengewebspartien bedingen können, die physikalisch dieselben Erscheinungen macht, wie eine Gewebsinfiltration. Bei schwerer Kyphoskoliose kann die physikalische Untersuchung der Lungen eine unlösbare Aufgabe sein.

2. Auscultation.

Beruhen die diagnostischen Irrtümer bei der perkussorischen Untersuchung der Lungen wesentlich auf der Überschätzung der Leistungsfähigkeit der Methode und der Unterschätzung ihrer Fehlerquellen, so begegnen wir bei der Auscultation häufig recht erheblichen technischen Fehlern, die zu einem Übersehen wichtiger Befunde führen.

Während wir bei der Perkussion auf Hammer und Plessimeter am besten verzichten, ist für die eingehende auscultatorische Untersuchung der Lungen ein Hörrohr unentbehrlich, weil das bloße Ohr an manchen Stellen nicht angelegt werden kann, Nebengeräusche nicht zu vermeiden sind und außerdem mit dem bloßen Ohr die Geräusche eines größeren Bezirks erfaßt werden, so daß ein hinreichend genaues Abgrenzen der Veränderungen nicht möglich ist.

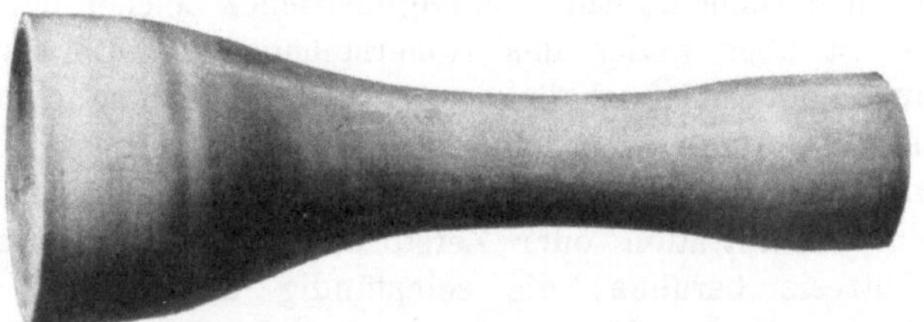

Abb. 12. Stethoskop nach MORITZ SCHMIDT[1]).

Schlauchhörrohre und Phonendoskope sind zwar bequem, besonders bei bettlägerigen Kranken, aber die ersteren vermitteln die Geräusche sehr unvollkommen, ja sie verschlucken geringfügige, aber wichtige Abweichungen ganz, und die letzteren verändern die Schallqualitäten bis zur Unkenntlichkeit und stören durch laute instrumentelle Nebengeräusche. Man kann sich mit jedem Hörrohr einarbeiten, aber die einfachsten sind die besten. Das hier abgebildete Stethoskop nach MORITZ SCHMIDT ist bei uns wie in vielen Lungenheilanstalten seit vielen Jahren erprobt; es ist aus einem Stück Hartholz, am besten Buchsbaum, ganz glatt gedreht, kurz, weit und vollkommen frei von Nebengeräuschen.

Es gibt für die Auscultation der Lungen nur eine richtige Atemtechnik des Kranken, die ihm unbedingt beigebracht werden muß; leider ist das bei wenig intelligenten, aber auch bei aufgeregten Patienten oft eine große Geduldsprobe für den Arzt. Der Kranke muß in mittlerem Tempo maximal ein- und ausatmen, auf Aufforderung (Anklopfen mit der Hand) nach dem Exspirium nur mit der Residualluft, also ohne dazu vorher wieder Luft zu holen, einmal kurz und kräftig, dabei aber tonlos anhusten und nach dem Husten

[1]) Zu haben Centrale für Hospitalbedarf, Berlin NW 6, Karlstr. 36.

ohne besondere Aufforderung sofort wieder tief einatmen. Die Skizze (Abb. 13) bezeichnet in Kurvenform die einzelnen Phasen.

Der kurze Hustenstoß nach dem Exspirium fördert vorhandenes Sekret in die Atmungswege und der sofort folgende Inspirationsstrom muß nun dieses Sekret passieren und dadurch die überhaupt möglichen Sekretgeräusche, die eigentlichen Rasselgeräusche, vollständig zu Gehör bringen. Die Unterlassung der Auscultation des auf den kurzen Hustenstoß unmittelbar folgenden Inspiriums bedeutet häufig den Verzicht auf den wichtigsten Teil des auscultatorischen Befundes und ist der schwerste Fehler, der bei der physikalischen Untersuchung der Lungen gemacht werden kann. Nicht selten sind bei schwerkranken Phthisikern, die nur noch über einen kleinen Rest atmungsfähigen Lungengewebes verfügen, ohne Husten überhaupt kaum Rasselgeräusche zu hören, nach dem Husten aber dichtes klingendes

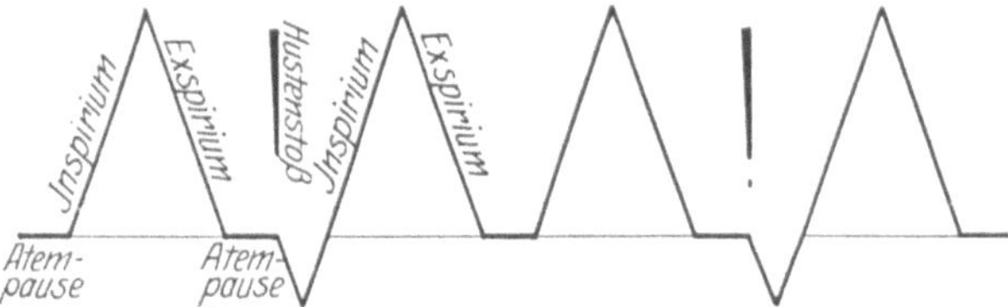

Abb. 13. Kurve der Atmung bei der Untersuchung der Lungen.

Rasseln über der ganzen Lunge. Mangelhafte Technik der Auscultation fuhrt daher oft zu einer schweren Täuschung über die Ausdehnung und die Bedeutung der vorliegenden Lungenveränderungen und gelegentlich zum völligen Übersehen schwerer Befunde. Lungenkranke, die viel herumgekommen sind, kennen diese Atemtechnik ganz genau und beurteilen den Arzt nach der von ihm angewandten Untersuchungstechnik. Der Hustenstoß nach dem Inspirium oder nach halbem Inspirium ist für den auscultatorischen Zweck unbrauchbar; er ist lang, fördert das Sekret nicht ausreichend in die Luftwege und produziert daher nur einen Bruchteil der möglichen Rasselgeräusche.

Es ist zweckmäßig, Atemgeräusch und Rasselgeräusche getrennt zu auscultieren, also an jeder Brustwandstelle zwei Atemzüge, wie die Skizze andeutet, zu behorchen; ist man über die Atemgeräuschveränderung im Zweifel, so sind, wie bei der Perkussion, symmetrische Brustkorbstellen zu vergleichen. Bei vielen Personen täuscht eine Resonanz im Nasenrachenraum einen bronchialen Beiklang vor, der namentlich über den oberen Lungenpartien zu hören ist. Diese Störung muß ausgeschaltet werden, indem man den Kranken durch den ziemlich weit geöffneten Mund atmen läßt; gegen das Anhusten durch den Kranken schützt sich der Arzt, indem er den Kopf des

Kranken zur Seite dreht und ihn das Taschentuch seitlich vor den Mund halten läßt

Abweichungen des Atemgeräuschcharakters vom normalen weichen, hauchenden Inspirium bei fast unhörbarem Exspirium sind ein Zeichen von Lungengewebsveränderungen, die bei der Lungentuberkulose physikalisch betrachtet teils Verdichtungen, teils Zerstörungen des Gewebes sind; da diese beiden Veränderungen nicht nur in Herden ganz verschiedener Größe, Dichte, Form und Lage, sondern auch häufig kombiniert auftreten, unterliegt das Atemgeräusch Abänderungen qualitativ und quantitativ mannigfachster Art. Das bronchiale Geräusch der Luftbewegung in der Trachea und ihren großen Ästen wird bekanntlich bei gesunder Lunge durch das dem Ohr nähere Vesiculäratmen des Gewebes vollständig verdeckt, durch verdichtetes Gewebe aber dem Ohr vermittelt; je nach dem Umfang und der Lage der Verdichtungsherde tritt es mehr oder weniger deutlich in Erscheinung und das zustande kommende gemischte Atemgeräusch wird graduell als vesicobronchial, bronchovesiculär oder bronchial bezeichnet. Jeder Ausfall von atmendem Lungengewebe durch Infiltration oder Zerstörung muß notwendig eine Abschwächung des Atemgeräusches zur Folge haben, da weniger Luft ein- und ausstreichen kann; aber durch den lauteren Charakter des bronchialen Beiklangs wird diese Abschwächung gleichsam überkompensiert. Eine Verstärkung der Atmung kann nur dadurch zustande kommen, daß für ausgefallenes Gewebe gesundes Gewebe vikariierend eintritt; schrumpft aber das kranke Gewebe stark, so wird das gesunde Gewebe emphysematös gedehnt und dadurch das darüber zu hörende Atemgeräusch wieder abgeschwächt. Bei Schleimhautschwellungen in kleineren Bronchien kann das Atemgeräusch ausgesprochen unrein oder rauh klingen. Wegen der mannigfachen Durchkreuzung der physikalischen Bedingungen lassen sich zwar die Atemgeräuschveränderungen keineswegs bis zur Versinnbildlichung der einzelnen Krankheitsherde verwenden, aber es können einige Richtlinien für ihre Bewertung im Sinne einer analytischen Diagnose gegeben werden. Über gesunden Partien ist das Atemgeräusch beim Lungenkranken rein vesiculär oder verstärkt vesiculär (vikariierend), über Partien mit zerstreuten kleinen Herden vesicobronchial oder verstärkt vesicobronchial (vikariierend), bei Vorhandensein größerer Herde bronchovesiculär, dabei häufig schon deutlich oder auch stark abgeschwächt, über ganz infiltrierten Partien bronchial, oft sehr stark abgeschwächt, über Kavernen bronchial bis amphorisch, oft bis zur fast völligen Aufhebung abgeschwächt. Je umfangreicher also die Gewebsverdichtung ist, desto mehr tritt nicht nur der bronchiale Beiklang hervor, sondern gleichzeitig ganz selbstverständlich die Abschwächung des Atemgeräusches. Die Erkennung eines stark abgeschwächten Bronchovesiculäratmens, das immer eine schwere Gewebsschädigung bedeutet, bedarf schon einer recht aufmerksamen Auscultation.

Die gesonderte Betrachtung des Inspiriums und Exspiriums ist zwar für den Anfänger, also in den Auscultationskursen, zum Verständnis der Erscheinungen unentbehrlich, aber für den praktischen Gebrauch nicht mehr unbedingt notwendig, da die Veränderungen fast stets beide Phasen gleichsinnig betreffen oder doch, wenn ja Unterschiede da sind, es unerheblich ist, welche Phase die stärkere Veränderung zeigt, und daher die Notierung für beide zusammen vorgenommen werden kann. Das vielfach so beliebte, richtiger mißbrauchte verlängerte Exspirium über den Spitzen, also die isolierte Abänderung einer Atemgeräuschphase, ist physikalisch nur zu verstehen, wenn bei schrumpfenden Spitzenherden das recht seltene sekundäre Spitzenemphysem zustande kommt

Bei der Lungentuberkulose treten entsprechend der Vielseitigkeit der Gewebsveranderungen alle Arten von Sekretgeräuschen auf, die überhaupt bekannt sind. Vor allem kann es ein großer Irrtum sein, wenn man aus dem Vorhandensein lediglich bronchitischer Geräusche (Giemen, Brummen, Schnurren usw.) ohne weiteres eine reine Bronchitis diagnostiziert und die Diagnose Lungentuberkulose fallen läßt. Die diffuse sekundäre Bronchitis ist wie das sekundäre Emphysem namentlich bei den Phthisen cirrhotischen Charakters eine ganz banale Erscheinung; es treten aber auch bei beginnender Lungentuberkulose sehr häufig über den oberen Lungenpartien oder in der Gegend der Lungenwurzel bronchitische Geräusche auf, die bei dieser isolierten Lokalisation genau wie unreines oder rauhes Spitzenatmen und auch ähnlich wie dieses bedingt besonders dann geradezu als Frühsymptom der Lungentuberkulose gelten können, wenn deutliche Atemgeräuschveränderungen vorhanden sind. Tonlose Rasselgeräusche kommen über nicht oder wenig infiltrierten Gewebspartien zustande; während über den unteren Lungenpartien infolge von Sekretstauung in den Bronchien auch feuchte Rasselgeräusche, sogar großblasige Geräusche entstehen können, ohne daß Gewebsinfiltration und Gewebszerfall bestehen, sind über den oberen Partien, wo eine Sekretstauung im Bronchialbaum nicht möglich ist, solche Geräusche immer ein Beweis für die Bildung pathologischer Hohlräume im Gewebe, die natürlich nur im infiltrierten Gewebe entstehen können; die Größe der Zerfallsherde kann einigermaßen aus der Beschaffenheit der Rasselgeräusche erschlossen werden. Die großblasigen klingenden Rasselgeräusche über den Oberlappen sind ein Kavernensymptom, das fast ausschließlich der Lungentuberkulose eignet, während gleiche Geräusche über den Unterlappen bei sehr verschiedenen krankhaften Prozessen vorkommen können.

Wie bei der Perkussion ist auch bei der Auscultation auf Fehlerquellen *der Befunde über den Lungenspitzen hinzuweisen*, die leicht zu folgenschweren Irrtümern führen können. Bei tiefen Oberschlüsselbeingruben liegt auch das beste Hörrohr nicht gleichmäßig an und es entstehen daher bei der Atembewegung leicht Nebengeräusche durch Verschiebung auf der Haut. Die sogenannten Entfaltungsgeräusche beim ersten tiefen Atemzug dürfen diagnostisch nicht verwertet werden. Gelegentlich hört man über den Spitzen knackende oder kurze reibende Geräusche, die pleuralen Ursprungs sind. Spitzenverwachsungen sind zwar wohl meist Begleiterscheinungen tuberkulöser Spitzenherde; *aber einmal gibt es zweifellos auch Spitzenverwachsungen ohne Tuberkulose*, sodann können Spitzentuberkulosen, die sich nur so *geringfügig* bemerkbar machen, ganz alte, längst abgeheilte, klinisch bedeutungslose Herde sein, wie sie autoptisch bekanntlich ungemein häufig als Nebenbefund festgestellt werden. Diagnostisch sind solche geringen Spitzenbefunde, die man wie geringe perkussorische Differenzen fast regelmäßig bei gelegentlichen Untersuchungen klinisch ganz unverdächtiger Gesunder findet, nur im Verein mit bestimmten anderen klinischen Erscheinungen zu verwerten. Schließlich ist es *ehrlicher, sich zu gestehen, daß man minimale Spitzenbefunde nicht einwandfrei zu deuten vermag, als eine Überdiagnostik zu treiben*, die immer mit Erfolg angefochten werden kann. Das Wohl des Kranken erfordert in solchen Fällen in der Regel nichts anderes, wie eine längere sorgfältige Beobachtung, der sich allerdings der eine oder andere entzieht. Eine intensive *Behandlung, welcher Art sie auch sei, bedarf unter allen Umständen einer gesicherten diagnostischen Unterlage.*

Mit den speziellen Kavernensymptomen der Lehrbücher der Perkussion und Auscultation ist nicht viel anzufangen. Der WINTRICHsche Schallwechsel (Höherwerden des Kopfschalls beim Mundöffnen des Kranken) ist nur recht selten einigermaßen deutlich zu beobachten und deshalb von geringer Bedeutung. Niemals habe ich den GERHARDTschen Schallwechsel (Änderung des Klopfschalls bei Lagewechsel des Kranken infolge anderer Einstellung des Kaverneninhalts) gefunden; *an einem Röntgenplattenmaterial, das in weit über 1000 Fällen* Kavernen zeigt, haben wir nicht häufig einen Sekretspiegel in einer Kaverne beobachtet und in diesen Fällen war die Flüssigkeitsmenge stets sehr gering im Vergleich zur Größe der Kaverne. Auch der Metallklang und das Geräusch des gesprungenen Topfes sind seltene und unzuverlässige Phänomene; ebenso unsicher ist die Feststellung des FRIEDREICHschen Schallwechsels (Höherwerden des Klopfschalls beim Inspirium). Es wurde oben erwähnt, daß ausgesprochene Tympanie über einem Teil des Thorax auf Kavernen oder Pneumothorax hindeutet; um *für sich allein die Diagnose Kaverne zu* ermöglichen, muß die Tympanie schon eklatant sein; eine Verwechslung einer Kaverne mit einem Pneumothorax kommt kaum in Betracht. Die völlige Aufhebung des Atemgeräusches über den oberen Lungenpartien bei sonorem Klopfschall muß immer an Kavernen denken lassen, die an der Atmung nicht teilhaben, vielleicht weil der zuführende Bronchus durch Schrumpfungsvorgänge abgeknickt oder durch Schleimhautentzündung oder Wucherung verstopft ist; aber auch diese Beobachtung ist meist zu unsicher, um für sich allein die Diagnose Kaverne zu ermöglichen. Daß großblasige klingende Rasselgeräusche über den oberen Thoraxpartien nur in größeren Zerfallsherden zustande kommen können, wurde schon erwähnt; sie haben daher als sicheres Kavernensymptom zu gelten. Von sonstigen zuverlässigen Kavernenzeichen ist das amphorische Atmen zu nennen, das stark abgeschwächt schwer zu erkennen sein kann, sowie einige auscultatorische Erscheinungen, die wenig bekannt sind: das sehr charakteristische Kavernenquietschen (nicht mit Giemen zu verwechseln!), das wohl bei stenosiertem zuführenden Bronchus entsteht; das Kavernenknarren, häufiger als ersteres, wohl durch Bewegung der derben Kavernen- oder Pleuraschwarte zustande kommend, und ein eigentümlich juchzendes Geräusch, das entsteht, wenn die beim starken Husten mit Gewalt aus der Kaverne herausgepreßte Luft wieder einstreicht. Mit Hilfe dieser Symptome gelingt es in der weitaus überwiegenden Mehrzahl der Fälle, mittlere bis größere Kavernen durch die physikalische Untersuchung festzustellen; die Diagnose von Kavernen, die röntgenologisch oder autoptisch nicht zu finden sind, kommt dabei nicht vor.

3. Aufzeichnung und Deutung der Befunde.

Die Erhebung eines vollständigen und zuverlässigen physikalischen Befundes bei der Lungentuberkulose erfordert sorgfältige Übung und Selbstkontrolle; was in den Kursen der Perkussion und Auscultation während der Studienzeit selbst bei größtem Fleiß erlernt werden kann, genügt dafür keineswegs. In den Lungenheilanstalten dauert es mindestens eine ganze Reihe von Wochen, bis ein neuer Assistent Befunde erhebt, die mit denen geschulter Untersucher einigermaßen übereinstimmen.

Entsprechend dem außerordentlich langsamen Verlauf der chronischen Formen der Lungentuberkulose ändert sich der physikalische Befund über den Lungen in der Regel nur sehr allmählich in langen Zeiträumen; die in der Literatur häufig wiederkehrende Angabe über den starken Wechsel der physikalischen Erscheinungen beruht auf unklaren Vorstellungen und unzulänglichen Untersuchungen. Bei der chronischen Lungentuberkulose bereits etwas großerer Ausdehnung zeigt sich im Röntgenbild die Zunahme der Herdschatten nach unseren

Erfahrungen so langsam, daß wir in der Regel davon absehen, die Aufnahme innerhalb von zwei Jahren zu wiederholen, es sei denn, daß besondere klinische Erscheinungen auf eine wesentliche Änderung hindeuten. Ein Befund ursprünglich geringer Ausdehnung kann natürlich im Röntgenbild in kürzerer Zeit wesentlich vermehrt, z. B. verdreifacht erscheinen, zumal die neuen Herdschatten in bisher freien Feldern liegen müssen, sich also deutlich als neue Herde markieren; die rascher verlaufenden Formen (sogenannte galoppierende Schwindsucht, meist exsudative Prozesse) zeigen natürlich eine entsprechend schnellere Zunahme der Herdschatten und Änderung des physikalischen Befundes; bei den ganz chronischen cirrhotischen Phthisen kann man aber sogar durch viele Jahre hindurch die gleichen physikalischen Erscheinungen an gleicher Stelle beobachten. Während die Änderung des Atemgeräusches genau der Zunahme der Herdschatten auf der Röntgenplatte entspricht, verhält es sich mit der von der Menge des Sekrets abhängigen Menge (Dichte!) und bis zu einem gewissen Grad der Ausdehnung der Nebengeräusche ein wenig anders. Die in der Lunge vorhandene Sekretmenge wechselt — aber nur in ganz naheliegenden Grenzen — nach der Tageszeit, indem sie nach der Nachtruhe, besonders wenn abends Narkotica gegeben werden, vermehrt, nach der „Lungentoilette“, d. h. nach der Morgenexpektoration des Kranken deutlich vermindert sein kann, um im Laufe des Tages langsam wieder zuzunehmen; den vollständigsten Befund erhebt man daher am frühen Morgen. Ferner unterliegt die Sekretmenge mäßigen Schwankungen nach der Witterung, indem bei sehr heißem trockenem Wetter das Sekret durch Abdunsten aus der Lunge eine nicht unerhebliche Verminderung erfahren kann, während an naßkalten Tagen eine solche Einengung natürlich nicht stattfindet.

Die Konstanz der physikalischen Erscheinungen durch Wochen und Monate ermöglicht eine sorgfältige Beobachtung des Kranken durch wiederholte Untersuchungen, die zur Klärung des Falles vielfach unbedingt nötig sind, und eine Selbstkontrolle des Arztes, die namentlich für den weniger Erfahrenen wichtig, ja unentbehrlich ist. Es ist freilich notwendig, den Lungenbefund nach der Untersuchung genau festzulegen. Das kann durch ausführliche Beschreibung erfolgen, geschieht aber einfacher und übersichtlicher durch Einzeichnung in ein Brustkorbschema (Stempel!). Die Vereinigung deutscher Lungenheilanstaltsärzte hat vor Jahren eine heute allgemein in den Anstalten gebrauchte Zeichensprache eingeführt, die eine sehr exakte Aufzeichnung der Befunde und ihre Übermittlung an andere Ärzte gestattet; diese Zeichensprache ist auch in vielen anderen Staaten acceptiert. Für praktische Zwecke scheint mir eine Vereinfachung geboten. Entsprechend der Schilderung im vierten und fünften Kapitel empfehle ich zu unterscheiden und zu bezeichnen:

1. bei der Perkussion
   Dämpfung: durchgezogene Umrandung des Lungenfeldteiles,
   Schallverkurzung: gerissene Umrandung,
   Tympanie: T neben der tympanischen Stelle,
   geringe Verschieblichkeit der Lungengrenzen: ┼┼┼,
   Exsudat: Schraffierung /////;
2. bei der Atemgeräuschveränderung
   verstärkt: durchgezogene Linie
   abgeschwächt: gerissene Linie
   aufgehoben: doppelte gerissene Linie,
   vesicobronchial: feine geschlängelte Linie
   bronchovesiculär: stark geschlängelte Linie
   bronchial: doppelte durchzogene Linie
   } neben dem Brustkorb
   rauh: wird an den Rand geschrieben,
   amphorisch: α im Brustkorb an entsprechender Stelle;
3. bronchitische Geräusche: ϒ mehrfach im Brustkorb,
   Pleurageräusche: ∿∿ an entsprechender Stelle;
4. Rasselgeräusche:
   tonlos kleinblasig: :·:·
   „ großblasig: °°°
   klingend kleinblasig: ♪ und ♩
   „ großblasig: 𝅗𝅥
   } Die Menge der Rasselgeräusche wird durch die Dichte der Zeichen angedeutet.
5. Besondere Befunde werden an den Rand geschrieben.

Diese Zeichensprache ist einfach und leicht zu erlernen und gibt doch schon die Möglichkeit, den Befund so darzustellen, daß ein ziemlich getreues Bild der Gewebsveränderung entsteht, ja daß man aus der Zeichnung, wenn man sie zu lesen und zu deuten gewohnt ist, gewissermaßen eine plastische Vorstellung der pathologischen Veränderungen gewinnen kann. Die Abb. 14 u. 15, Seite 42 geben ein Beispiel für die Einzeichnung eines Befundes.

Die Aufgabe der physikalischen Untersuchung der Lungen ist mit der Diagnose Lungentuberkulose nicht erfüllt, sie hat vielmehr diese Diagnose quantitativ und qualitativ zu spezialisieren, also die Organveränderungen dem Umfang und möglichst der Art nach zu erkennen, um die Aufstellung des Heil- oder Behandlungsplanes zu ermöglichen. Selbstverständliche Voraussetzung für diese Leistung ist die vollkommene Beherrschung der Technik und die Kenntnis der Fehlerquellen. Aber darüber hinaus muß die Untersuchung auch den Weg weisen von der physikalischen Beobachtung zur pathologisch-anatomischen Vorstellung; sie muß zu diesem Zweck das Wesentliche in den Vordergrund stellen, Nebensächliches beiseite zu lassen wissen und ihre Bezeichnungen so wählen, daß sie ohne weiteres zur

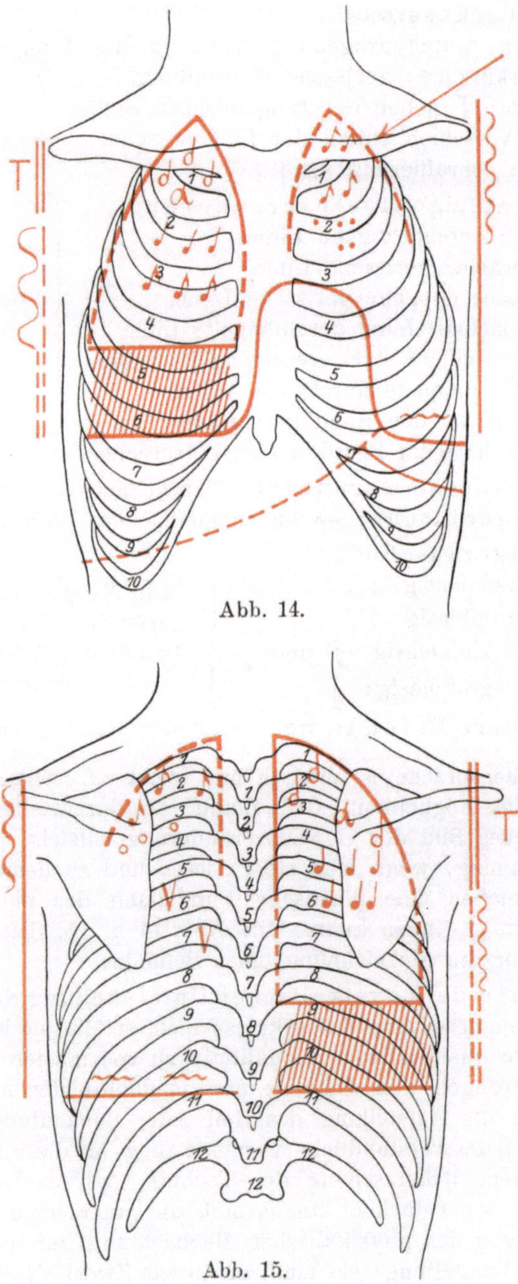

Abb. 14.

Abb. 15.

Abb. 14 und 15. Beispiel eines eingezeichneten Lungenbefundes.
Erklärung siehe S. 41.

Vorstellung bestimmter Gewebsveränderungen hinleiten. Vergleichende Untersuchungen über die physikalischen Befunde, die Röntgenaufnahmen und die autoptischen Befunde bei 150 klinischen Fällen haben uns gezeigt, daß unsere hier beschriebene Technik der Untersuchung und Bezeichnungsweise der physikalischen Bilder geeignet ist, dem Verständnis der pathologischen Veränderungen bis zur völligen Deckung der klinischen und autoptischen Spezialdiagnosen zu dienen. Freilich ist die Diagnose der Art der pathologisch-anatomischen Veränderungen aus dem physikalischen Befund allein meist nicht mit genügender Sicherheit zu entnehmen, vielmehr müssen in der Regel zum mindesten das gesamte klinische Symptomenbild und die Anamnese berücksichtigt werden; in komplizierten Fällen ist das Röntgenbild zur Deutung des pathologischen Prozesses nicht zu entbehren. Bei dem Vergleich des Untersuchungsbefundes mit der Röntgenplatte wird, gute Untersuchungstechnik vorausgesetzt, in der Regel eine gute, oft eine vollkommene Übereinstimmung festzustellen sein; die häufigen Angaben in der Literatur über regelmäßige erhebliche Differenzen zu Ungunsten des Untersuchungsbefundes sind eine unfreiwillige Selbstkritik des Untersuchers. Es empfiehlt sich, den physikalischen Befund vor der Besichtigung der Röntgenplatte festzulegen, um sich nicht selbst physikalische Befunde zu suggerieren; bei unseren Untersuchungen wird sogar in der Regel die spezielle Diagnose der anatomischen Grundform vor der Röntgenaufnahme gestellt und meist in guter Übereinstimmung mit der Platte gefunden.

Es seien im folgenden die physikalischen Kennzeichen der im zweiten Kapitel besprochenen Grundformen der Lungentuberkulose dargestellt.

Bei der produktiven Tuberkulose, die das Bild der chronischen Lungenschwindsucht lange Zeit zu beherrschen pflegt, entspricht der physikalische Befund dem Stand der apikal-caudalen Entwicklung des Prozesses. Die Intensität der Atemgeräuschveränderungen richtet sich nach der Größe und Dichte der produktiv-nodösen Herde, eventuell der sekundären cirrhotischen Induration. Die Ausdehnung der Atemgeräuschveränderungen reproduziert die Ausdehnung der anatomischen Herde häufig auf Fingerbreite genau, wie an der Röntgenaufnahme festgestellt werden kann; bei disseminierter kleinherdiger produktiv-nodöser Tuberkulose gibt das vesicobronchiale Atemgeräusch über dem erkrankten Bezirk nicht selten, außer dem Röntgenbild, allein die Orientierung uber die große Ausdehnung des Krankheitsprozesses. Die katarrhalischen Geräusche im Bereich der produktiven Tuberkulose kommen zum Teil durch den vielfach den Prozeß begleitenden käsig-erweichenden Zerfall der Herde, zum Teil durch entzündliche Vorgänge zustande, die spezifisch tuberkulös oder auch, namentlich in den Luftwegen, sekundär und unspezifisch sein können.

Solange käsiger Zerfall der Herde nicht eingetreten ist, konnen katarrhalische Erscheinungen gänzlich fehlen, doch ist es immerhin mißlich und schwierig, lediglich auf den physikalischen Befund einer geringen Schallverkürzung und Atemgeräuschveränderung über einer Lungenspitze die Diagnose einer Lungentuberkulose aufzubauen, zumal solche Veränderungen sich bekanntlich über der rechten Spitze unter physiologischen Verhältnissen, außerdem genau so bei Spitzennarben finden und die klinischen Erscheinungen bei so geringfügigen Veränderungen vieldeutig zu sein pflegen oder auch gänzlich fehlen können. Sind außer den produktiven Gewebsherden sekundäre auf die Luftwege beschränkte Entzündungsvorgänge eingetreten, so kann der Befund neben den Zeichen der Gewebsverdichtung lediglich bronchitische Geräusche darbieten, die Diagnose eines aktiven tuberkulösen Herdes aber nicht mehr zweifelhaft sein. — Klingende Rasselgeräusche deuten immer auf Gewebszerfall hin, der aber bei geringer Ausdehnung der Zerfallsherdchen noch nicht mit Kavernenbildung gleichzusetzen ist; die Kavernen, bei dieser Tuberkuloseform meist Spitzenkavernen, die im weiteren Verlauf der produktiven Tuberkulose durch konfluierende Verkäsung ungemein häufig zustande kommen, sind physikalisch durch die im Kapitel IV. 2 ausfuhrlich besprochenen Kavernensymptome charakterisiert.

Der physikalische Befund bei der cirrhotischen Phthise zeigt über den geschrumpften Partien, bei Erwachsenen also stets über den Lungenspitzen und den obersten Lungenpartien, tief eingesunkene Schlüsselbeingruben, abgeflachten Thorax und Zuruckbleiben bei tiefer Atmung, intensive Dämpfung und ausgesprochen bronchiales, freilich oft stark abgeschwächtes Atemgeräusch. Die Quantität und Qualität der über dem cirrhotischen Herd zu hörenden Rasselgeräusche hängt von der Größe und der Sekretbildung der in ihn eingeschlossenen Kavernen und Bronchiektasien ab. Die im Kapitel II. 2 geschilderte Verlagerung der Mittelfellorgane, so sehr sie im Röntgenbild (siehe Kapitel VI. 3) imponiert, ist physikalisch kaum festzustellen, da die substernale und tiefe Lage dieser Organe ihre genaue Lagebestimmung durch die Perkussion gemeinhin nicht zuläßt. Über den anscheinend gesunden Unterlappen ist das Atemgeräusch infolge des vikariierenden Emphysems oft stark abgeschwächt und die Geräusche der sekundären Bronchitis führen häufig zu Fehldiagnosen.

Der physikalische Befund der lobulären käsigen Pneumonie gleicht dem der akuten Bronchopneumonie; infolge der Exsudation und der frühzeitig einsetzenden Verkäsung und Erweichung der Herde sind meist reichlich Rasselgeräusche aller Art zu hören, während die Dämpfung und die Atemgeräuschveränderungen in mäßigen Grenzen bleiben, bis mit dem stärkeren Konfluieren der Herde kompakte Gewebsinfiltrationen entstanden sind. Der Befund bei der lobären

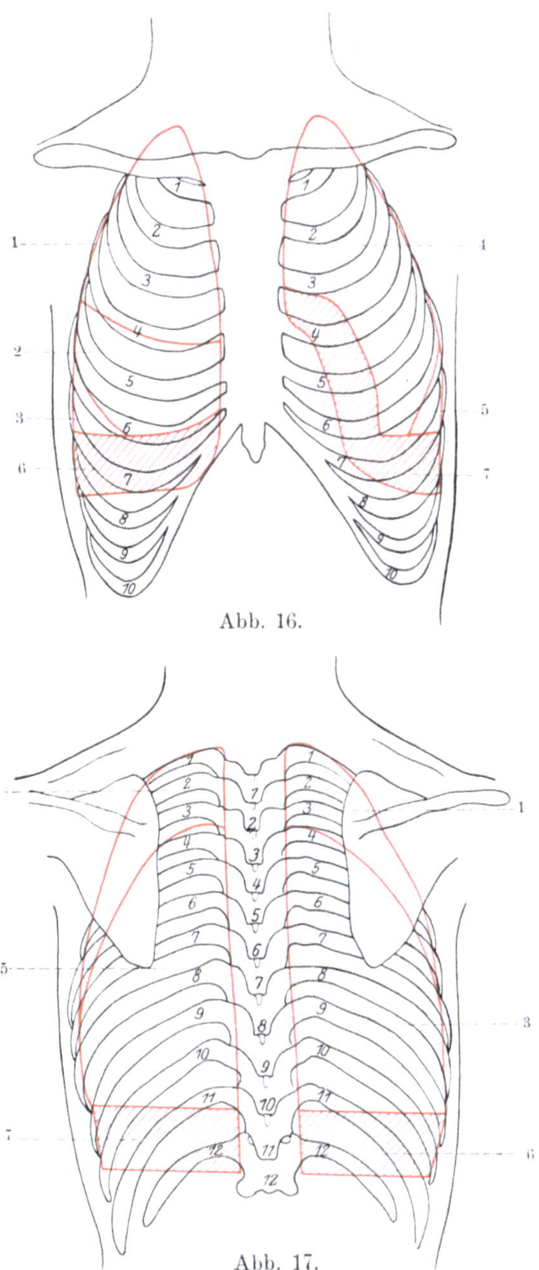

Abb. 16 und 17. **Projektion der Lungenlappengrenzen auf die äußere Brustwand.**

1 rechter Oberlappen, 2 Mittellappen, 3 rechter Unterlappen, 4 linker Oberlappen, 5 linker Unterlappen, 6 Komplementarraum rechts, 7 Komplementarraum links

käsigen Pneumonie gleicht dem der akuten croupösen Pneumonie, nur pflegen statt des Knisterrasselns infolge der alsbald beginnenden Erweichung reichlich gröbere Rasselgeräusche aufzutreten; beim Fortschreiten des Zerfalls treten die Kavernensymptome über der befallenen Partie, nicht selten dem Unterlappen, hinzu.

Die TURBAN-GERHARDT'sche Stadieneinteilung, die auch vom Reichsgesundheitsamt acceptiert und im Inland und Ausland allgemein im Gebrauch ist, berücksichtigt nur den physikalischen Befund über den Lungen, nicht aber den anatomischen Grundprozeß und das klinische Bild. Sie ist für klinische Zwecke unzulänglich, aber für

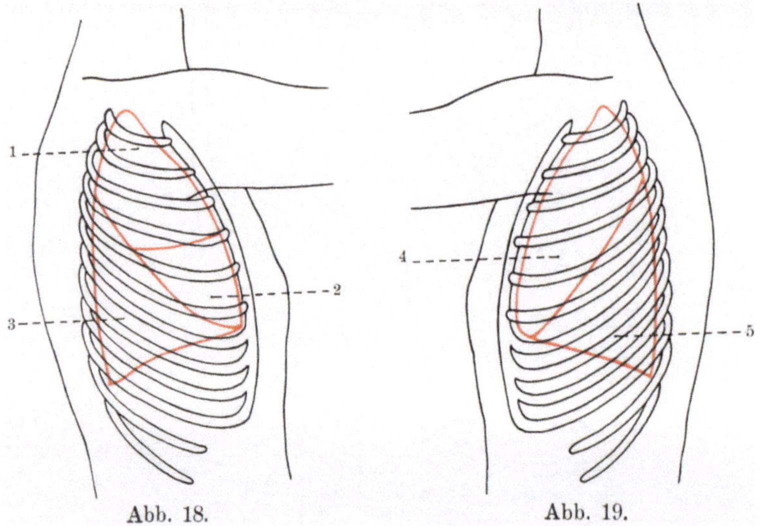

Abb. 18. Abb. 19.

Abb. 18 und 19. Projektion der Lungenlappengrenzen auf die äußere Brustwand.
1 rechter Oberlappen, 2 Mittellappen, 3 rechter Unterlappen, 4 linker Oberlappen, 5 linker Unterlappen.

die Statistik einstweilen nicht zu entbehren, wenigstens so lange nicht, als die neue Einteilung nicht Allgemeingut der Ärzte geworden ist. Sie unterscheidet drei Stadien:

I. Leichte, auf kleine Bezirke eines Lappens beschränkte Erkrankung, die zum Beispiel an den Lungenspitzen bei Doppelseitigkeit des Falles nicht über die Schulterblattgräte und das Schlüsselbein, bei Einseitigkeit vorn nicht über die zweite Rippe hinunterreichen darf.

II. Leichte, weiter als I., aber höchstens auf das Volumen eines Lappens, oder schwere, höchstens auf das Volumen eines halben Lappens ausgedehnte Erkrankung.

III. Alle über II. hinausgehenden Erkrankungen und alle mit erheblicher Höhlenbildung.

Unter leichter Erkrankung sind zu verstehen disseminierte Herde, die sich durch leichte Dämpfung, unreines, rauhes, abgeschwächt vesiculäres, vesicobronchiales bis bronchovesiculäres Atmen und feinblasiges bis mittelblasiges Rasseln kundgeben.

Unter schwerer Erkrankung sind Infiltrate zu verstehen, welche an starker Dämpfung, stark abgeschwächtem („unbestimmtem"), bronchovesiculärem bis bronchialem Atmen mit und ohne Rasseln zu erkennen sind.

Erhebliche Höhlenbildungen, die sich durch tympanitischen Höhlenschall, amphorisches Atmen, ausgebreitetes gröberes klingendes Rasseln usw. kennzeichnen, entfallen unter Stadium III.

Pleuritische Dämpfungen sollen, wenn sie nur einige Zentimeter hoch sind, außer Betracht bleiben; sind sie erheblich, so soll die Pleuritis unter den tuberkulösen Komplikationen besonders genannt werden.

Das Stadium der Erkrankung ist für jede Seite gesondert anzugeben. Die Klassifizierung des Gesamtfalles erfolgt entsprechend dem Stadium der stärker erkrankten Seite, zum Beispiel R. II, L. I, = Gesamtstadium II. Zur Veranschaulichung des Verlaufs der Längenlappengrenzen dienen die Abbildungen 16—19.

V. Spezifische Diagnostik.

Die spezifische Diagnostik der Tuberkulose hat seit ROBERT KOCHS Entdeckung des Tuberkulins die wissenschaftliche Welt dauernd auf das lebhafteste beschäftigt; sind doch z. B. allein über die nach kurzer Zeit als oft nicht ungefährlich wieder verlassene Konjunktivalreaktion Hunderte von Arbeiten erschienen.

Die Spezifität der Tuberkulinreaktion als Ausdruck der veränderten Einstellung des infizierten Organismus gegenüber dem Krankheitserreger und seinen Toxinen (Allergie v. PIRQUETS) steht außer Zweifel; ein mit Tuberkelbacillen nicht infizierter Mensch und ein tuberkulosefreies Tier reagieren in keiner Weise auf Tuberkulin, gleichgültig welche Dosis und welche Beibringungsart gewählt wird. Ebenso unzweifelhaft ist aber auch, daß die Tuberkulinprobe, richtig angestellt, jeden stattgehabten Infekt nachweist, und daß die Tatsache einer erfolgten tuberkulösen Infektion mit tuberkulöser Erkrankung keineswegs identisch zu sein braucht.

Die positive Tuberkulinprobe kann für das Säuglingsalter, vielleicht für die beiden ersten Lebensjahre, den Wert einer diagnostisch wichtigen Untersuchungsmethode beanspruchen, weil in diesem Alter die Mehrzahl der Infekte zur Erkrankung führt. Zwar haben neuere Beobachtungen ergeben, daß bei Säuglingen, ja selbst in den ersten Lebensmonaten, doch nicht so wenige tuberkulöse Infektionen abheilen, wie man bisher meinte; es dürfte wohl etwa ein Drittel der Infektionen zur Heilung kommen (LANGER). Immerhin führt ein so großer Prozentsatz der Infektionen unmittelbar zu einer fortschreitenden Tuberkulose, daß die positive Probe zum mindesten den dringenden Verdacht der Erkrankung bedeutet. Im Spielalter der Kinder, also bis zum Schuleintritt, ändert sich das Bild schon erheblich, indem neben Infekte, die unmittelbar zur Krankheit werden, sehr zahlreiche andere treten, die vorläufig oder auch endgültig stecken bleiben, also erst Jahre später oder auch niemals die Schwelle klinischer Bedeutung überschreiten. Im Laufe des Schulalters wird in den Städten der Kulturländer die tuberkulöse Durchseuchung der Kinder fast allgemein und auch in ländlichen Distrikten ist beim Schulaustritt mehr als die Hälfte der Kinder nachweisbar infiziert. Für das Spiel- und Schulalter, selbstverständlich auch für die höheren Altersklassen, erweist sich damit die Tuberkulinprobe als epidemiologisches Phänomen von höchstem Interesse und großer Bedeutung, aber als klinisch wertlos, denn die überwiegende Mehrzahl der Reagierenden bleiben ihr Leben lang klinisch tuberkulosefrei. Der negative Ausfall der Probe allerdings, exakte Methodik vorausgesetzt, kann im Kindes- wie im Erwachsenenalter die Diagnose Tuberkulose hinfällig machen; hier ist freilich eine Einschränkung zu machen: bei Tuberkulösen findet sich ein negativer Ausfall im Endstadium der Krankheit (Anergie v. PIRQUETS), sowie während des Ablaufs gewisser Infektionskrankheiten, wie Masern, Keuchhusten, Grippe.

Man unterscheidet bei der Tuberkulinprobe drei Reaktionsformen: die lokale Reaktion, also die Reizantwort am Beibringungsort, die Allgemeinreaktion und die Reaktion am Krankheitsherd.

Die Lokalreaktion äußert sich nach Abklingen der rasch vorübergehenden Wundreaktion in der allmählich entstehenden spezifischen Entzündung, deren Form sich nach der angewandten Technik richtet und die in ihrem morphologischen Aufbau der Histologie des tuberkulösen Granulationsgewebes entspricht. Bei der ursprünglichen Pirquetprobe wird ein oberflächlicher Impfschnitt oder eine kleine Epidermisläsion mit dem Pirquetbohrer mit reinem Alttuberkulin Höchst beschickt; durch höheren Toxingehalt sollen das Cutituberkulin Höchst und das Morotuberkulin zuverlässiger in der Wirkung sein. Es kommt aber bei der Pirquetprobe vor allem darauf an, daß die Hautläsionen möglichst gleichmäßig ausfallen und daß das aufgebrachte Tuberkulin genügend in die kleine Verletzung einzieht. Die zuverlässigste lokale Tuberkulinprobe ist die Intracutanprobe nach MENDEL-MANTOUX. Man spritzt 0,1 ccm Alttuberkulin Koch in der Verdünnung 1:10000, also 0,01 mg, in der Weise oberflächlich in die Haut, daß eine Quaddel von 0,5 cm Durchmesser entsteht. Bei negativem Ausfall ist die Probe mit 0,1 ccm der Verdünnung 1:1000, also mit 0,1 mg Alttuberkulin, eventuell weiter mit 0,1 ccm der Verdünnung 1:100, also mit 1,0 mg zu wiederholen. Es empfiehlt sich in der Praxis so zu verfahren, daß man zunächst den Pirquet macht; fällt dieser negativ aus, so macht man gleichzeitig die Intracutanprobe 1:10000 und 1:1000, und wenn man sehr exakt sein will, noch die Probe 1:100. Ich habe mit der Ausführung dieser Proben auch bei Kindern und auch in der Sprechstunde nie Schwierigkeiten gehabt; scheut aber der Patient oder die Mutter ja einmal jede kleine Verletzung, so kann man auch den Moro machen (Einreibung des Cutituberkulins Höchst oder des Morotuberkulins auf eine mit Benzin oder Äther entfettete talergroße Hautstelle), doch müßte man diesen Proben, wenn sie negativ sind, immer noch die Intracutanprobe folgen lassen, wenn es auf absolute Exaktheit ankommt.

Reines Alttuberkulin, in dunklem Fläschchen kühl aufbewahrt, ist ziemlich unbegrenzt haltbar. Die Verdünnungen werden mit physiologischer Kochsalzlösung mit $^1/_2\%$ Carbolsäurezusatz hergestellt, halten sich aber gleichwohl nur kurze Zeit und müssen deshalb in kurzen Zeiträumen (eine Woche) immer wieder frisch hergestellt werden. Zur eigenhändigen Herstellung der Verdünnungen bedarf man nur einiger kleiner dunkler Fläschchen mit Glas- oder Gummistopfen, die man auskocht, der Verdünnungsflüssigkeit, die jede Apotheke liefert, und einer sterilen Rekordspritze. Man stellt zunächst die Verdünnung I = 1:10 her, indem man zu 0,5 ccm Alttuberkulin 4,5 ccm Verdünnungsflüssigkeit gibt, aus dieser Verdünnung I ebenso die Verdünnung II = 1:100 und so weiter.

Bei jeder Tuberkulinprobe muß man eine gleichartige Kontrolle mit der Verdünnungsflüssigkeit machen, weil die Wundreaktion verschieden ausfällt und die Empfindlichkeit gegen die Carbolsäure unterschiedlich ist. Während die traumatische Reizung immer rasch, in der Regel längstens in 24 Stunden abklingt, beginnt die spezifische Reaktion erst nach 12—24 Stunden und ist erst nach 2—4 Tagen auf der Höhe. Die Ablesung erfolgt daher erst nach zwei Tagen, besser noch nach 2 und 4 Tagen. Eine deutliche sichtbare und fühlbare Papel und ein hyperämischer Hof von mindestens 2 cm Durchmesser zeigen positiven Ausfall an.

Die Allgemeinreaktion äußert sich in toxischen Erscheinungen wie Kopfschmerzen, Übelkeit, Erbrechen, Herzklopfen, Unruhe; das sicherste Merkmal ist die Temperatursteigerung von mindestens $^1/_2{}^0$ C. Die Körpertemperatur steigt bei positiver Reaktion in der Regel nach 12—24 Stunden rasch auf 38—40° C und fällt rasch wieder ab, klingt aber zuweilen auch lytisch ab. Die Allgemeinreaktion tritt bei Kindern recht häufig im Gefolge der geschilderten lokalen Tuberkulinproben auf, meist in milder Form, während sie bei Erwachsenen nach diesen Proben selten ist. Die KOCHsche Methodik der Tuberkulindiagnostik bedient sich gerade der Allgemeinreaktion als Kennzeichen. Die ursprüngliche KOCHsche Dosierung wird kaum noch angewendet, meist gibt man in Abständen von je drei Tagen 0,2—1,0—5,0 mg Alttuberkulin, also 0,2 ccm der Verdünnung 1:1000 und 0,1—0,5 ccm der Verdünnung 1:100. Die Allgemeinreaktion hat dieselbe Bedeutung wie die Lokalreaktion: beide weisen den stattgehabten Infekt nach, sagen aber über Bestehen einer tuberkulösen Erkrankung und über den Krankheitsherd gar nichts aus. Wenn es sich um Reihenuntersuchungen von Kindern oder um Ausschließung einer tuberkulösen Infektion handelt, ist stets die lokale Reaktion vorzuziehen, da bei ihr die Allgemeinerscheinungen, die bei der Subcutanprobe sehr heftig sein können, ganz fehlen oder in mäßigen Grenzen bleiben; freilich kann die lokale Entzündung auch recht stark und sehr schmerzhaft sein.

Die dritte, diagnostisch vielfach als wichtigste angesehene Reaktion ist diejenige am tuberkulösen Herd. Tierexperimentell läßt sich leicht beweisen, daß sich Hyperämie und lebhafte Exsudation in der Umgebung des tuberkulösen Herdes als Tuberkulinwirkung einstellen; an der Tatsache der Tuberkulinherdreaktion ist also nicht zu zweifeln. Die Frage, ob nicht auch ganz alte, sogenannte latente oder inaktive tuberkulöse Herde einer Reaktion auf Tuberkulin fähig sind, ist experimentell noch nicht beantwortet, ebensowenig die Frage, ob nicht auch jede lokale oder allgemeine Tuberkulinreaktion ein Ausdruck einer Reaktion eines tuberkulosen Herdes ist, also die Herdreaktion zur Voraussetzung hat. Von der Beantwortung jener Frage hängt aber die klinische Bedeutung der sogenannten Herdreaktion ab, denn wenn jeder alte tuberkulöse Herd auf Tuberkulin reagiert, so würde dieser Vorgang klinisch genau so wenig von Interesse sein, wie der Nachweis der stattgehabten Infektion, und die klinische Feststellung der Herdreaktion würde von der zufälligen Lage des Herdes und allerhand Nebenumständen abhängen, nur nicht von der Aktivität des Herdes, auf die es aber gerade ankommt. Ist also einerseits die experimentelle Erforschung der Herdreaktion noch recht unvollständig, die Möglichkeit, durch eine große Tuberkulingabe auch einmal einen Herd zur Reaktion zu bringen, der in seiner Neigung zur Latenz nicht hätte gestört werden dürfen, nicht von der Hand zu weisen, klinisch auch nicht so selten beobachtet, so steht es andererseits um den einwandsfreien klinischen Nachweis der Herdreaktion nicht viel besser. Bei der sichtbaren Tuberkulose, z. B. beim Lupus, kann die Herdreaktion ohne weiteres beobachtet werden, hier ist sie aber am wenigsten wichtig; bei spärlichen kleinen Lungenherden, deren Nachweis oft so wichtig wäre, muß man sich der indirekten Methoden der physikalischen Untersuchungen bedienen und das stößt auf große

Schwierigkeiten. Die Reaktion soll bei tuberkulösen Lungenherden durch Zunahme der perkussorischen Dämpfung nachweisbar sein. Da der Herd nur klein sein kann — bei großen Herden würde die Diagnose nicht zweifelhaft sein — ist eine solche Möglichkeit schon sehr unwahrscheinlich; ich habe aber Zunahme der Dämpfung auch niemals bei Reaktionen an großen Herden gefunden, wie sie bei der therapeutischen Tuberkulinanwendung vorkommen. Die Änderung im Umfang oder in der Dichte der Herde dürfte für die ziemlich grobe Methode der Perkussion doch wohl zu geringfügig sein. Die Vermehrung der Rasselgeräusche an Stellen, wo sie vorher schon spärlich zu finden waren, ist als Folge der Hyperämie und Exsudation um den Herd sehr wahrscheinlich, aber ein sehr unbestimmtes Phänomen, das beim Untersucher das Gefühl großer Unsicherheit hervorruft, mithin sehr subjektiv und deshalb diagnostisch von geringem Wert ist. Das Auftreten von Rasselgeräuschen an bisher davon freien Stellen ist zwar erheblich zuverlässiger, aber nach meinen nicht geringen Erfahrungen recht selten zu beobachten. Das Auftreten von kleinen Lungenblutungen und von Bacillen im Auswurf ist von manchen Autoren beobachtet; es ist zweifellos diagnostisch von Wichtigkeit, aber ebenso zweifellos nicht nur recht selten, sondern auch keineswegs unbedenklich; therapeutisch wenigstens geht unser Bestreben dahin, jede Lungenblutung zu vermeiden und das Schwinden der Bacillen zu erreichen. Theoretisch wäre es denkbar, Herdreaktionen durch gute Röntgenaufnahmen nachzuweisen; es gibt aber darüber meines Wissens noch keine Erfahrungen. Da heftige und länger anhaltende Allgemeinreaktionen, Herdreaktionen an unerwünschter Stelle (Ohren, Blase), kleine Lungenblutungen und dergleichen nicht ausgeschlossen werden können und für den Kranken mindestens recht unerfreulich sind, da ferner das diagnostische Ergebnis dieser Versuche den Krankheitsherd zu finden im ganzen recht geringfügig, dazu kaum jemals vollkommen zuverlässig zu sein pflegt, so ist es schon am besten, diese Methode, die Diagnose zu sichern, recht selten anzustellen.

Dem negativen Ausfall der lokalen Proben, namentlich der exakten Mendel-Mantouxschen Intracutanproben kommt ein gewisser prognostischer Wert zu, indem bei vorgeschrittenen Phthisen das durch Fehlen der Reaktion gekennzeichnete Stadium der sogenannten Anergie das Versagen der Abwehrkräfte des Organismus anzeigt und demgemäß von übelster Vorbedeutung ist; in diesem Stadium kann allerdings in der Regel die infauste Prognose auch klinisch nicht zweifelhaft sein, so daß die Probe entbehrlich sein dürfte. Ein gleiches Absinken der Abwehrkräfte, also ein Stadium der negativen Anergie, durch Fehlen der vorher positiven Reaktion gekennzeichnet, findet sich während mancher akuter Infektionskrankheiten, am regelmäßigsten bei Masern, Keuchhusten und Grippe. Klinische Erfahrung lehrt, daß bestehende Tuberkulose nach solchen interkurrenten Erkrankungen ein rasches Fortschreiten in der Form der exsudativen Phthise zeigen kann; man darf daraus schließen, daß bisher tuberkulosefreie Personen in solchen Perioden einer erhöhten Infektionsgefahr unterliegen. Soweit bewegen wir uns auf dem Boden gesicherter klinischer Erfahrung. Wenn manche Autoren darüber hinaus im Ausfall der lokalen Tuberkulinproben, besonders in der abgestuften Cutandiagnose einen qualitativen und quantitativen Maßstab des pathologischen Geschehens, also einen diagnostischen und prognostischen Wertmesser zu haben glauben, so schießt das nach unseren Erfahrungen einstweilen weit übers Ziel. Dafür einige Beispiele. Starke Reaktion auf kleine Dosen (hohe Allergie) soll frische Infektion anzeigen; ich sah die heftigste Reaktion, die mir zu Gesicht kam (sehr schmerzhafte starke Schwellung und Rötung des ganzen Armes mit tagelangem hohen Fieber, keine Herdreaktion), auf Intracutanprobe mit Alttuberkulin 1:1000 nach negativem Pirquet bei einer klinisch gesunden Person, bei der röntgenologisch außer verkalktem primären Lungen- und verkalkten Bronchialdrusenherd zweifellos verkreidete, also inaktive Spitzenherde nachweisbar waren, demnach ein abgeheiltes Tertiärstadium bestand; die Patientin war noch Jahre danach völlig gesund. Schnellreaktion, Abklingen der Lokalreaktion innerhalb von 24 Stunden, soll gleich der negativen Anergie prognostisch infauste Bedeutung haben; sie findet sich aber gelegentlich bei Kindern mit geringfügiger sekundärer Tuberkulose, die klinisch-prognostisch durchaus günstig zu beurteilen sind. Normalreaktion soll noch nicht inaktivierte tuberkulöse Herde anzeigen; da sie jenseits des Kindesalters bei 60 bis 90% aller Gesunden nachzuweisen ist, muß sie als klinisch bedeutungslos angesehen werden. Protrahierte Reaktion soll abgeheilte Herde bedeuten, doch wird sie geradezu häufig bei progredienten offenen Lungentuberkulosen beobachtet.

Gar von einem Parallelgehen der abgestuften Cutanreaktion mit den beschriebenen Formen der Lungentuberkulose kann nach unseren Erfahrungen keine Rede sein; es herrscht hier vielmehr ein regelloses Durcheinander oder richtiger, wir haben die bestehenden Beziehungen noch nicht aufklären können. Es ist Romberg vollkommen beizustimmen: die Lokalreaktion und die Allgemeinreaktion stehen für unsere Beobachtungsmöglichkeit nicht in einer konstanten Beziehung zum Krankheitsherd, sind nicht von diesem allein, sondern auch von anderen Faktoren abhängig, die wir noch nicht übersehen und auseinanderhalten können.

Aus der Deycke-Muchschen sog. Immunitätsanalyse, das heißt der wiederholten abgestuften Intracutanprobe mit den Deycke-Muchschen Partialgenen glauben nicht nur diese Autoren die Prognose der Tuberkulose gleichsam ablesen zu können. Bei der spezifischen Therapie der Tuberkulose wird auf die Partigene näher einzugehen sein; hier sei nur bemerkt, daß zu einer vollständigen Analyse nicht weniger als 13 Quaddeln gesetzt werden müssen, was der Kranke bei der Diagnostik recht ungern hinnimmt. Nach unseren Erfahrungen kann bei klinisch durchaus günstigem Verlauf die Wiederholung der Analyse ein Absinken des Immunitätstiters zeigen, was ausgesprochen ungünstige Prognose bedeuten soll, und umgekehrt bei deutlicher Verschlimmerung des Leidens der Titer ansteigen. Dieser Widerspruch muß die höhere Einschatzung der klinischen Erfahrung und den Verzicht auf jene umständliche Untersuchung zur Folge haben, bis einmal bewiesen ist, daß in solchen Fällen das klinische Urteil regelmäßig Irrwege geht, oder die Ursache dieses Widerspruchs aufgedeckt ist.

Alles in allem gibt nur die positive Lokalreaktion im frühesten Kindesalter und die negative Reaktion (ausgenommen bei schweren Phthisen und nach gewissen akuten Infektionskrankheiten) diagnostisch wertvolle Aufschlüsse, die negative Reaktion bei Tuberkulose und gleichzeitiger oder eben abgelaufener akuter Infektionskrankheit prognostisch gewisse Anhaltspunkte, während die Herdreaktion meist neue diagnostische Rätsel aufgibt und die negative Reaktion bei schwerer Phthise Bekanntes unterstreicht.

Viel erörtert wurde in den letzten Jahren die WILDBOLZsche Eigenharnreaktion, die Prüfung des auf $^1/_{10}$ seines Volumens eingeengten Urins von Kranken auf Tuberkuloseantigene durch die Intracutanprobe und zwar am Spender selbst oder an anderen Kranken. Nach unseren Untersuchungen ist die chemisch-traumatische Reaktion durch die Urinsalze so störend, daß eine Beurteilung, ob Antigene vorhanden sind, unmöglich wird. Da auch der Urin von Gesunden bei diesen selbst traumatische Reaktionen gibt, die den Reaktionen mit den Urinen von Kranken vollkommen gleichen, ist die Probe in dieser Form für die Unterscheidung von aktiver und inaktiver Tuberkulose unbrauchbar; ein näheres Eingehen auf die Technik erübrigt sich daher.

VI. Röntgendiagnostik der Lungentuberkulose.

1. Diagnostische Durchleuchtung. Technik der Röntgenaufnahme.

Die Röntgenuntersuchung der Lungen bedeutet, richtig angewandt, eine ungemein wertvolle Ergänzung der physikalischen Untersuchung und der klinischen Beobachtung für die Diagnose der beginnenden Tuberkulose und für die Differenzierung ihrer Formen; für gewisse therapeutische Maßnahmen, insbesondere für jede Art der Kollapstherapie, ist sie unentbehrlich. Nicht mehr und nicht weniger.

Bei der Diagnostik der beginnenden Lungentuberkulose läßt sich unschwer der Beweis erbringen, selbst bei offenen Tuberkulosen, daß Herdschatten, die auf der Platte unzweifelhaft nachzuweisen sind, bei der Durchleuchtung nicht gefunden werden, auch wenn man aufs beste adaptiert ist, mit ganz weicher scharfzeichnender Aufnahmeröhre, Schlitzblende, verschiedener Belastung der Röhre und Durchleuchtung in verschiedenen Durchmessern arbeitet. Damit ist dem Wert der Durchleuchtung für die Diagnostik der beginnenden Lungentuberkulose das Urteil gesprochen: das Durchleuchtungsbild der Lungen ist ein minderwertiger Ersatz für die gute Platte, zudem ein nicht unbedenklicher Ersatz, weil recht viele Untersucher sich auf das Resultat der Durchleuchtung verlassen. Günstiger liegen die Verhältnisse beim kindlichen Thorax, so daß hier schon eher die Durchleuchtung fur diagnostische Zwecke genügen kann. Auch für die Beurteilung der Ausdehnung der krankhaften Veränderungen in der Lunge leistet die Durchleuchtung Unzulängliches, indem bei disseminierten Prozessen die feinen Schattenfleckchen, die sich auf der Platte nicht selten uber einen größeren Bezirk verteilt finden, auf dem Durchleuchtungsschirm nicht erscheinen; besonders schwer wiegt solches Übersehen, wenn der Prozeß in dieser Weise auf die bei der physikalischen Untersuchung gesund befundene Lunge übergreifend die Aussichten einer Kollapstherapie erheblich beeinträchtigt. Gewisse Vorteile der Durchleuchtung, vor allem die Beobachtung der Atembewegungen des knöchernen Brustkorbs und des Zwerchfellspiels können gegenüber dem geschilderten Versagen für die Diagnose der beginnenden Lungentuberkulose keine Rolle spielen; auch der Aufhellung der Spitzenfelder beim Atmen und Husten und dem Williamsschen Phänomen (der Einschränkung der Zwerchfellbewegung der kranken Seite) kommt nach unseren Erfahrungen keineswegs die Bedeutung zu, die diesen Erscheinungen von manchen Autoren beigelegt wird. Für die Beurteilung der anatomischen Form der Lungentuberkulose ist das Durchleuchtungsbild nur sehr beschränkt zu gebrauchen. Für die Beantwortung der Frage, ob eine Röntgenaufnahme erforderlich ist, kann die Berücksichtigung des Kostenpunktes, so dringlich sie ist, nicht maßgebend sein, da die Gefahr eines so folgenschweren Irrtums besteht, wie ihn die Verkennung einer beginnenden Lungentuberkulose darstellt; übrigens sind die Kosten, die durch solchen Irrtum weiterhin entstehen können, sei es durch ein überflüssiges Heilverfahren, sei es durch die Verschlimmerung des Leidens, unvergleichlich höher als die einer ganzen Anzahl von Röntgenaufnahmen.

Bei der Pneumothoraxbehandlung der Lungentuberkulose andererseits ist die Durchleuchtung für die Beurteilung der Lage der kollabierten Lunge, der Größe des Pneumothorax und der Verdrängungserscheinungen nicht zu entbehren.

Zur Erzielung einer guten Röntgenaufnahme der Lungen bedarf es eines mittelgroßen, besser großen Instrumentariums und scharf zeichnender Röhren (z. B. Polyphos-Präzisionsröhren), die am besten nur für Lungenaufnahmen verwendet werden. Die scharfe Zeichnung einer Rontgenröhre wird dadurch erreicht, daß der Antikathodenspiegel nahe dem Schnittpunkt der von der kugelsegmentförmigen Kathode ausgehenden Kathodenstrahlen montiert wird (s. Abb. 20 u. 21); dadurch wird ein sehr kleiner Brennfleck erzielt, so daß die Röntgenstrahlen fast von einem Punkt ausgehen. Diese Röhren vertragen zwar eine hohe Belastung, dürfen aber nur sehr kurze Zeit laufen, da anderen Falles die Gefahr des Durchstechens des Antikathodenspiegels und damit des momentanen Hartwerdens der Röhre durch Verschleudern feinster Teilchen des weichen Metalls des Antikathodenklotzes besteht. Umgekehrt ist bei den Durchleuchtungsröhren der Antikathodenspiegel ziemlich weit in das Kathodenstrahlenbündel hineingerückt, der Brennfleck groß, die Gefahr des Anstechens des Antikathodenspiegels gering und daher ein längeres Laufen der Röhre unbedenklich, aber die Zeichnung unscharf. Da man für verschiedene Tiefendurchmesser des Brustkorbs verschiedene Röhrenhärten benötigt, da ferner jede Röhre beim Gebrauch allmählich härter wird, ein ganz präzises Wiedereinstellen der benötigten Röhrenhärte mit den ziemlich groben Methoden des Regenierens nicht möglich ist, kann man unmöglich mit nur einer Aufnahmeröhre arbeiten; je größer die Anzahl der vorhandenen Röhren im Verhältnis zur Zahl der Aufnahmen ist, desto eher wird man die erforderliche Röhrenhärte zur Verfügung haben, desto geringer ist aber auch zugleich infolge der Schonung der Röhren der Röhrenverbrauch. Die Glühkathodenröhren bieten den außerordentlichen Vorteil der Möglichkeit einer ganz präzisen und beliebig zu wechselnden Härteneinstellung; die bisherigen Modelle hatten aber infolge der besonderen Form der Kathode den Nachteil

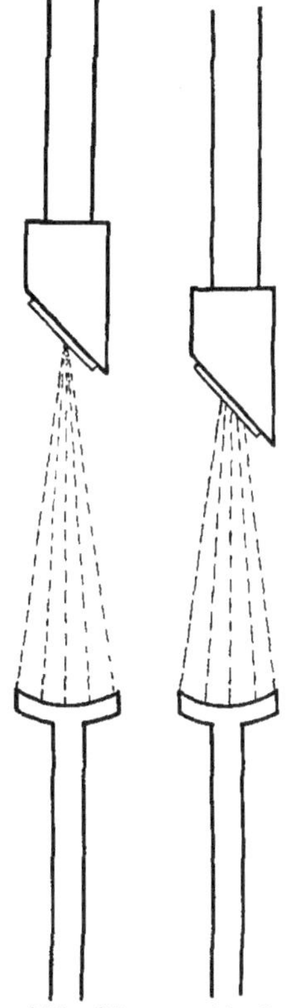

Abb. 20. Abb. 21.

Abb. 20 u. 21. Stellung der Antikathode der Röntgenröhre zum Kathodenstrahlenbündel. Links kleiner Brennfleck bei der Aufnahmeröhre, rechts großer Brennfleck bei der Durchleuchtungsröhre.

eines ziemlich großen Brennflecks, also nicht ganz scharfer Zeichnung. Bei der neuen GÖTZE-Röhre (Müller) ist der Brennfleck rechteckig länglich und zwar im ganzen nicht ganz klein, so daß die Gefahr des Anstechens des Antikathodenspiegels nicht zu groß ist. Der Brennfleck liegt mit seiner Längsachse in der Ebene des Kathodenhauptstrahls und des Röntgenhauptstrahls; da die Röntgenstrahlen um den Hauptstrahl im stumpfen Winkel von ungefähr 135 vom Antikathodenspiegel abgehen, wirkt der Brennfleck in erheblicher Verkürzung, also annähernd wie ein Punkt. Die Gotzeröhre soll infolge dieser Anordnung außerordentlich scharf zeichnen; eigene Erfahrungen stehen mir nicht zur Verfügung.

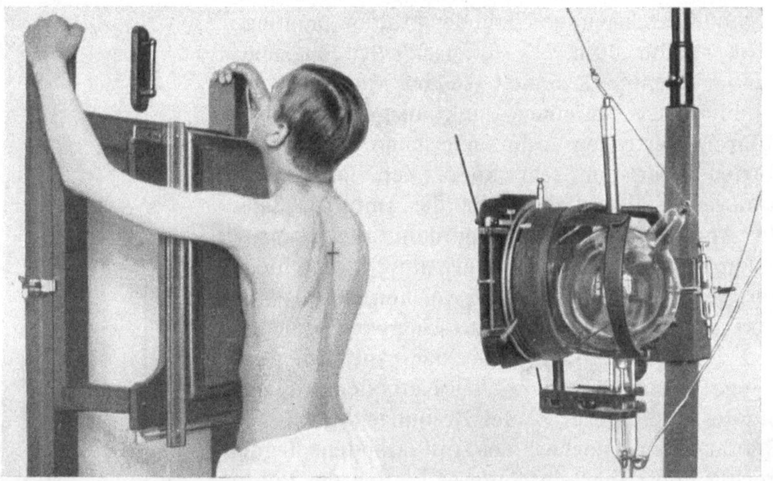

Abb 22. Übersichtsröntgenaufnahme der Lungen am Aufnahmestativ.

Verfügt man über ein großes Instrumentarium, so erzielt man vorzügliche Aufnahmen bei großem Fokusplattenabstand (1—1,5 m), der bei nicht so stark divergierenden Strahlen nur zu geringer Verzeichnung führt; die Röhre soll ziemlich weich sein (7—8 Wehnelt) und der Verstärkungsschirm, der immer durch sein Korn die Zeichnung unschärfer macht, kann entbehrt werden. Bei mittelgroßem Instrumentarium muß man sich mit kleinerem Fokusplattenabstand (0,75 m) begnügen und mit Verstärkungsschirm arbeiten, weil sonst die Belichtungszeit zu groß und die Röhre gefährdet werden würde; auch halten die Kranken, namentlich Schwerkranke und Kinder, je länger die Belichtung dauert, desto weniger sicher vollkommen still, und die wiederholten Herzaktionen, die in mehrere Sekunden Aufnahmezeit fallen, machen sich mindestens im Bereich des linken Unterlappens störend bemerkbar.

Fur die **Übersichtsaufnahme** ist die dorsoventrale Strahlenrichtung die gegebene, weil sie die kleinste Herzfigur, also die größten Lungenfelder gibt. Arbeitet man mit Verstärkungsschirm, so muß dafür gesorgt werden, daß der Schirm mit seiner Schicht der Schicht der Platte gut anliegt; wir erreichen das durch Einlegen eines plattengroßen Stückes Moltonstoff in den Kassettendeckel. Die Strahlen sollen das Glas der Platte passieren, nicht den Verstärkungsschirm, weil dieser nach unseren Versuchen mehr Strahlen absorbiert als die

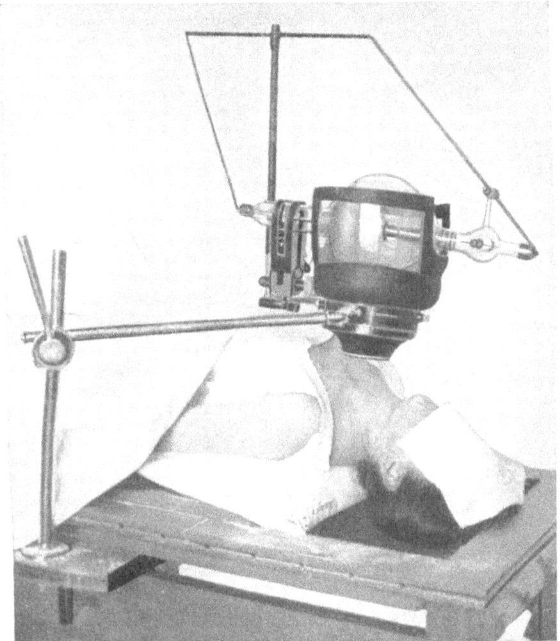

Abb. 23. Spitzenfeldaufnahme nach Albers-Schönberg.

Glasplatte. Benutzt man das Durchleuchtungsstativ für die Aufnahmen, so bietet die gute Aufstellung des Kranken vor der Kassette an Hand des Durchleuchtungsbildes keine Schwierigkeit. Bei Verwendung eines besonderen Aufnahmestativs muß der Kranke, damit er feststeht, etwas breitbeinig, exakt mitten vor die Kassette gestellt werden und die Arme sind unter Verfolgung der Schulterblattbewegung mit der aufgelegten Hand so nach vorn und oben zu bringen, daß die Schulterblätter maximal von der Wirbelsäule abrücken, was je nach dem Körperbau des Kranken etwas verschiedene Armstellung bedingt; die Schulterblätterschatten dürfen auf der Platte nicht im Lungenfeld erscheinen. Die Schultern des Kranken sind maximal zu senken, damit die Schlüsselbeine im Röntgenbild wagerecht verlaufen, in welcher Lage sie am wenigsten stören. Die Kassette ist so hoch zu bringen, daß der Kranke bei stark zurückgeneigtem Kopf eben noch das Kinn auf den oberen Rand der Kassette legen kann; Frauen müssen das Haar hoch stecken, weniger des Haares als der Haarnadeln wegen, deren Schatten auf die Platte kommen könnte. Der Röhrenkasten

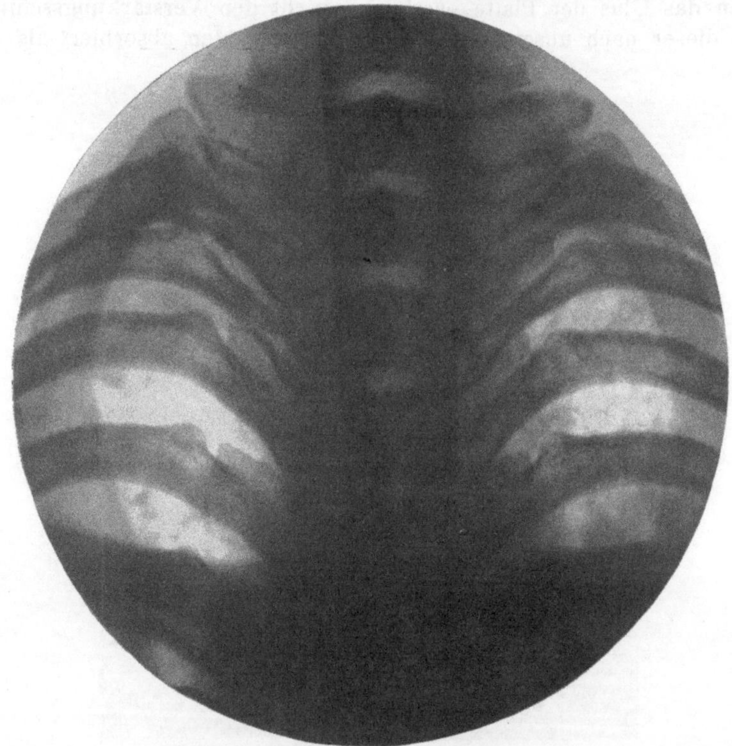

Abb. 24. Spitzenfeldaufnahme nach Albers-Schönberg (vgl. Abb. 23). Produkt. Tuberkulose in beiden Spitzen.

ist so zu richten, daß die Blende der Kassette genau parallel steht, die Blende (Schlitzblende) so zu öffnen, daß man über das untere Antikathodenende weg gerade die ganze Kassette eingestellt sieht. Der Zentralstrahl ist auf den fünften bis sechsten Dornfortsatz, etwa Plattenmitte zu richten, nicht höher. Der Kranke muß die Knie fest durchdrücken, damit er fest steht; wackelt er beim Vorversuch ohne Strom, der immer zu machen ist, so muß er mit einigen Bindentouren um den unteren Brustkorb gegen das Aufnahmestativ fixiert werden. Ein Zeitschalter ist unentbehrlich. Die Belichtungszeit richtet sich nach dem Instrumentarium, also nach der an die Röhre gelegten

Stromstärke und Spannung, nach dem Fokusplattenabstand, nach der Röhrenhärte und dem Thoraxbau des Kranken; wir messen zur Beurteilung des letzteren den Brustumfang und wählen danach die Röhrenhärte. Man tut gut, zu berücksichtigen, ob nach dem physikalischen Befund kompakte Gewebsverdichtungen anzunehmen sind, die eine längere Belichtung, eventuell auch größere Röhrenhärte zur Durchdringung erfordern wurden. Bei Verwendung eines Verstärkungsschirmes beträgt die erforderliche Belichtungsdauer $^1/_7$ bis $^1/_5$ der

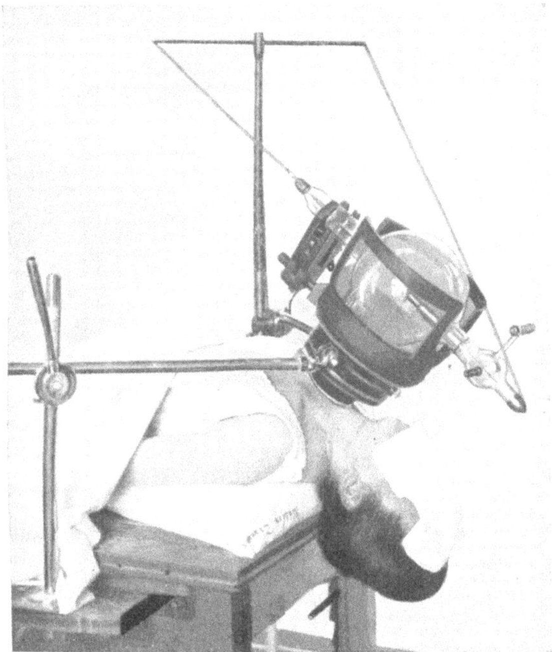

Abb. 25. Spitzenfeldaufnahme von oben.

Zeit, die man ohne Schirm benötigt. Statt der Platten kann man mit Vorteil Filme verwenden, die leichter zu verwahren und zu verschicken sind; besonders gute Bilder erhält man mit den mit doppelseitiger Schicht beschickten Filmen, bei denen man durch Verwendung von zwei Verstärkungsschirmen eine weitere erhebliche Herabsetzung der Belichtungszeit erreichen kann, was nicht nur die Röhren schont, sondern auch dem Kranken das Stillhalten sehr erleichtert.

Röhrenhärte und Belichtungszeit sollen so gewählt sein, daß durch die Herzfigur wohl die Wirbelsäule, nicht aber die genaue Kontur des einzelnen Wirbels zu erkennen ist, daß man den Rippenschatten ein Stück weit in die Herzfigur verfolgen kann, ohne doch das hintere

Rippenende deutlich zu sehen und daß an den Rippen im Lungenfeld Compacta und Spongiosa scharf gezeichnet erscheinen.

Die sorgfältig entwickelte und fixierte Platte soll möglichst nicht vor dem zweistündigen Wässern besichtigt werden, am besten aber erst in trockenem Zustande, nicht nur weil die trockene Platte die schärfsten Konturen und die besten Kontraste zeigt, sondern auch weil die noch nicht gewässerte Platte noch Veränderungen durch helles Licht erleidet und die nasse Schicht gegen Berührung sehr empfindlich ist, auch am Schaukasten durch die Wärme abschmelzen kann.

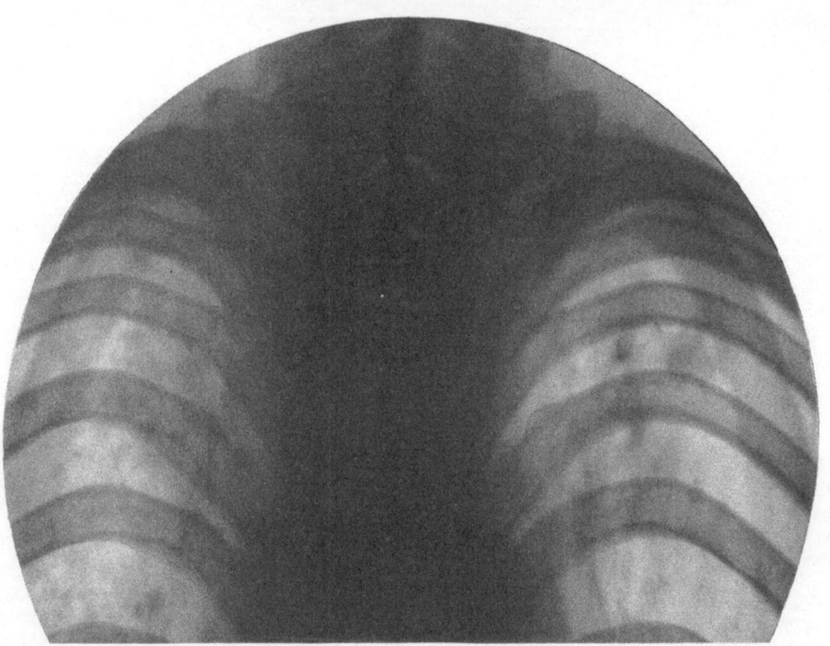

Abb. 26. Spitzenfeldaufnahme von oben (vgl. Abb. 25). Produktive Herde in der linken Spitze.

Die Besichtigung der Platte erfolgt am Schaukasten bei starkem diffusen Licht im verdunkelten Zimmer oder an einem im übrigen verdunkelten Fenster gegen das diffuse Tageslicht (Nordhimmel). Beide Arten der Betrachtung haben ihre Vorteile und ihre Nachteile. Am Schaukasten kann man an der Platte alle Einzelheiten genau studieren, aber der gelbliche Ton des Lichtes erschwert die Beurteilung der Kontraste; am Fenster steht die Platte in der Regel etwas hoch, was die Besichtigung aus der Nähe unmöglich macht, aber die Betrachtung aus einiger Entfernung vermittelt wesentlich besser den

Eindruck des Gesamtbildes und die Schattentöne kommen voll zur Geltung. Ganz besonders plastisch wirkt die Thoraxübersichtsaufnahme bei Betrachtung aus etwa 6 m Entfernung mit einem guten Prismenglas.

Die gute Lungenaufnahme ist schwarzgrau-weiß, kontrastreich und zeigt scharfe Gefäßzeichnung bis in die Peripherie. Die kontrastreichere schwarzweiße Platte (sogenannte schöne Platte) sieht zwar sehr bestechend aus, zeigt aber bei weitem nicht so distinkte Zeichnung. Ganz fehlerhaft, nicht selten ganz unbrauchbar, sind graue Platten, die mit zu harter Röhre gemacht und nicht selten auch noch erheblich überbelichtet sind; solche Platten bekommt man häufig als vermeintlich

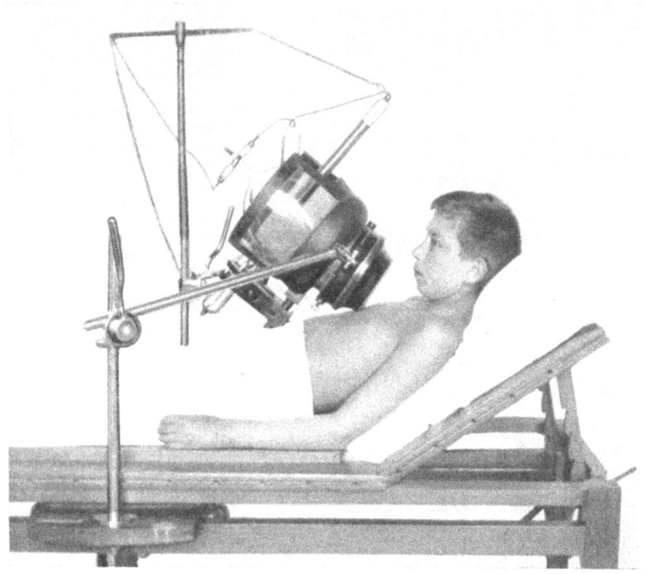

Abb. 27. Spitzenfeldaufnahme der Lungen von unten.

gute Platten vorgesetzt. Auch wesentlich unterbelichtete Platten sind natürlich unbrauchbar, namentlich wenn sie mit sehr weicher Röhre gemacht sind.

Wird nach dem physikalischen Befund lediglich eine tuberkulöse Erkrankung der Lungenspitzen angenommen, so kann es zweckmäßig sein, eine Spitzenfeldaufnahme zu machen. Der Kranke wird auf den Rücken gelagert, die Kassette — es genügt Plattengröße 18×24 — quer unter den Nacken und die Schultern gelegt. Die sehr weiche Röhre wird unter Verwendung eines kurzen und weiten Tubus so über dem Hals des Kranken montiert, daß der Zentralstrahl etwas oberhalb des Jugulums mitten auf die Grube gerichtet ist. Bei dieser Anordnung kann man, namentlich bei Kranken mit abfallenden

Schultern, recht gute Spitzenfeldaufnahmen erhalten (Abb. 23), doch durchschneiden die Schatten der Schlüsselbeine, die infolge der bei der ventrodorsalen Strahlenrichtung plattenfernen Lage dieser Knochen breit und unscharf sind, die untere Hälfte des Feldes, wodurch ein Teil der Lungenspitzen abgedeckt wird (Abb. 24). Man bringt die Schlüsselbeine fast ganz aus dem Gesichtsfeld und erhält eine sehr schöne Darstellung der Lungenspitzen, wenn man den Kranken so lagert, daß der Kopf über die Tischkante stark hintenüberhängt, und die Röhre so richtet, daß die Tubusöffnung dem bekanntlich nach vorn

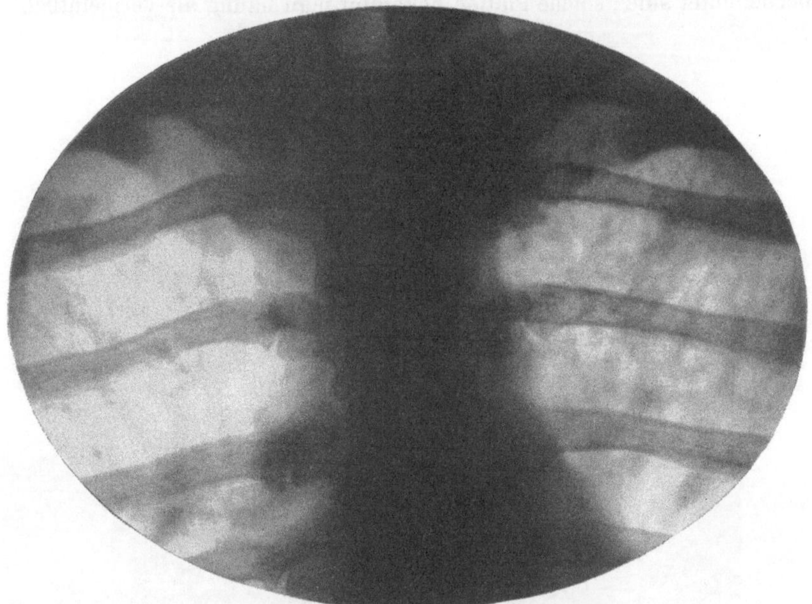

Abb. 28. Spitzenfeldaufnahme von vorn unten (vgl. Abb 27). Produkt. Tuberkulose in der linken Spitze.

stark abwärts geneigten ersten Rippenring ungefähr parallel steht (Abb. 25); der Zentralstrahl wird dabei etwa auf die Mitte des ersten Rippenringes, also zwei Finger breit oberhalb der oberen Manubriumkante auf den Hals gerichtet. Die Schlüsselbeine erscheinen bei dieser Aufnahmetechnik ganz am unteren Rande der Platte und man überblickt, umrahmt vom ersten Rippenring, vier bis fünf Intercostalräume (Abb. 26). Eine gute Darstellung der Spitzen kann man auch bei dorsoventraler Strahlenrichtung, also bei Ansetzen des Tubus im Nacken des Kranken erhalten, doch ist die äußerste Spitze meist durch die Schatten der ersten und zweiten Rippe abgedeckt. Sehr interessante Spitzenfeldaufnahmen erhält man endlich, wenn man von unten her belichtet, also die Röhre, wiederum mit kurzem Tubus, so richtet, daß der Zentralstrahl, der Ebene des ersten Rippenringes ungefähr parallel, auf die Mitte des Manubriums gerichtet ist (Abb. 27). Auf der Platte erscheinen dann die Schlüsselbeine am oberen Rand, von den Lungenspitzen erhält man breite freie Lungenfelder und vor allem erscheint der obere Teil des Hilusbezirks sehr instruktiv mit auf der Platte und läßt die Beziehungen etwaiger Spitzenherde zum Hilus und das Fortschreiten des Prozesses in dieser Richtung erkennen (Abb. 28).

Lungenspitzenaufnahmen haben immer den Nachteil, die subclavicularen Felder, die sehr häufig auch noch Herdschatten zeigen, nicht mit zu umfassen; auch bei der zuletzt geschilderten Technik wird nur der mediale Teil dieses Bezirks, nicht aber der ebenfalls wichtige laterale Teil dargestellt. Es ist deshalb mißlich, nur eine Spitzenaufnahme zu machen, vielmehr ist es stets wünschenswert, vor allem eine Übersichtsaufnahme und eventuell bei ausschließlicher Erkrankung der Spitzen eine Spitzenfeldaufnahme zu machen. Die Spitzenfeldaufnahmen, bei denen der Fokusplattenabstand nicht über 40 cm beträgt, können auch mit einem mittelgroßen Instrumentarium ohne Verstärkungsschirm gemacht werden.

2. Das normale Lungenbild. Der tuberkulöse primäre Komplex.

Das Übersichtsbild der normalen Lunge kann einige Besonderheiten zeigen, die, weil nicht regelmäßig zu sehen, zu Verwechslungen mit pathologischen Befunden Anlaß geben können.

Oberhalb der Schlüsselbeine sieht man häufig eine Linie, die dem Schlüsselbein in einigen Millimetern Abstand parallel läuft und inmitten des Spitzenfeldes im Viertelkreisbogen zum Hals nach oben läuft (sogenannte Halslinie, s. Abb. 55). Diese Schattenbildung kommt durch die Hautfalte zustande, die parallel dem Schlüsselbein läuft und dann zum lateralen Sternokleidomastoideusrand umbiegt. Medial von dieser Linie erscheint das Spitzenfeld leicht diffus beschattet. Diese Beschattung, die sich auch beim Durchleuchten bemerkbar macht, kann man nach Frik leicht beseitigen, indem man mit der Hand den Kopfnicker nach der Mitte hin beiseite zieht. Eine zweite Linie sieht man auf der Platte gelegentlich, nicht häufig, vom Wirbelsäulenmittelschatten sanft nach oben konvex gebogen zur oberen Grenze des Spitzenfeldes ziehen, zuweilen folgt sie auch noch ein Stück abwärts der Spitzenfeldgrenze; oberhalb und medial von ihr erscheint das Lungenfeld leicht beschattet. Diese Linie und Beschattung kommt durch die Arteria subclavia zustande.

Im Hilusgebiet sieht man nicht selten und zwar lateral etwas nach oben oder auch etwas nach unten vom eigentlichen Lungenwurzelschatten kreisrunde, ziemlich intensive, meist scharf begrenzte, zuweilen aber infolge Anlagerung anderer Schatten nur zum Teil scharf begrenzte ganz homogene Flecken von einer eigenartigen Tönung, die man sonst im ganzen Bild nicht findet. Diese runden Schatten entsprechen Ästen der Arteria pulmonalis und zwar je nach ihrer Lage einem zum Oberlappen oder einem zum Unterlappen ziehenden Hauptast und kommen dadurch zustande, daß das Gefäß zufällig eine Strecke weit genau in der Richtung der Röntgenstrahlen verläuft. Gelegentlich sieht man neben dem Gefäßschatten einen scharf gezeichneten runden Schattenring mit homogenem hellem Zentrum (s. Abb. 58); dieser Ring entspricht dem Querschnitt des Bronchus, der dem Gefäß parallel läuft. Sieht man Gefäß- und Bronchusquerschnitt zusammen, so ist dies Bild gar nicht zu verkennen.

Im Hilusschatten des normalen Lungenbildes ist an Einzelheiten sonst nichts herauszulesen. Erscheint der Schatten besonders groß und dicht, so ist damit diagnostisch noch nicht viel anzufangen. Namentlich hüte man sich in diesem Falle vor der voreiligen, viel zu oft gestellten Diagnose Bronchialdrüsentuberkulose. Gewiß mögen an dieser Schattenbildung die Bronchialdrüsen oft beteiligt sein, aber es kann bei dieser unbestimmten Vergrößerung des Hilusschattens ihre Beteiligung in keiner Weise aufgeklärt werden; von der Diagnose der Bronchialdrüsentuberkulose wird im übrigen noch zu reden sein. Ganz besondere Vorsicht erfordert die Beurteilung des vergrößerten Hilusschattens bei einer annähernd gleichmäßigen Vergrößerung der Begleitschatten beider Seiten und gleichzeitiger Verstärkung der Lungenzeichnung. Das Röntgenogramm (Abb. 29), das von einem herausgenommenen Thorax nach Kontrastfüllung der Lungenarterien vom Stamm der Pulmonalis aus gewonnen ist, zeigt an dem Verlauf dieser Gefäße, wie stark sie und natürlich auch die ähnlich verlaufenden Venen an der Bildung des Hilusschattens beteiligt sind, zugleich auch, daß die normale Lungenzeichnung genau dem Verlauf der Gefäße, nicht dem der namentlich im Hilusgebiet anders angeordneten Bronchien entspricht. Das Bild zeigt auch einwandfrei, daß gerade die Pulmonalarterien eine lateral abgerundete Begrenzung des Hilusschattens bedingen können. Eine scheinbare Verstärkung der Hilus- und Lungenzeichnung kommt unter ganz normalen Verhältnissen zustande, wenn die Aufnahme mit weicher Röhre gemacht und ein wenig unterbelichtet wird. Ferner findet sich diese Verstärkung bei allen Stauungen im kleinen Kreislauf, die bekanntlich verschiedene Ursachen haben können; ganz ähnliche Bilder liefert auch der Stauungskatarrh durch die Ansammlung schattengebenden Sekrets in den Bronchien. Daß es bei vorgeschrittener Lungentuberkulose sowohl infolge des Ausfalls größerer Gefäßgebiete zu einer sehr erheblichen Stauung im Restgebiet des kleinen Kreislaufs als auch bei schweren Begleitkatarrhen der Luftwege zur Sekretstauung in den Bronchien der Unterlappen kommen kann, ist selbstverständlich. Auch kommt es beim großen Pneumothorax der einen Seite zur

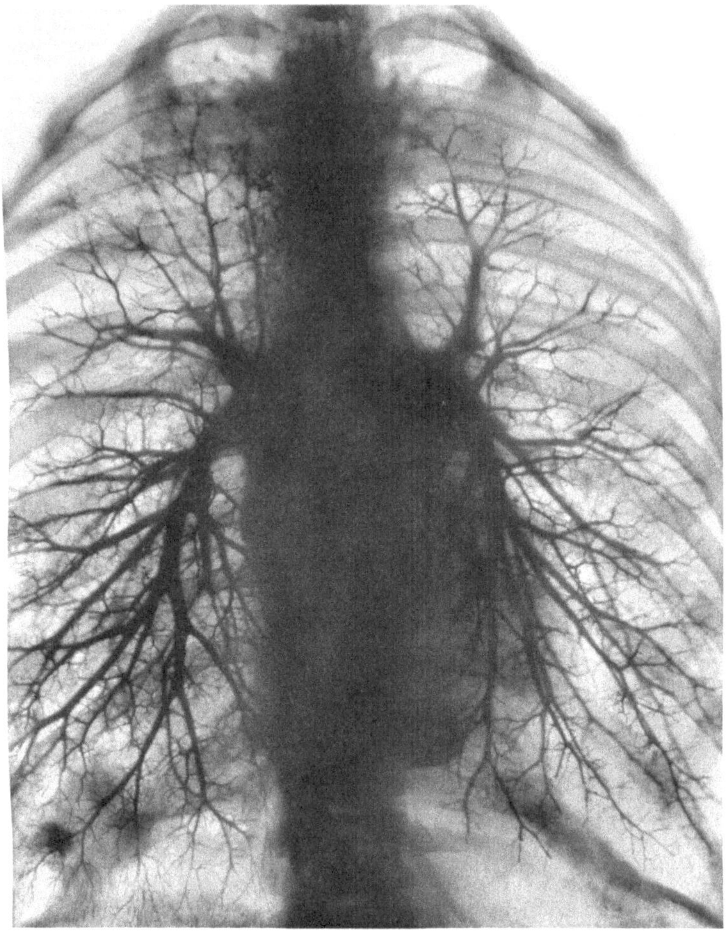

Abb. 29. Die Verzweigung der Arteria pulmonalis. Rontgenaufnahme nach Kontrastbreifüllung vom Stamm der Pulmonalis aus.

Gefäßüberfüllung der anderen Seite und demgemäß auf der Röntgenplatte zu einer Verstärkung der Lungenzeichnung.

Im peripheren Teil der Lungenfelder sind die sog. Gefäßpunkte normale Schattengebilde; sie entstehen in etwas unregelmäßiger länglicher Form an Teilungsstellen der Gefäße durch die zentral von der Teilungsstelle bestehende größere Gefäßbreite und sind in ihrer

Bedeutung ohne weiteres erklärt, wenn die beiden Äste, was aber nicht immer der Fall ist, auf der Platte deutlich zu sehen sind. Runde Gefaßpunkte entstehen dadurch, daß ein abgehender Ast eine Strecke weit in der Strahlenrichtung verläuft. Einzelne runde kleine Schattenflecke im Lungenfeld dürfen als Tuberkel selbst dann nicht gedeutet werden, wenn andere zweifellos tuberkulöse Herdschatten vorhanden sind.

Die Schatten der Verknöcherung am ersten Rippenknorpel und die säbelscheidenförmigen Verkalkungsbilder an den anderen Rippenknorpeln können, wenn sie voll ausgebildet sind, nicht zu Irrtümern führen; ist die Verkalkung noch im Beginn, so schützt die Lagebeziehung zum unteren Rand des vorderen Rippenendes vor Verwechslung der kleinen intensiven Schattenflecke mit Verkalkungsherden in der Lunge. Im stereoskopischen Bild des Thorax sind solche Schatten als unmittelbare Fortsetzung der Rippenkontur aufs schönste zu erkennen.

Stark pigmentierte Mamillen können im Lungenfeld unscharfe schwache runde Schatten geben; die symmetrische Lage dieser Schatten auf beiden Seiten schützt vor falscher Deutung.

Bei Kranken mit kräftiger Muskulatur kann der untere Rand des Pectoralis major als scharfe von der Seite her in das Mittelfeld nach der Mitte abwärts gerichtete, sich allmählich verlierende Linie zu sehen sein; oberhalb dieser Linie besteht eine diffuse sich allmählich verlierende Beschattung. Während stärker entwickelte Mammae bei der Aufnahme im Stehen die bekannte diffuse Beschattung der Unterfelder geben, die nach unten zu halbkreisförmig scharf begrenzt ist, geben sie bei der Aufnahme im Liegen eine ziemlich starke, lateralwärts zunehmende Beschattung der seitlichen Teile des Lungenfeldes; Begrenzungslinien zeigt diese Schattenbildung nicht. Schließlich ist noch zu erwähnen, daß nicht selten ein Teil der Konturen des Manubriums und die des Sternums auf der Platte zu sehen sind, bei Verziehung des Herzens nach einer Seite auch gelegentlich der Sternalrand bis unten; dieser Rand zeigt starke Einbuchtungen, die den Intercostalräumen, und Vorsprünge, die den Ansätzen der Rippenknorpel entsprechen.

Stereoskopische Aufnahmen des Brustkorbs geben bei Lungentuberkulose besonders dann sehr interessante anschauliche Bilder, wenn bei disseminierter Tuberkulose die einzelnen Herde im Brustraum verteilt zur Darstellung kommen, während konfluierende Prozesse kein körperliches Bild geben. Wir haben indessen aus solchen Aufnahmen, die nicht nur recht kostspielig, sondern auch in guter Ausführung technisch nicht ganz einfach zu gewinnen sind, diagnostischen Nutzen nur in den wenigen Fällen ziehen können, bei denen es darauf ankam zu ermitteln, ob ein bestimmter einzelner Herd innerhalb oder außerhalb des Thorax lag; ob Gruppen von Knötchen so weit vorn liegen, daß sie bestimmt dem Oberlappen oder dem Mittellappen oder so weit hinten, daß sie bestimmt dem Unterlappen

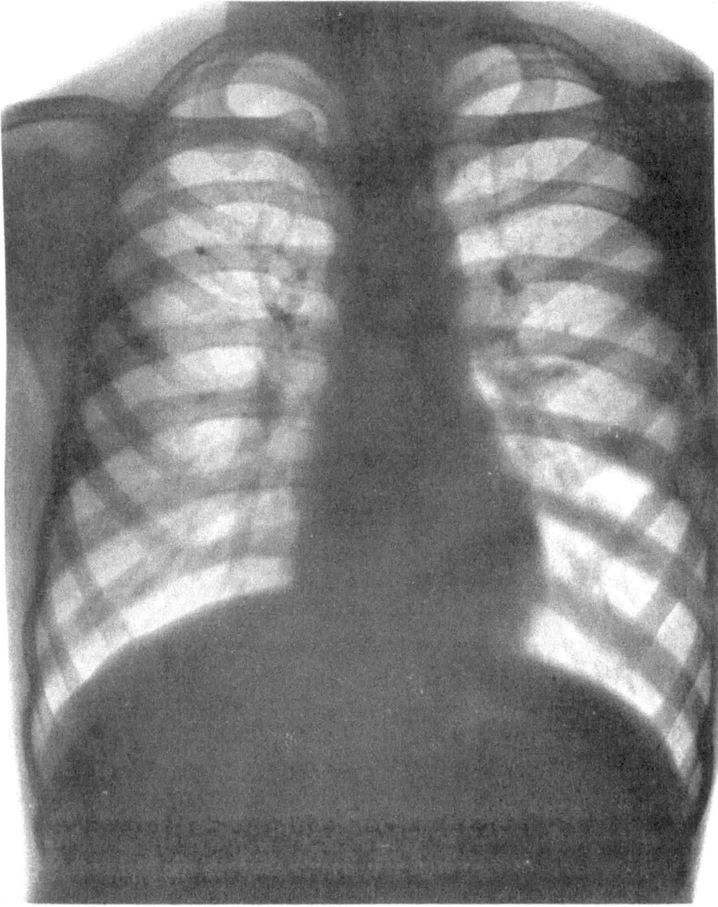

Abb. 30. Abgeheilter Primarkomplex. Intensiver kleiner runder Schattenfleck in Höhe des zweiten Intercostalraumes rechts: verkalkter primärer Lungenherd; etwas großere intensive scharf begrenzte Schattenflecke im Hilusgebiete rechts: Kalkherde in den regionären Lymphknoten. Ähnliche Schattenflecke im Hilusschatten links bedeuten Übergreifen der Tuberkulose auf die linksseitigen Lymphknoten.

angehören, ist auch stereoskopisch oft nicht zu entscheiden, ist auch praktisch schließlich nicht von ausschlaggebender Bedeutung. Auch die verschiedenen Methoden zur Tiefenbestimmung und zur räumlichen

Analyse des Thoraxröntgenbildes, die zur Feststellung der Lage eines Fremdkörpers oder eines Abscesses sehr wichtige Dienste zu leisten haben können, haben bei der Lungentuberkulose einstweilen kaum Aufgaben zu erfullen und können daher hier übergangen werden.

Im Hilusschatten finden wir gelegentlich intensive erbsen- bis bohnengroße Schattenflecke von etwas unregelmäßiger runder oder länglicher Form, die häufig Einkerbungen zeigen, gelegentlich zackige Konturen haben. Untersuchungen bei Obduktionen haben die Vermutung bestätigt, daß diese sehr charakteristischen Schatten Hilusdrüsen ihre Entstehung verdanken, die in toto verkalkt sind oder doch kompakte Kalkherde enthalten. Ähnliche, aber kleinere intensive Schatten oder Schattenbilder, die aus einer Anzahl kleiner intensiver zusammenhängender Flecken bestehen, entsprechen Kalk- oder Kreideherdchen in Hilusdrüsen oder auch fibrösen Käseherden, die sich mikroskopisch bei Silberfärbung als sehr stark mit Kalksalzen imprägniert erweisen.

Findet man im peripheren Lymphabflußgebiet solcher verkalkter Bronchialdrüsen auf der Röntgenplatte ähnliche, wenn auch meist kleinere, scharf begrenzte intensive runde Schattenflecke, die einem weitgehend verkalkten Lungenherd entsprechen, so ist damit ein sogenannter primärer Komplex, das heißt ein tuberkulöser primärer Lungenherd mit Infektion der zugehörigen Lymphdruse festgestellt und zwar ein sehr alter, lokal abgeheilter Primärkomplex, der überdem als stecken gebliebene Infektion anzusehen ist, wenn sich im Organismus sonst keine tuberkulösen Herde nachweisen lassen. Die Diagnose dieses tuberkulösen Komplexes beruht auf drei pathologisch-anatomischen Erfahrungstatsachen: einmal kommen Verkalkungsherde anderen Ursprungs in der Lunge kaum vor, zweitens zeigt die Lage der Herde die obligate Beziehung des Lungenherdes zur regionären Lymphdrüse und drittens weist die Gleichsinnigkeit der Veränderung an beiden Stellen darauf hin, daß diese beiden Herde zeitlich zu einander gehören.

Findet man im Lungenfeld einen der verkalkten Drüse regionären Schattenfleck nicht, so wird man gleichwohl den Rest einer primären Infektion annehmen können; der primäre Herd kann so klein sein, daß er röntgenologisch, zumal wenn er von einem anderen Schatten verdeckt ist, nicht gefunden wird, er kann aber auch resorbiert oder ausgestoßen und unter Hinterlassung einer kleinen schwieligen Narbe abgeheilt sein (Ghon). Wir fanden einen primären Komplex bei etwa 6 % unseres Materials von mehreren tausend Röntgenplatten; wir fanden ihn recht häufig ohne sonstige tuberkulöse Herde in der Lunge.

Findet man auf der Platte lediglich einen Schatten eines verkalkten Lungenherdes, dagegen keinen entsprechenden Drusenschatten, so ist die Diagnose des primären Komplexes nicht gesichert, da dieser isolierte Lungenherd auch ein Superinfektionsherd (ASCHOFF) oder ein einzelner metastatischer Herd sein kann; solche Herde führen nicht zu gleichsinnigen Drüsenveränderungen, auch haben sie phthisiogenetisch eine andere Bedeutung, indem sie zwar ein gewisses Alter haben, aber nicht einer längst vergangenen Epoche der Tuberkulose angehören, wie der verkalkte Primärherd, sondern im Gegenteil den Ausgangspunkt der tertiären Organphthise bilden können.

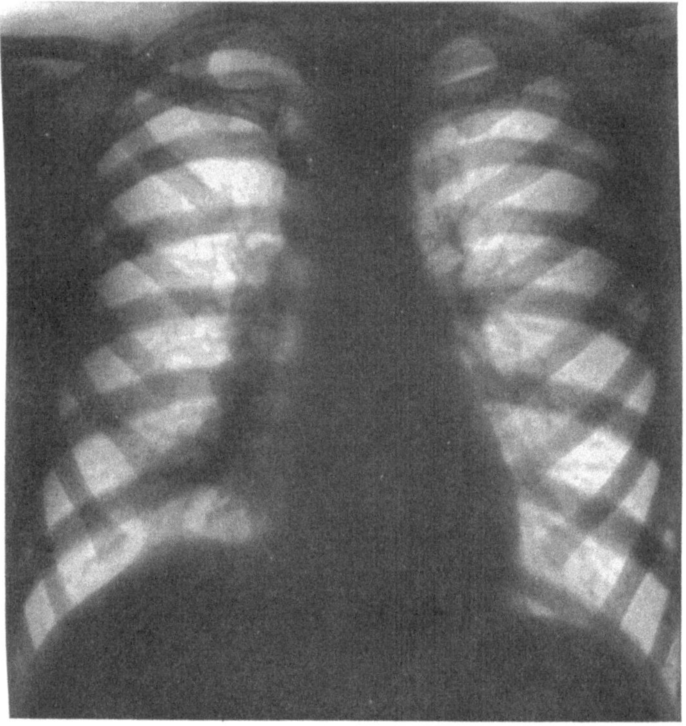

Abb. 31. Infektionsweg der Tuberkulose im Röntgenbild. Frischer Prozeß. Primärherd im rechten Unterlappen mit typischer umschriebener adhäsiver Pleuritis der Nachbarschaft; vorgebuckelte Schatten der stark vergrößerten bronchopulmonalen und paratrachealen Lymphknoten rechts.

Gelegentlich kann man den Infektionsweg der Tuberkulose vom primären Lungenherd zur regionären Drüse, zur ganzen zentralen Drüsengruppe, namentlich auch zu den Drüsen der anderen Seite und weiterhin die paratracheale Drüsenkette aufwärts im Röntgenbild an Schatten der infiltrierten oder verkalkten Drüsen wunderschön verfolgen (Abb. 31 u. 32).

Der röntgenologische Nachweis des abgeheilten tuberkulösen

primären Komplexes ist nicht nur nosologisch höchst interessant, sondern man muß das Bild auch kennen, um keine irrigen Schlüsse aus diesen Herdschatten zu ziehen. Indessen die klinische Bedeutung dieses

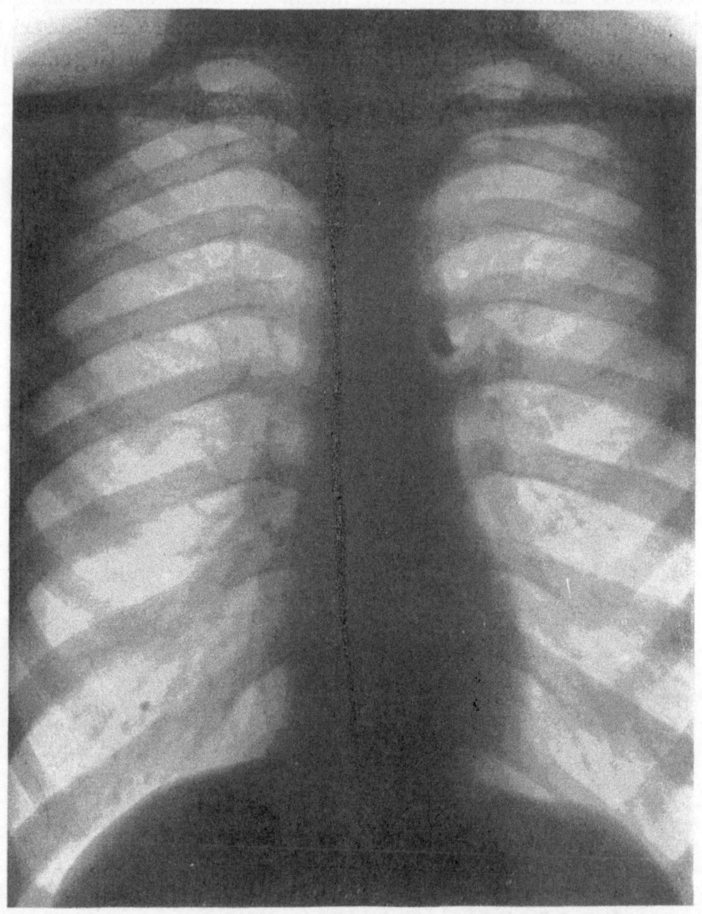

Abb. 32. Infektionsweg der Tuberkulose im Röntgenbild. Abgeheilter Prozeß. Intensiver kleiner runder Schattenfleck rechts medial vom vorderen Ende der 8. Rippe (primärer Lungenherd), intensive scharf begrenzte Schattenflecke im Hilusschatten rechts in Höhe des hinteren Endes der 9. Rippe (verkalkte regionare Lymphknoten), sehr intensiver scharf begrenzter pflaumenkerngroßer Schattenfleck links hart neben dem Mittelschatten in Höhe des vorderen Endes der 3. Rippe (verkalkte Paratrachealdrüse).

Nachweises ist gering: wir haben die Stelle gefunden, an der die tuberkulöse Infektion Fuß gefaßt hat, nichts weiter; die Tatsache der tuberkulösen Infektion hatten wir in der Regel ohnehin als sicher anzunehmen, konnten sie auch durch die Tuberkulinprobe unschwer festlegen, und ob eine tuberkulöse Erkrankung besteht, können wir aus diesem Befund nicht ersehen. Von Wichtigkeit ist aber zuweilen die Feststellung, daß der tuberkulöse Komplex abgeheilt und die Infektion stecken geblieben ist, was nicht dasselbe ist. Ich untersuchte einen jungen Mann, dessen beide Eltern vor 10 und 12 Jahren an Lungentuberkulose gestorben waren, und fand auf der Platte den erwarteten primären Komplex. Da die Infektion mindestens 10 Jahre zurücklag, der junge Mann kräftig und gesund und insbesondere ganz frei von anderen tuberkulösen Herden war, konnte ich ihm mit gutem Gewissen versichern, daß seine erbliche Belastung für ihn weiterhin aller Voraussicht nach ohne Belang sein würde.

3. Röntgendiagnostik der beginnenden Lungentuberkulose und der verschiedenen Formen der Lungentuberkulose.

Der tuberkulöse primäre Lungenherd wird im akuten Stadium röntgenologisch wie klinisch nur sehr selten entdeckt. Soviel nach der Literatur und eigener Erfahrung bei Kindern über ihn bekannt ist, hat er im Röntgenbild das Aussehen eines größeren bronchopneumonischen Herdes, stellt sich also als unscharf begrenzte, mäßig intensive, ziemlich homogene Schattenbildung von unregelmäßiger abgerundeter Form dar, die häufiger im Mittelfeld und Unterfeld, als im Spitzenfeld und Oberfeld gefunden wird: Die Größe dieses Schattens ist verschieden, doch ist der Herd im akuten Stadium, das noch keinen Heilungsvorgängen unterliegt, immer erheblich größer als die Residuen erkennen lassen, die nach seiner Abheilung anatomisch oder röntgenologisch gefunden werden; die Größe des Herdes hängt wesentlich von dem Umfang der perifokalen reaktiven Entzündung ab (Abbildung 31). Ähnliche Schatten, die sich als einzige Herdschatten im Röntgenbild von Erwachsenen und zwar auch meist im Mittelfeld oder Unterfeld finden und die nach dem Bacillenbefund tuberkulösen Herden entsprechen, können wohl als primäre bei solchen Kranken gedeutet werden, die, von kräftiger Konstitution und aus tuberkulosefreien Milieu stammend, in der Zeit vor ihrer Erkrankung einer schweren Infektionsgefahr ausgesetzt waren. Ich habe solche Röntgenbilder wiederholt bei Ärzten und Schwestern gefunden, die auf einer Tuberkuloseabteilung gearbeitet hatten; der Beweis für die Richtigkeit dieser Deutung ist kaum zu erbringen.

Die röntgenologische Diagnose der beginnenden chronischen Lungentuberkulose, das heißt der tertiären Organphthise, ist eine viel umstrittene Frage. Manche Kliniker und Tuberkuloseärzte vertreten die Anschauung, daß die physikalischen Erscheinungen regelmäßig früher gefunden werden, als Herdschatten auf der Röntgenplatte. Demgegenüber ist festzustellen, daß bei offener Lungentuberkulose, die durchaus nicht immer größere kompakte Lungenherde zur Voraussetzung hat, ein positiver Plattenbefund so gut wie regelmäßig gefunden wird; ich habe allerdings einige wenige Male offene Lungentuberkulosen beobachtet, bei denen auf der einwandfreien Platte durchaus keine Herdschatten zu sehen waren. Umgekehrt habe ich gelegentlich Schattenflecken zweifellos tuberkulöser Herde bei Kranken gesehen, bei denen die sorgfältigste physikalische Untersuchung keinen Befund ergab, auch nicht nachdem der röntgenologische Befund bekannt war. Demnach muß die Antwort auf die Frage nach der Überlegenheit einer der beiden Untersuchungsarten dahin ausfallen, daß sie nicht konkurrieren, sondern einander zu ergänzen haben. In der weit überwiegenden Mehrzahl der Fälle decken sich die beiden Befundarten, aber diese Übereinstimmung wird nur erreicht bei guter Technik sowohl der physikalischen Untersuchung wie auch der Röntgenaufnahme. Es sei hier gleich bemerkt, daß auch bei vorgeschrittener Lungentuberkulose der physikalische Befund und das Röntgenbild in der Regel gut zueinander stimmen; die in der Literatur nicht selten zu findende Angabe, daß die Röntgenplatte häufig wesentlich mehr aufdeckt, als die physikalische Untersuchung ergibt, ist meist eine unfreiwillige Selbstkritik des Untersuchers.

Der Röntgenologe neigt dazu, aus der Platte reichlich viel herauszulesen, ganz besonders bei der Diagnose der beginnenden Lungentuberkulose. Davor ist nachdrücklich zu warnen. Die chronische Lungentuberkulose beginnt bei Erwachsenen in der Regel in den Lungenspitzen und dort sind auch im Röntgenbild ihre ersten Spuren zu suchen, meist oberhalb, gelegentlich auch unterhalb des Schlüsselbeins. Eine diffuse Beschattung in einem Intercostalraum des Spitzenfeldes oder auch in mehreren ist als positiver Plattenbefund nicht zu bewerten; solche Beschattung kann unter anderem durch eine stärkere Entwicklung der Schultermuskulatur einer Seite bedingt sein. Schwartige Verdickung der Pleura über der Spitze gibt ebenfalls diffuse Beschattung; sie wird zwar wohl meist durch tuberkulöse Herde hervorgerufen, findet sich aber als Residuum solcher längst abgeheilter Spitzenherde bekanntlich sehr häufig und ist klinisch oft bedeutungslos.

Wolkige Schatten im Spitzenfeld sind als sehr verdächtig anzusehen, doch können auch sie bei Pleuraverdickungen beobachtet werden. Als Schatten tuberkulöser Herde sind Flecken zu deuten, die ziemlich scharf begrenzt, von mittlerer Dichte und verschiedener Form und Größe sind; als pathognostisch sind auch Gruppen kleiner feiner hellgrauer Schattenflecken oberhalb oder unterhalb der Schlüsselbeine zu bezeichnen, während einzelne solche Fleckchen als sogenannte Gefäßpunkte zum normalen Lungenbild gehören. Recht charakteristisch nach Lage und Art sind paravertebrale konfluierende, aber aus Fleckchen zusammengesetzte und unregelmäßig zackig begrenzte Schattenbildungen. Sehr intensive und sehr scharf, oft zackig begrenzte oder eingekerbte Schattenflecke im Spitzenfeld von Erbsen- bis Bohnengröße entsprechen kreidigen oder doch stark mit Kalk imprägnierten alten inaktiven Herden; ob freilich nicht in ihrer Umgebung frische

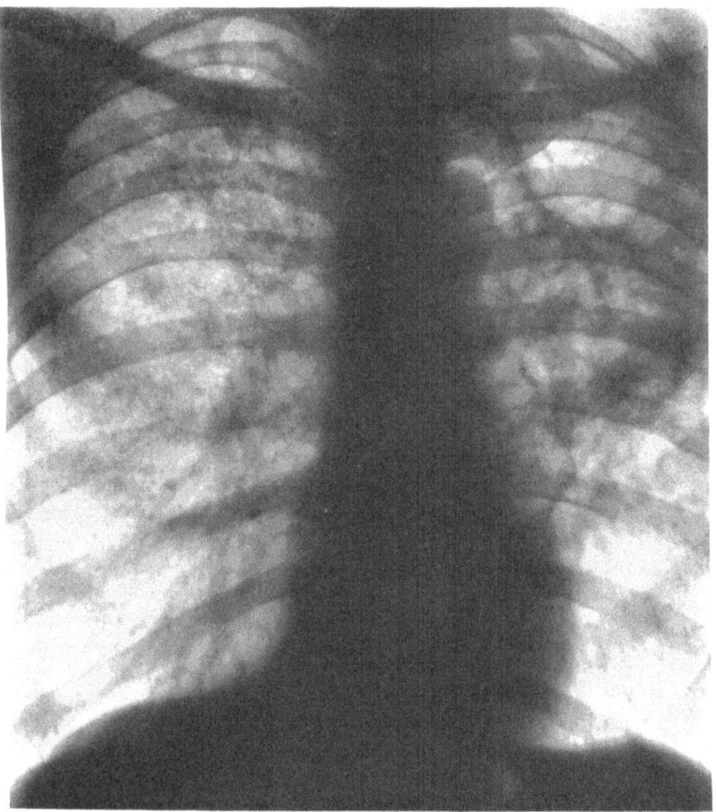

Abb. 33. Produktive Tuberkulose, links großknotig (herdformige Cirrhose), rechts kleinherdig progredient. Große Kaverne links.

Appositionstuberkel einen fortschreitenden Prozeß einleiten, vermag das Röntgensild nicht immer zu sagen, hier hat die physikalische Untersuchung und klinische Beobachtung das letzte Wort.

Die erwähnten Befunde im Spitzenfeld zeigen nicht selten eine Beziehung zum Hilusgebiet in einer unregelmäßigen streifigen Zeichnung, die zur Lungenwurzel zieht und häufig zunächst nur als vermehrte Lungenzeichnung nach einer Spitze hin imponiert; solche lokalisierte Verstärkung der Zeichnung muß auffallen und den Anlaß geben, nach Spitzenherden zu suchen. Diese streifige Zeichnung, als STÜRTZsche Stränge bekannt, wurde früher als ein Beweis für die Entwicklung der Tuberkulose von den primär erkrankten Bronchialdrüsen nach der Lungenspitze hin angesehen; es unterliegt indessen

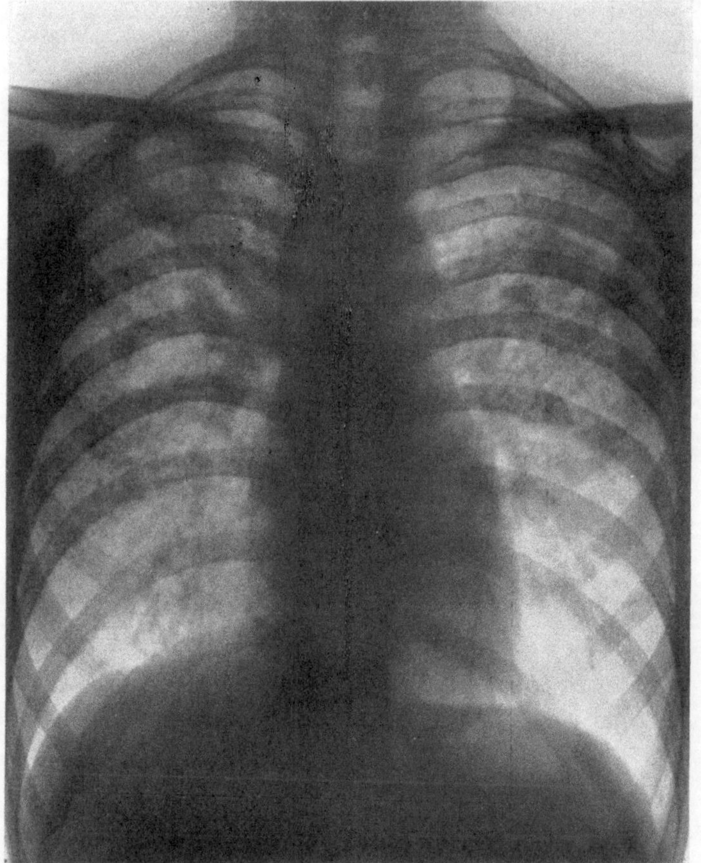

Abb. 34. Produktive Tuberkulose. Kleine Kaverne rechts unterhalb des Schlüsselbeins als unscharf begrenzte mäßige Aufhellung.

keinem Zweifel, daß sie umgekehrt der Wanderung infektiösen und toxischen Materials die Lymphbahnen vom Lungenspitzenherd zur Hilusdrüse entlang und der dadurch herbeigeführten chronisch entzündlichen Wucherung des perivasculären und peribronchialen Bindegewebes ihre Entstehung verdankt.

Gar zu eifrig wird immer noch das Hilusgebiet nach den ersten tuberkulösen Herden durchforscht und zwar klinisch wie röntgenologisch. Die sogenannte Hilustuberkulose ist ein unklarer Begriff, der nicht erkennen läßt, ob darunter eine Tuberkulose der Bronchialdrüsen oder tuberkulöse Lungenherde im Hilusgebiet oder ein Übergreifen der Drüsentuberkulose auf die Lunge zu verstehen ist. Die Hiluslymphknoten sind bei der Lungentuberkulose stets mit befallen, aber bei Erwachsenen ist der tuberkulöse Prozeß in ihnen fast immer

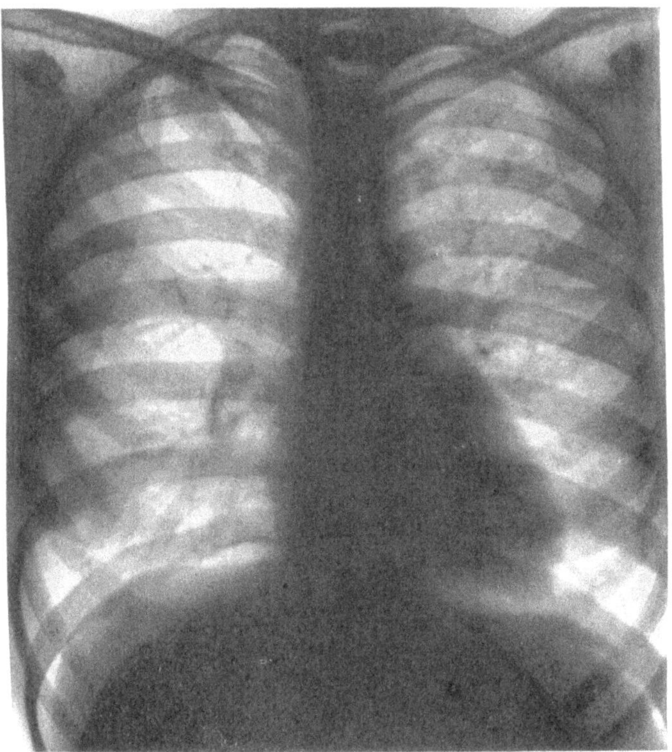

Abb. 35. Produktive Tuberkulose links. Kaverne im linken Mittelfeld nur an dem horizontalen Sekretspiegel kenntlich.

in vorgeschrittener Rückbildung begriffen; die Lymphknoten sind daher meist fibrös-anthrakotisch, enthalten hier und da einzelne kaum über erbsengroße Käseherde und spärliche frische Tuberkel, zuweilen Kalkherde, sind aber in der Regel nicht größer als eine Bohne, höchstens eine Haselnuß. Bei den akuten käsig-pneumonischen Formen der Lungentuberkulose nimmt zwar die markige Schwellung der Lymphknoten einen etwas größeren Umfang an, aber gerade diese Drusen geben im Röntgenbild keinen Schatten. Die Hilusdrüsen können in ihrer Gesamtheit neben anderen Gebilden wohl an einer Vergrößerung des Hilusschattens beteiligt sein, aber einmal ist der Grad dieser Beteiligung kaum jemals zu erkennen, sodann spielen in diesem Stadium der Tuberkulose die Herde in den Drüsen klinisch keine Rolle mehr. Eine von diesen Drüsen ausgehende Lungentuberkulose gibt es nach pathologisch-anatomischer Erfahrung bei Er-

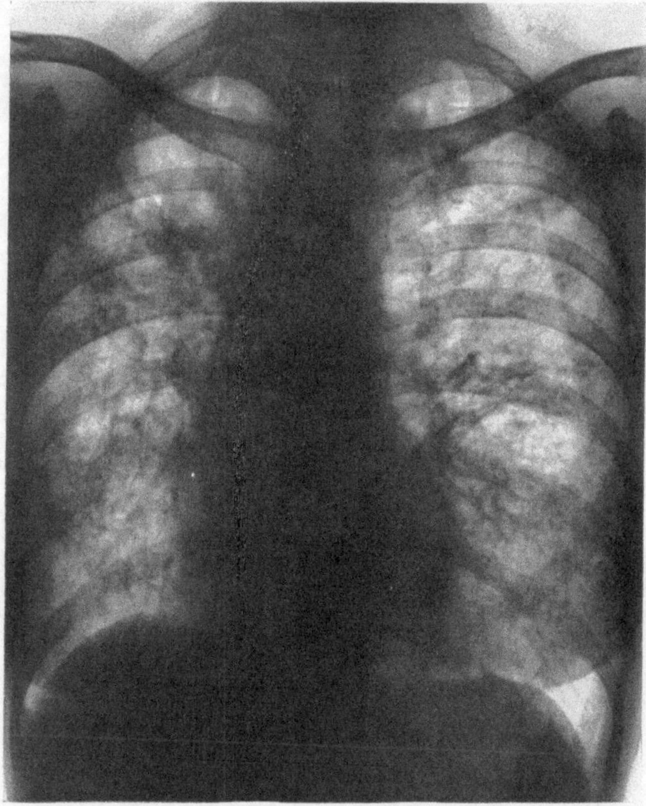

Abb. 36. **Kavernen im rechten Oberlappen.** Unter der Clavicula auffällige homogene Aufhellung; kein Rand; im Mittelfeld zwei Halbkreise, die Kavernenwänden entsprechen. Durch Obduktion bestätigt.

wachsenen nicht, ebensowenig gibt es eine im Hilusgebiet beginnende Tuberkulose. Schattenbildungen, die diesen Eindruck hervorrufen, können durch die Wucherung des Bindegewebes um die hier zusammenlaufenden Gefäße und Bronchien herum bedingt sein oder von käsigpneumonischen Herden herrühren, die zwar die mittleren Lungenpartien vorzugsweise befallen, aber mit der Lungenwurzel und ihren Drüsen nicht zusammenhängen. Nicht selten liegen die Herde, deren

Schatten in das Hilusgebiet fallen und so zu der irrigen Diagnose Hilustuberkulose Anlaß geben, am vorderen medialen Rande des Oberlappens, also weit vom Hilus entfernt. Daß die Vergrößerung des Hilusschattens und die verstärkte Lungenzeichnung als einzige Veränderungen auf der Platte für die Diagnose Lungentuberkulose keine Bedeutung haben, sei nochmals hervorgehoben.

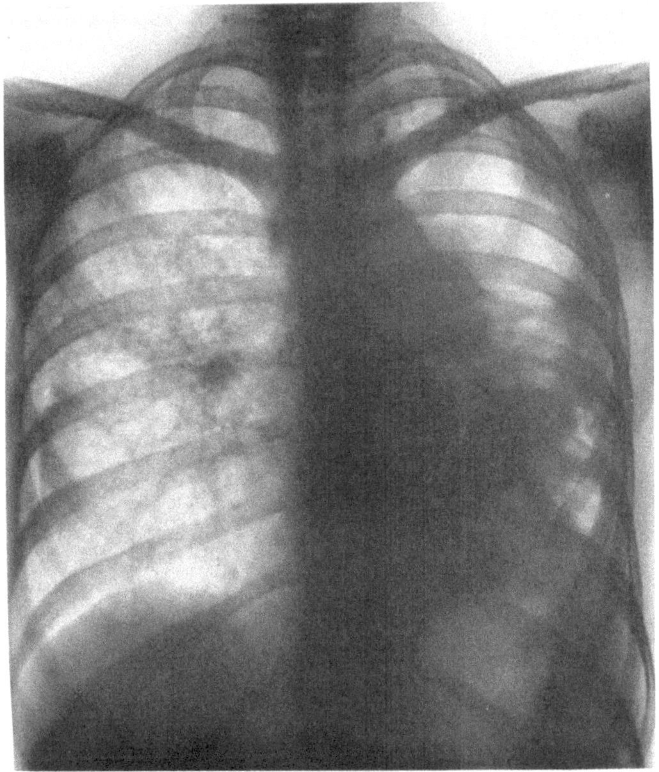

Abb. 37. Riesenkaverne im linken Oberlappen. Homogene Aufhellung des ganzen Oberfeldes, nur unten undeutlicher Rand. In der linken Spitze kalkimprägnierte Herde (Superinfektionsherde?). Rechts disseminierte acinös-exsudative Tuberkulose.

Den pathologisch-anatomischen Formen der Lungentuberkulose entsprechen sehr charakteristische Röntgenbilder.

Der produktive acinös-nodöse Herd gibt eine unregelmäßig gestaltete und gut begrenzte Schattenbildung von mittlerer Dichtigkeit. Die Anordnung der Herdschatten im Lungenfeld, die der apikal-caudalen Entwicklung des tuberkulösen Prozesses folgt, ist für die Diagnose von großer Bedeutung. Das Bild zeigt die

Beschattung in einem von oben nach unten abnehmenden Grade sowohl was die Dichtigkeit der Herde wie ihre Größe anlangt; die oft scharf umrissenen, oft aber keine deutlichen Grenzen zeigenden homogenen Aufhellungen, die durch Kavernen bedingt sind, entsprechen in diesem Sinne naturlich großen tuberkulösen Herden. Das Bild zeigt ferner infolge der Anordnung der Herde in lufthaltigen Gewebspartien einen durchscheinenden Gesamtcharakter, der überall die Grenzen der Organe im Mittelfell und die Rippen deutlich zu erkennen gestattet,

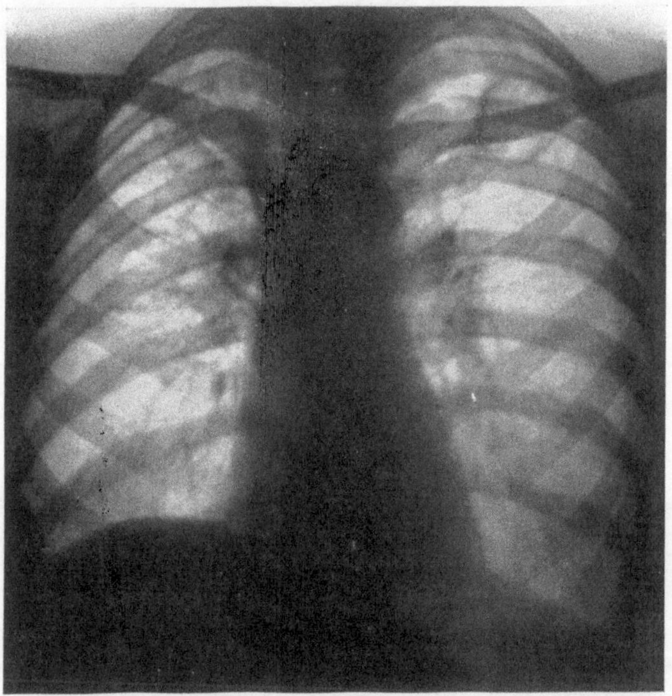

Abb. 38. Gereinigte Kaverne im linken Oberlappen.

sowie im ganzen scharfe Zeichnung, die durch die anatomisch scharfe Begrenzung der Herde gegenüber dem umgebenden lufthaltigen Gewebe bedingt ist (s. Abb. 2 u. 3, Tuberkel). Die größten Herde geben der Platte ein grotesk marmoriertes Aussehen, die kleinsten können sie wie punktiert oder bestaubt aussehen lassen. Während die großknotigen Formen sowie disseminierte kleinknotige Prozesse der chronischen verhältnismäßig gutartigen Tuberkulose entsprechen, verfällt das von sehr dicht stehenden kleinsten Tuberkeln übersäte Gewebe gern der konfluierenden Verkäsung und Erweichung; der solchen Herden entsprechende Plattenbefund muß also als prognostisch ungünstig angesehen werden. Die Kavernen sind röntgenologisch ja gut bekannt; aber kleine Kavernen, zuweilen wabenartig angeordnet, sowie auch Riesenkavernen, die einen ganzen Oberlappen einnehmen, werden gelegentlich nicht erkannt. Freilich sind die Grenzen dieser großen Kavernen nicht immer deutlich, weil sie peripher der Brustkorbwand anliegen, innen aber längs des Schattens des schwieligen

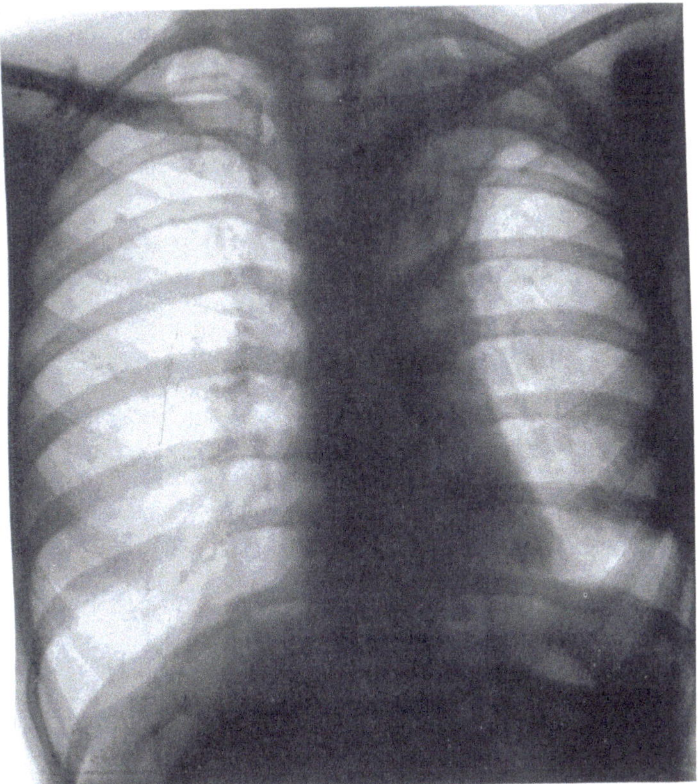

Abb. 39. Cirrhotische Phthise. Ziemlich homogene Beschattung des linken Spitzenfeldes, nach unten durch einen konvexen Bogen typisch scharf begrenzt. Herzfigur und Gefäßzeichnung links geradlinig.

Hilusgewebes verlaufen, doch sollte die ganz homogene Aufhellung den Irrtum ausschließen. Gereinigte glattwandige Kavernen zeigen nur einen feinen, scharf gezeichneten Ring und scheinen zuweilen in unverändertem Lungengewebe zu stehen.

Das Röntgenbild der cirrhotischen Phthise zeigt sehr markante Züge. Während die Induration großer tuberkulöser Knoten sich röntgenologisch durch die strahlige Form der Schatten charakterisiert, die durch das schrumpfende Gewebe in ihrer Mitte bedingt ist, zeigt die konfluierende Cirrhose in ihrem Beginn zentripetal gerichtete, hauptsächlich das Oberfeld durchziehende Schattenstreifen. Je mehr die Cirrhose sich ausbreitet, desto mehr zeigt das Röntgenbild, bei Erwachsenen fast ausschließlich im Spitzen- und Oberfeld, konfluierende Schattenbildung, die entsprechend der Zusammensetzung des schattengebenden

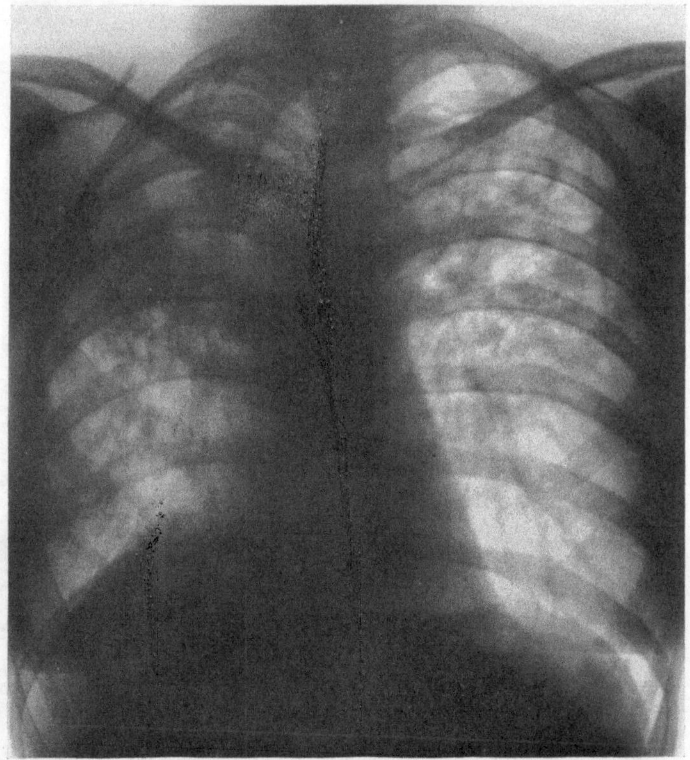

Abb. 40. Cirrhotische Phthise. Trachea bogenförmig rechts neben dem Wirbelsäulenschatten. Herzfigur und Gefäßzeichnung links unten geradlinig. In beiden Oberfeldern homogene Aufhellungen (Kavernen). Aufhellung des linken Unterfeldes (Emphysem).

Mediums aus schwieligem anthrakotischem Bindegewebe, tuberkulösem Granulationsgewebe, atelektatischem Lungengewebe, Käseherden und Kavernen meist inhomogen ist, bei Ausbildung einer derben Pleuraschwarte aber auch ganz homogen sein kann. Nach unten ist dieser Schatten oft scharf abgeschnitten; die Begrenzungslinie verläuft infolge des Schrumpfungszuges nach oben bei lateraler und medialer Fixierung durch Verwachsung nicht selten charakteristisch nach oben konvex.

Zwei Merkmale des Röntgenbildes kommen nur bei der cirrhotischen Phthise vor, sind also pathognostisch für diese Erkrankung, einmal die Verziehung des Mittelfells und der in ihm liegenden Organe nach der Seite, sodann die Verziehung der Lungenwurzeln nach oben und die dadurch herbeigeführte Lageveränderung des Herzens und Streckung der Lungengefäße; beide Ver-

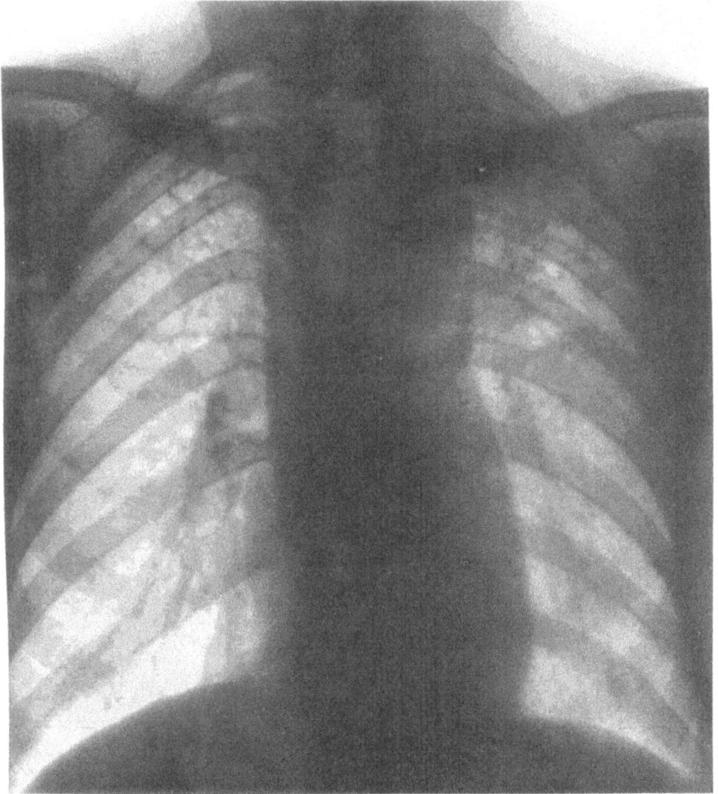

Abb. 41. Cirrhotische Phthise des linken Oberlappens. Enorme Verziehung des Aortenbogens nach oben außen, steile Stellung des Herzens, geradlinige Gefäßzeichnung in beiden Unterfeldern.

änderungen, durch die Schrumpfung des Gewebes herbeigeführt, prägen sich auf der Röntgenplatte ungemein charakteristisch ab. Die Schrumpfung führt nicht selten zu einer Einengung der oberen Thoraxpartie, namentlich wenn die Pleura schwartig verdickt ist; auch diese Veränderung ist auf der Platte oft sehr deutlich, aber sie ist doch nicht so regelmäßig vorhanden, wie jene anderen Symptome.

Bei der einseitigen Cirrhose kann die seitliche Verziehung der Luftröhre so stark sein, daß sie neben der Wirbelsäule zu sehen ist, meist mehr oder weniger verbogen, zum Beispiel U-förmig oder in Form eines nach unten gerichteten Bajonetts. Der Aortenbogen

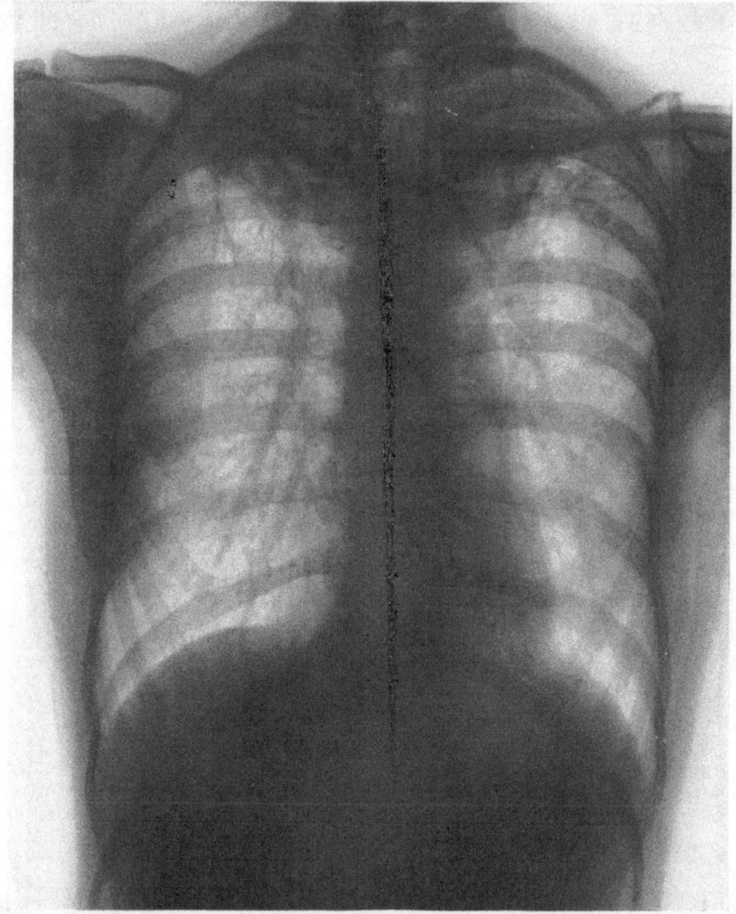

Abb. 42. Cirrhotische Phthise beider Oberlappen. Intensive aber inhomogene Beschattung beider Spitzenfelder, steile Stellung des Herzens, geradlinige Herzsilhouette und geradlinige steile Gefäßzeichnung beiderseits. Kreuzfigur.

kann im Röntgenbild infolge der Verziehung bei linksseitiger Cirrhose bis an das Schlüsselbein reichen, bei rechtsseitiger dagegen, da er vor die Wirbelsäule gezogen wird, ganz verschwinden. Bei sehr starker Retraktion auf einer Seite rückt auch die entsprechende Zwerchfellhälfte um zwei oder drei Fingerbreiten höher, was besonders rechts durch den hohen Stand des Leberschattens auffällt. Noch interessanter sind die Bilder bei der doppelseitigen Oberlappencirrhose. Die Schrumpfung kann die untere Grenze des Oberlappens um mehr als zwei Intercostalräume nach oben rücken; ein sehr erhebliches Hochrücken der Lungenwurzeln wird also immer zum Bilde der doppel-

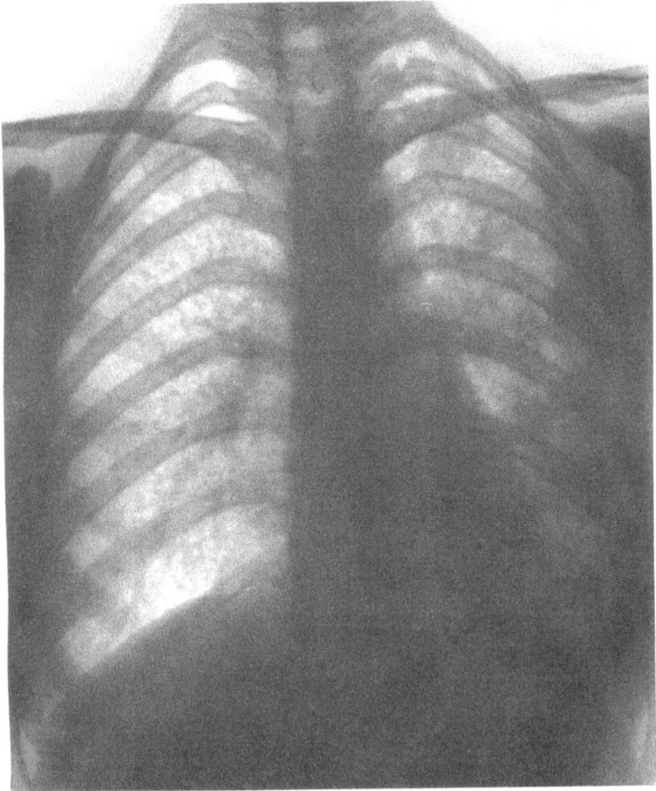

Abb. 43. Acinös-exsudative Phthise beiderseits, links konfluierend. Verziehung des Herzens durch Pleuraschwarte links.

seitigen Cirrhose gehören. Das Röntgenbild zeigt nun in sehr eindrucksvoller Weise, wie durch den Zug am Aortenbogen, den der linke Hauptbronchus ausübt, das Herz angehoben und in eine dem Tropfenherz ähnelnde aufrechte Stellung mitten vor der Wirbelsäule gebracht wird, wobei der Herzschatten, wie man an Serienaufnahmen feststellen kann, schmäler wird, offenbar infolge einer Achsendrehung des Herzens. Die sekundäre Entstehung dieser Stellung ist unschwer an der durch den starken Zug am Herzbeutel herbeigeführten geradlinigen Begrenzung der Herzfigur zu erkennen. Diese gleichsam hölzerne Herzfigur in Verbindung mit den beiden intensiven Schatten in den Spitzenfeldern und dem Halswirbelsäulenschatten zeichnet in das Bild mit groben Zügen ein Kreuz mit kurzen Armen, das bei Betrachtung von Ferne recht auffällt. Ganz eigenartig ist bei der

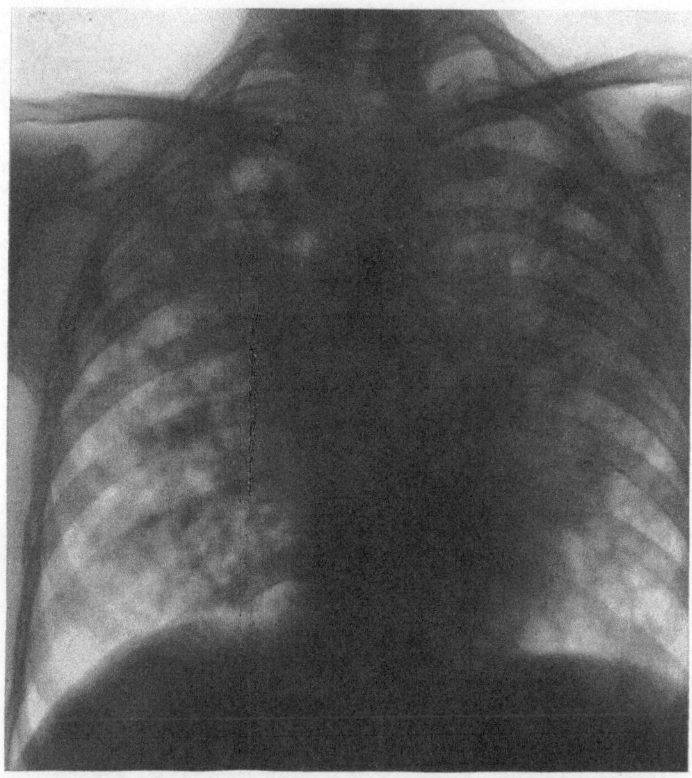

Abb. 44. Konfluierende exsudativ-käsige Phthise beiderseits. Zusammenfließende weiche Schatten, zentral am dichtesten. Schmetterlingsfigur.

cirrhotischen Phthise die Lungenzeichnung; der Zug an der Lungenwurzel streckt die Gefäße der Unterlappen vollkommen gerade und ihre Schatten verlaufen daher im Bilde sehr steil und wie mit dem Lineal gezogen. Diese geradlinige Lungenzeichnung ist gar nicht zu verwechseln und läßt auch keine andere Deutung zu. Das sekundäre Emphysem der Unterlappen läßt die Platte als überbelichtet erscheinen. Das Zwerchfell schließlich, von dem Zuge des straff gezogenen Herzbeutels mitgenommen, steht bei der doppelseitigen Cirrhose in der

Mitte am höchsten, läßt also die normale mittlere Eindellung, in der das Herz liegt, vermissen; im Winkel zwischen Herzfigur und Zwerchfell sieht man vom Herzen ausgehende Falten, die das Zwerchfell zipfelförmig anheben.

Das Röntgenbild des acinös-exsudativen bis lobulär-käsigen Herdes zeigt verwaschene, unscharf begrenzte dichte Schatten-

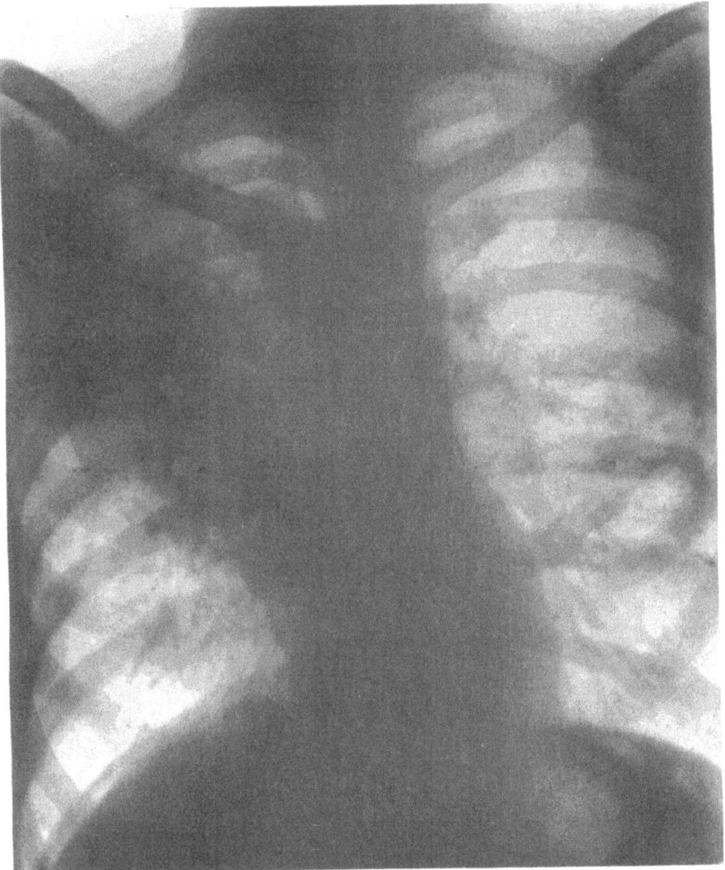

Abb. 45. Konfluierende käsige Pneumonie rechts.

bildung, die größer ist als die des produktiven Herdes; liegen zahlreiche lobuläre Herde dicht neben oder hinter einander, so fließen die Schatten in einander über und man sieht im Röntgenbild große dichte Verschattungen mit verwaschener Begrenzung. Das Röntgenbild der produktiven Tuberkulose ist, wie oben geschildert, durch mehr oder weniger durchscheinenden Gesamtcharakter und scharfe

Zeichnung des Herdes, das der exsudativen Phthise dagegen durch eine intensive satte Tönung und ausgesprochen weiche unscharfe runde Konturen ausgezeichnet; es entspricht also das harte Bild der verhältnismäßig gutartigen, das weiche aber der bösartigen Form der Tuberkulose. Die Herdschatten sind bei der konfluierenden käsigen Pneumonie häufig so stark, daß sie dem Herzschatten gleichkommen und von ihm nicht zu trennen sind und daß die Rippenschatten in ihnen verschwinden Die Anordnung der Schatten käsig-pneumonischer Herde ist oft allein entscheidend für die Diagnose; sie entspricht der anatomischen Verteilung der Herde. Während bei der produktiven Tuberkulose die Beschattung von oben nach unten abnimmt, zeigt sich hier eine dichtere Anordnung der Schattenflecke nach der Mitte zu, die zum Teil durch die Bevorzugung zentraler Partien, zum Teil aber auch durch den Umstand bedingt ist, daß hier der Tiefendurchmesser der Lunge am größten ist und dementsprechend auch die Summation der Schatten auf der Platte. Diese Bilder sind es, die den Eindruck machen, als ob die Tuberkulose sich vom Hilus aus in die Lunge verbreitete, doch haben diese käsig-pneumonischen Herde mit der Lungenwurzel und speziell mit den Lungenwurzeldrusen anatomisch keinen direkten Zusammenhang. Einer röntgenologischen Verwechslung der beiden konfluierenden Prozesse, der Cirrhose und der käsigen Pneumonie steht die verschiedene Anordnung im Lungenfeld entgegen, doch ist in solchen und auch in anderen Fällen die restlose Ausdeutung des Röntgenbildes ohne Berücksichtigung klinischer Momente gelegentlich nicht möglich.

Gesellen sich, wie das sub finem sehr häufig ist, zu älteren produktiven frische exsudative Prozesse, so kann die Deutung des Röntgenbildes sehr schwierig sein und nicht selten gelingt die Feststellung, welche Partien hauptsächlich von produktiven Herden und welche von lobulärer käsiger Entzundung befallen sind, nur unvollkommen; ganz unmöglich wird die Unterscheidung, wenn beide Prozesse in allen Lappen innig durchmischt sind. Es muß aber hervorgehoben werden, daß die Entwicklung ausgedehnter exsudativer Herde auf der Basis einer produktiven Tuberkulose meist erst im Endstadium der Phthise eintritt, also zu einem Zeitpunkt, an dem sich die diagnostische und prognostische genaue Ausdeutung des Röntgenbildes erübrigt. Besitzt man von einem Kranken eine ältere Röntgenplatte, so kann die schnell erfolgte Überdeckung eines Teils des Lungenfeldes mit dem intensiven charakteristischen Schatten der Pneumonie die genaue Lokalisierung der differenten anatomischen Veränderungen ermöglichen.

VII. Bakteriologische, morphologische und chemische Untersuchungen.

1. Untersuchung der Sekrete und Exkrete.

Die wichtigste Untersuchung ist die des Sputums auf Tuberkelbacillen. Man breitet das Sputum auf einem Porzellanteller, dessen eine Hälfte geschwärzt ist, mit Platinnadeln (Platinersatz!) aus; auf dem schwarzen Untergrund sieht man am besten die durchscheinenden weißen und gelblichen Partikel, auf dem weißen Grunde die farbigen Beimengungen (Blut, Pigment, Ruß usw.). Zur Färbung auf Tuberkelbacillen entnimmt man ein stecknadel- bis hirsekorngroßes Eiterklümpchen oder Käsepfröpfchen (sogenannte Linsen), das zwischen zwei Objektträgern durch mäßiges Andrücken und Abziehen gut und gleichmäßig ausgebreitet wird. Die Objektträger dürfen keine Reste von früheren Tuberkelbacillenfärbungen tragen, was zu verhängnisvollen Irrtümern führen könnte; man verwendet deshalb am besten nur neue Objektträger oder solche, die bisher zu anderen Zwecken, z. B. zu Blutuntersuchungen oder histologischen Untersuchungen gedient haben. Ist die Wiederverwendung bereits zur Tuberkelbacillenfärbung benutzter Objektträger nicht zu vermeiden, so müssen sie durch Kochen in 10%iger Sodalösung und gründliches Abbürsten in heißem Wasser gereinigt werden. Nachdem das Sputum auf dem Objektträger lufttrocken geworden und durch dreimaliges langsames Durchziehen durch die Flamme fixiert ist, wird es vollständig mit Carbolfuchsinlösung übergossen. Diese Lösung wird hergestellt durch Einbringen von 5 g erwärmter reiner Carbolsäure in 100 g warmen Wassers und Versetzen dieses Carbolwassers mit 1 g in 10 ccm absoluten Alkohols gelösten Fuchsins; das Carbolfuchsin ist beim Aufbringen auf den mit dem Sputum beschickten Objektträger zu filtrieren. Die Lösung wird auf dem Objektträger uber der Flamme bis zum Blasenspringen erhitzt und abgegossen, das Präparat in fließendem Wasser abgewaschen, in Salzsäurealkohol (5 ccm konzentrierter Salzsäure in 100 ccm 70%igen Alkohols) differenziert, bis die rote Farbe bis auf Spuren ausgezogen ist, und wiederum in fließendem Wasser abgewaschen. Zur Gegenfärbung ist die Pikrinsäure (30 ccm wässeriger konzentrierter Pikrinsäurelösung + 70 ccm absoluten Alkohols) sehr geeignet, in der das Präparat bis zur deutlichen Gelbfärbung des Sputums verbleibt. Die leuchtend roten Tuberkelbacillen heben sich von dem zartgelben Grunde vorzüglich ab, werden auch von den korpuskulären Elementen des Sputums nicht abgedeckt, während Anilinfarbstoffe (Methylenblau, Malachitgrün, Bismarckbraun) die Zellen des Sputums so intensiv färben, daß die auf oder unter ihnen liegenden Tuberkelbacillen sehr schwer oder gar nicht zu sehen sind. Legt man Wert darauf, gleichzeitig die Zellformen im Sputum betrachten zu können, so empfiehlt sich gleichwohl die Gegenfärbung mit einem der Anilinfarbstoffe; auch kann die individuell verschiedene Licht- und Farbenempfindlichkeit des Untersuchers die Anwendung der intensiveren Gegenfärbung wünschenswert machen. Das Durchsuchen eines Präparats kann bei spärlichem Bacillengehalt schon einige Zeit in Anspruch nehmen; sehr angenehm ist das Arbeiten mit dem Kreuztisch, das ein exaktes Absuchen des ganzen Feldes sichert. Die Charakterisierung des Bacillengehaltes nach der GAFFKYschen Skala ist entbehrlich; es genügen die Zusätze: massenhaft, zahlreich, mäßig, spärlich, vereinzelt.

Sind im Ausstrichpräparat keine Tuberkelbacillen gefunden, so ist zur Sicherung des Befundes die Anwendung des UHLENHUTHschen Antiforminverfahrens sehr zu empfehlen. Wenn man das Ausstrichpräparat sehr sorgsam durchsucht, so findet man die Tuberkelbacillen im Ausstrich zwar *annähernd ebenso oft* wie im Antiforminpräparat; aber einmal hat das letztere doch immer noch eine kleine Überlegenheit, die auf der Verarbeitung der sehr viel größeren Sputummenge beruht, sodann gestattet das Verfahren eine Kontrolle der Ausstrichuntersuchungen; viel positive Antiforminergebnisse bei im Ausstrich negativen Sputen sind ein Zeichen wenig sorgfältiger Arbeit. — Das gesamte zur Untersuchung gelieferte Sputum wird zu gleichen Teilen mit 15%igem Antiformin versetzt, durch Umschwenken gemischt und zum Auflösen 12—24 Stunden bei Zimmerwärme stehen gelassen; im Brutschrank geht die Auflösung etwa in einer Stunde vor sich, bei mäßigem Erwärmen über der Flamme oder besser im Inaktivierungswasserbad oder im Paraffinschrank (56° C) in einer halben Stunde. Statt der ziemlich teuren Antiforminlosung kann man Chlorkalklösung (215 g Chlorkalk, 285 g Soda, 2 l Wasser) verwenden; nach unseren Untersuchungen sind die Ergebnisse die gleichen wie mit Antiformin. Nach Auflösung der Formbestandteile wird 10 Minuten scharf zentrifugiert (Tourenzahl mindestens 3000); für die Reinigung der Zentrifugengläser und der zur Sputumablieferung benutzten Schalen gilt das gleiche wie für die Objektträger. Um die empfindlichen Zentrifugen nicht durch ungleiche Belastung zu beschädigen, mussen die Zentrifugengläser auf einer besonderen kleinen Tarierwage durch Zutropfen von Wasser sorgfältig im Gewicht gegeneinander ausgeglichen werden; die Zentrifuge darf nicht angehalten werden, sondern muß auslaufen. Das oben stebende Antiformin wird nunmehr dekantiert und durch destilliertes Wasser ersetzt (erneutes Austarieren der Gläser), der Bodensatz durch Umschwenken aufgeschüttelt, um die Antiforminreste auszuwaschen. Nach erneutem Zentrifugieren (10 Minuten) wird das Wasser dekantiert, das Sediment mit ausgeglühter Platinöse entnommen, auf einem Objektträger ausgebreitet und nach Fixieren wie oben gefärbt. Man kann sich das Auswaschen mit Wasser und das erneute Zentrifugieren sparen; da aber das mit dem Sediment vermischte Antiformin das Haften auf dem Objektträger erschwert, muß man dieses Haften durch dünnes Bestreichen des Objektträgers mit Eiweißglycerin (Eiweiß zu Schnee schlagen, filtrieren, das Filtrat zu gleichen Teilen mit Glycerin mischen) vor der Beschickung mit dem Sediment erzwingen; trotzdem schwimmt das Sediment beim Abspülen gelegentlich ab. Zur Gegenfärbung benutzt man beim Antiforminpräparat statt der zart färbenden Pikrinsäure besser die stark färbende gesättigte wässerige Methylenblau- oder Malachitgrünlösung, da die spärlichen Gewebstrümmer Tuberkelbacillen nicht verdecken, die starke Färbung aber die Einstellung der Ölimmersion wesentlich erleichtert.

Zum Nachweis der Tuberkelbacillen im Urin bei Verdacht auf Nieren- oder Blasentuberkulose, die gelegentlich als Komplikation der Lungentuberkulose vorkommen, wird der Urin (immer Katheterurin!), wenn er makroskopisch bemerkbare Mengen von Sediment enthält, scharf zentrifugiert, wobei das Sediment die Tuberkelbacillen mit zu Boden reißt; sehr hochgestellter Urin muß mit der gleichen Menge Wasser verdünnt werden, da das hohe spezifische Gewicht das Ausschleudern verhindert. Das Sediment wird wie der Sputumausstrich auf dem Objektträger gefärbt, doch müssen vorher die Urinreste durch Auswaschen beseitigt werden oder es ist das Haften des Sediments mit Eiweißglycerin herbeizuführen. Ist sehr reichlich Eiter im Urin, so läßt man das Sediment im Spitzglas absitzen, dekantiert und behandelt weiter mit 15%igem Antiformin wie beim Sputum. Enthält der Urin kaum Sediment und besteht gleichwohl der Verdacht auf Tuberkulose, so muß sein spezifisches Gewicht durch Zusatz des gleichen Teiles 70%igen Alkohols herabgesetzt werden, um das Ausschleudern der Tuberkelbacillen zu ermöglichen; man kann auch den Urin mit Chloroform versetzen und nach kräftigem Schütteln zentrifugieren, um durch die Chloroformtröpfchen die Bacillen zu Boden zu reißen.

Der Nachweis der Tuberkelbacillen im Stuhl, der für die Diagnose der Darmtuberkulose von Interesse sein kann, außerdem aber bei kranken Kindern und gelegentlich bei kranken Frauen, bei denen man Verschlucken des Sputums vermutet, wird in der Weise geführt, daß eine erbsengroße Menge Stuhl in 50%igem Antiformin verrührt und 24 Stunden zur Auflösung stehen gelassen wird. Macht man den Versuch, die Tuberkelbacillen im Mageninhalt nachzuweisen, so wird das Ausgeheberte mit 15%igem Antiformin behandelt. In beiden Fällen wird im übrigen genau wie beim Sputum verfahren; auch die Auflösung von Stuhl und Mageninhalt kann man durch Erwärmen beschleunigen.

Zum Nachweis der Tuberkelbacillen im Pleurapunktat kann man sich ebenfalls des Antiforminverfahrens mit Vorteil bedienen, doch wird man meist vergeblich suchen, da die Bacillen, wenn überhaupt, nur äußerst spärlich darin enthalten zu sein pflegen, so daß sie nur mit dem Tierversuch gefunden werden. Anders verhält es sich mit Pneumothoraxexsudaten, die gelegentlich außerordentliche Mengen von Tuberkelbacillen enthalten, so daß ihr Nachweis im einfachen Ausstrichpräparat des Exsudats sofort gelingt.

Das Lumbalpunktat bildet nach einigen Stunden Stehen ein sogenanntes Spinnwebhäutchen, das herausgefischt, auf dem Objektträger angetrocknet und fixiert und wie ein Antiforminpräparat gefärbt wird. Bildet sich im Punktat kein Fibrinnetz, so kann man den Nachweis der Tuberkelbacillen versuchen, indem man im Zentrifugenglas auf das Punktat eine Watteflocke bringt und nun so lange zentrifugiert, bis die Flocke auf den Boden geschleudert ist; man macht dann von ihrer unteren Seite ein Abstrichpräparat. Tuberkelbacillen werden in etwa 50% der Meningentuberkulosen gefunden und zwar stets äußerst spärlich; sie liegen eigentümlicherweise in der Regel paarweise, häufig parallel dicht nebeneinander. Über das Lumbalpunktat bei der Meningitis tuberculosa sei hier, ohne auf Einzelheiten einzugehen, bemerkt, daß es in der Regel wasserklar ist, aber unter hohem Druck steht; es kann auch mehr oder weniger trübe, ja ausnahmsweise rein eitrig sein. Mit der Nonneschen Reaktion (Trübung auf Mischen mit der gleichen Menge einer gesättigten Lösung von Ammoniumsulfat) gibt es regelmäßig einen erhöhten Globulingehalt an. Der Zellgehalt besteht meist aus Lymphocyten, doch kommen bei den rasch verlaufenden Formen auch Leukocyten vor, so daß der Zellgehalt differentialdiagnostisch nicht maßgebend ist. Der Tierversuch kommt praktisch nicht in Frage, weil er zu viel Zeit erfordert.

Eine besondere granuläre Form des tuberkulösen Virus glaubt Much durch eine modifizierte Gramfärbung nachweisen zu können. Um die Bedeutung dieser sogenannten Muchschen Granula herrscht heute noch keine volle Übereinstimmung. Während manche Autoren, unter ihnen Much selbst, sie für Wuchsformen der Tuberkelbacillen erklären und ihnen eine große diagnostische Bedeutung beilegen, hält die Mehrzahl der Bakteriologen sie für Degenerationsformen und die Mehrzahl der Kliniker sieht diesen Befund im Sputum sehr zweifelnd an. Die im Sputumausstrich einzeln liegenden nach Gram-Much gefärbten Granula entscheidend für die Diagnose Tuberkulose einzuschätzen, ist wegen der Möglichkeit der Verwechslung mit Kokken oder mit Farbstoffniederschlägen nicht angängig; findet man aber im Stäbchenverband liegende nach Much färbbare Granula, so sind fast ausnahmslos auch Ziehl-färbbare Tuberkelbacillen, wenn auch sehr spärlich, zu finden. Die Färbung wird in folgender Weise ausgeführt: Das Sputumpräparat, wie üblich hergestellt, kommt für 24 Stunden in Carbolmethylviolettlösung (10 ccm alkoholische konzentrierte Methylviolettlösung in 90 ccm 2%ige Carbolsäure; die Lösung ist möglichst jedesmal frisch anzusetzen und beim Gebrauch zu filtrieren). Das so gefärbte Präparat wird in Lugolscher Lösung (1 Teil Jod, 2 Teile Jodkalium, 30 Teile Wasser) 15 Minuten jodiert, dann 1 Minute in 5%iger Salpetersäure und 10 Sekunden in 3%iger Salzsäure gespült, in Acetonalkohol ää differenziert, bis kein Farbstoff mehr auszieht, mit Filtrierpapier abgetrocknet und mit stark verdünnter Carbolfuchsinlosung (1 Tropfen der üblichen Lösung auf 50 ccm Wasser) 1 Minute gegengefärbt. Die MUCHschen Granula erscheinen schwarzblau, alles andere rot.

Der Tierversuch auf Tuberkelbacillen kann sich auf Sputum, Urin, Stuhl, Punktate und Blut erstrecken; in allen Fällen wird zweckmäßig das Antiforminverfahren wie geschildert angewendet, da das Antiformin alle anderen Keime zerstört; der Bodensatz wird mehrfach mit physiologischer Kochsalzlösung ausgewaschen und schließlich in ½ ccm derselben aufgenommen und in die Bauchhöhle eines Meerschweinchens injiziert. Punktate können auch ohne Vorbehandlung injiziert werden, doch empfiehlt sich auch hier die Antiforminbehandlung, wenn eine größere Menge Punktat zur Verfügung steht, die auf diese Weise eingeengt werden kann. Es sei nebenbei erwähnt, daß in der gleichen Art bei Anlegung von Tuberkelbacillenkulturen verfahren wird. Die Tuberkulose des Meerschweinchens braucht 6 bis 8 Wochen zur vollen Entwicklung. Die Anwendung der Intracutanprobe mit Tuberkulin beim Meerschweinchen gibt jedoch die Möglichkeit, die angegangene tuberkulöse Infektion bereits nach 10 bis 14 Tagen zuverlässig zu erkennen. Die Bauchhaut des Tieres wird in Talergröße durch Betupfen mit Calciumhydrosulfit (gesättigt) enthaart; es wird mit 0,1 ccm 20%igem Alttuberkulin (= 20,0 mg Alttuberkulin!) eine Hautquaddel gesetzt, an deren Stelle sich beim tuberkulosekranken Tier innerhalb von 24 Stunden eine charakteristische Reaktion in Form eines bläulichen Zentrums (entzündliche Stauung, die in Nekrose übergehen kann) mit weißem anämischem und peripherem rotem hyperämischem Hof entwickelt (sogenannte Kokardreaktion).

Die chemische Untersuchung des Auswurfs ergibt bei der Lungentuberkulose keine wesentlichen diagnostischen Anhaltspunkte. Das Vorhandensein von Eiweiß im Auswurf macht zwar entzündliche oder destruierende Prozesse der Lunge wahrscheinlich, doch kann gerade bei den beginnenden indurierenden Formen der Tuberkulose Eiweiß vollig fehlen. Bei stärkerem Gewebszerfall enthält das Sputum größere Mengen von Eiweiß (bis 8%; Ausfällen des Mucins durch Schütteln mit der doppelten Menge 3%iger Essigsäure, Filtrieren, Eiweißbestimmung nach ESBACH), doch ist eine konstante Beziehung der Eiweißmenge zu bestimmten Krankheitsgruppen nicht zu erkennen.

Die morphologische Untersuchung des Sputums läßt zwar ein viel Schleim, große Plattenepithelien, spärliche Leukocyten und eine reiche Bakterienflora zeigendes Bild ohne weiteres als Rachenauswurf deuten, doch gibt die Beimengung reichlicher Leukocyten und Lymphocyten sowie sogenannter Alveolarepithelien, größerer ovaler Zellen mit blasigem Kern, deren Herkunft noch nicht sicher feststeht, keine Gewähr dafür, daß das Sputum aus der Lunge stammt. Die Lagerung der Tuberkelbacillen in den zelligen Elementen, insbesondere den Leukocyten, kann nicht mit Sicherheit als Phagocytose aufgefaßt werden und läßt keinen Schluß auf die Art des Prozesses und die Prognose zu. Während eosinophile Zellen im Sputum bei Asthma bronchiale einen häufigen und pathognostischen Befund darstellen, kommt die gleiche Häufigkeit und Bedeutung der Lymphocytose im Sputum bei der Tuberkulose nicht zu. Wichtig ist der Nachweis und die Differenzierung der elastischen Fasern im Auswurf. Sie fehlen zwar bei der beginnenden Lungentuberkulose und bei der indurierenden Form in der Regel und ihr Vorkommen geht so regelmäßig mit dem Vorhandensein von Tuberkelbacillen einher, daß ihr Nachweis bei Fehlen von Tuberkelbacillen gegen Tuberkulose und für einen anderen destruierenden Prozeß spricht; diagnostisch ist also mit diesem Sputumbefund bei Tuberkulose nicht viel anzufangen. Aber einmal zeigen die elastischen Fasern den Gewebszerfall unzweifelhaft an; sodann hat Ballin an unserer Anstalt den Nachweis erbracht, daß bei produktiven Prozessen in der Lunge die elastischen Fasern einzeln oder in Büscheln, bei der käsig-pneumonischen Form aber in alveolärem Verbande gefunden werden. Die Abbildung des verkästen Tuberkels (Abb. 3, S. 10), bei denen nur spärliche büschelförmig zusammengedrängte kurze elastische Fasern zu sehen sind, und die Abbildung des völlig verkästen pneumonischen Herdes (Abb. 7, S. 16), der die erhaltene alveoläre Struktur der Fasern erkennen läßt, zeigen, daß der Ballinsche Befund mit dem morphologischen Bilde der beiden Prozesse und speziell mit dem Verhalten der elastischen Fasern bei der Verkäsung vollkommen übereinstimmt. Wir haben in diesem Befund ein weiteres brauchbares Merkmal zur Differenzierung der tuberkulösen Lungenprozesse. Zur Darstellung der elastischen Fasern kann man etwas Sputum, und zwar am besten kleine Käsebröckel, auf dem Objektträger ausbreiten, mit einem Deckglas bedecken und nun vom Rande her 10⁰/₀ige Kalilauge zufließen lassen; nach Zerstörung der Zellbestandteile treten die elastischen Fasern als stark lichtbrechende, doppelt konturierte Linien hervor. Besser und gründlicher verfährt man, indem man eine größere Menge Sputum mit der gleichen Menge 15⁰/₀iger Kali- oder Natronlauge im Wasserbad unter Umrühren mäßig erwärmt bis zur Auflosung, nach Erkalten zentrifugiert (Handzentrifuge) und das Sediment bei mittlerer Vergrößerung untersucht (s. Abb. 46, 47, 48).

Die chemische Untersuchung des Urins hat sich stets auf Eiweiß und Zucker zu erstrecken, da der Diabetes nicht so selten zur Tuberkulose und die kavernöse Phthise gelegentlich zur Amyloidosis führt. In vielen Fällen fortgeschrittener Tuberkulose, insbesondere bei hochfieberhaften pneumonischen Phthisen, häufig auch bei der akuten hämatogenen Miliartuberkulose, fällt die EHRLICHsche Diazoreaktion positiv aus und ist als Signum mali ominis anzusehen. 5 ccm einer Lösung von 0,1 g Sulfanilsäure in 5%iger Salzsäure werden mit

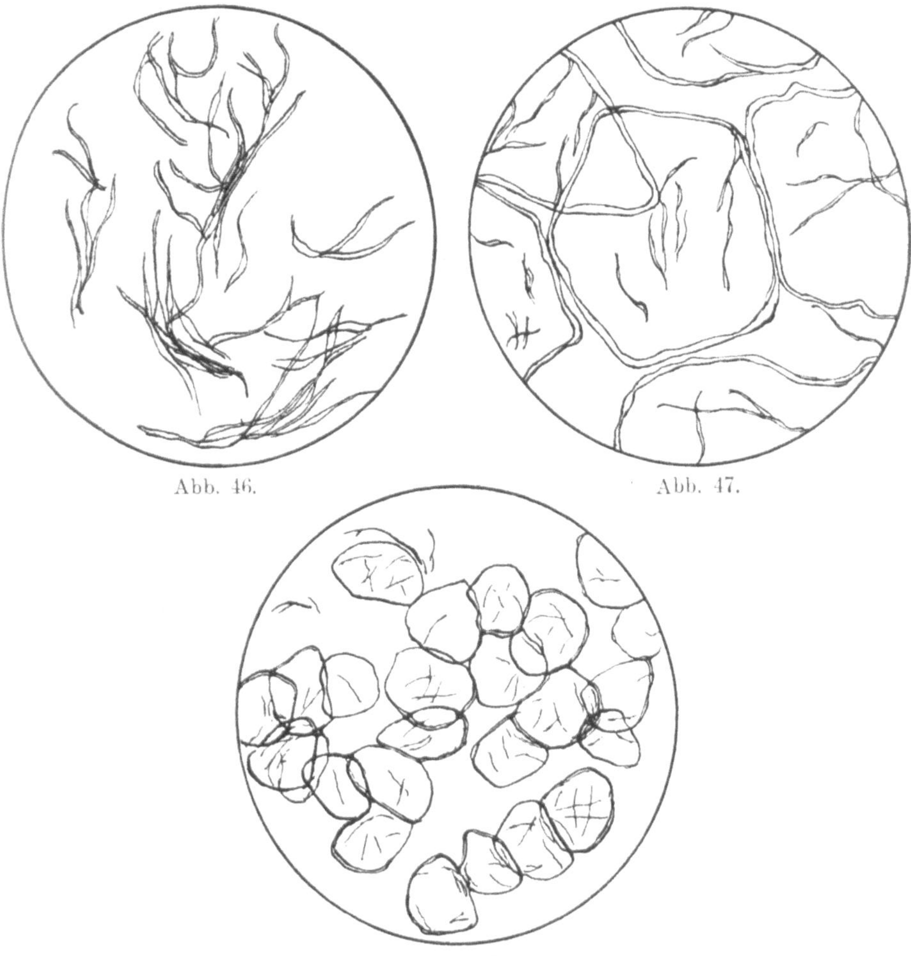

Abb. 46—48. Elastische Fasern im Sputum; Abb. 46, einzeln und büschelförmig, starke Vergrößerung; Abb. 47, alveoläre Anordnung, starke Vergrößerung; Abb. 48, zahlreiche Alveolen, schwache Vergrößerung.

1 ccm einer $^1/_2$%igen Natriumnitritlösung für die Anstellung der Reaktion frisch versetzt und mit gleichen Teilen (6 ccm) Harn gemischt, mit Ammoniak stark alkalisch gemacht und kräftig geschüttelt; bei positivem Ausfall färbt sich die Flüssigkeit und besonders der Schaum

scharlach- bis burgunderrot. Ist die Probe zweifelhaft, so zeigt die Bildung eines dunkelgrunen Niederschlags nach 24 Stunden positiven Ausfall an. Die Probe pflegt bei Tuberkulose im allgemeinen nicht so intensive Färbung zu geben wie beim Typhus. Die im Handel befindlichen Röhrchen mit Marken für die einzelnen Lösungen erleichtern die Anstellung wesentlich. Der Farbenumschlag scheint mit dem Gehalt des Harns an Urochromogen zusammenzuhängen. Eine spezielle Urochromogenprobe ist von WEISS angegeben. Man verdünnt den zu untersuchenden Urin im Reagensglas mit der doppelten Menge Wasser, um die gelbliche Farbe zum Verschwinden zu bringen, gießt die Hälfte in ein anderes Reagensglas und gibt zur einen Hälfte einige Tropfen einer frischen 1%igen Kaliumpermanganatlösung; die Probe ist positiv bei deutlicher kanariengelber Färbung. Der über einen langeren Zeitraum dauernd positive Ausfall gilt bei chirurgischer Tuberkulose als prognostisch infaust, was unsere Erfahrungen bestätigen; die Bedeutung der Probe für die Lungentuberkulose ist noch nicht genügend geklärt.

Auf die Formbestandteile im Urin bei Amyloidosis, komplizierender Nephrose, Blasen- und Nierentuberkulose einzugehen, würde über den Rahmen dieses Buches hinausgehen.

Den Nachweis von Tuberkulin im Urin des Kranken versuchte WILDBOLZ durch die intracutane Einspritzung von 0,1 ccm Eigenharn zu erbringen. Da das Ergebnis negativ war, engte er den Urin bei 60—70° C im Vakuum auf $^1/_{10}$ seines Volumens ein und will nun mit 0,1 ccm dieses eingeengten Urins bei Tuberkulösen stets positiven, bei Nichttuberkulösen stets negativen Ausfall der Intracutanprobe gesehen haben; diesen Nachweis des Tuberkulins im Urin sieht er als sicheres Kennzeichen einer aktiven Tuberkulose an und er empfiehlt daher seine Probe zur Ermittelung der aktiven Tuberkulose. Nach unseren Erfahrungen, die mit denen vieler Autoren übereinstimmen, bringt der hohe Salzgehalt des eingeengten Urins an sich eine Reaktion hervor, die der Tuberkulinreaktion so ähnlich ist, daß eine einwandfreie Beobachtung der spezifischen Reaktion unmöglich wird. Auf die nähere Darstellung der Technik kann daher verzichtet werden.

2. Untersuchung des Blutes.

Es kann keinem Zweifel unterliegen, daß es, auch abgesehen von der hämatogenen Miliartuberkulose, im Ablauf der Tuberkulose Perioden gibt, in denen Tuberkelbacillen im Blut erscheinen. Dafür können als Beweis die Ansiedlungen der Tuberkelbacillen an Stellen dienen, an die sie nicht wohl anders wie auf dem Blutwege gelangt sein können, z. B. die tuberkulösen Herde in den Knochen, im Gehirn, in den Nieren. Auch im Verlauf der chronischen Lungentuberkulose spielt die hämatogene Ausbreitung wahrscheinlich eine größere Rolle, als ihr gemeinhin zugebilligt wird. Man hat den Tuberkelbacillen im Blut, seit die Japaner sie selbst bei ganz gesunden Personen häufig gefunden haben wollten, mit fabelhaftem Eifer nachgespürt. Theoretisch sollte es einfach sein, sie mit Hilfe des Antiforminverfahrens im Blut nachzuweisen; praktisch aber stößt ihre einwandfreie Identifizierung auf große Schwierigkeiten, weil sich Farbstoffniederschläge bilden und anscheinend splitterartige Reste von Serumeiweißgerinnseln säurefest färben und dadurch der Verwechselung mit echten Tuberkelbacillen Tür und Tor geöffnet ist. Deshalb kann über den Tuberkelbacillengehalt des Blutes nur der langwierige und umständliche Tierversuch entscheiden. Für die Diagnose der verschiedenen Formen der Tuberkulose und ihrer Übergänge spielt der Nachweis der Tuberkelbacillen im Blut keine Rolle. Bei der hämatogenen Miliartuberkulose könnte er diagnostisch wichtig sein, aber einmal kommt er wegen des notwendigen Umweges über den Tierversuch regelmäßig zu spät, sodann läßt er sehr häufig im Stich, so daß nur der positive Ausfall von Bedeutung sein würde. Im Endstadium der chronischen Tuberkulose ist der positive Befund im Blut zwar nicht so ganz selten, aber er ist hier klinisch ohne Interesse. Schließlich sind hie und da im Verlauf des sekundären wie des tertiären Stadiums der Tuberkulose Bacillen im Blut gefunden worden, ohne daß es doch bisher gelungen wäre, diese Befunde als konstante Erscheinung bestimmter Phasen des Krankheitsprozesses klarzustellen. So ist das Auftreten der Bacillen im Blut ein für das Verständnis der Pathogenese der Tuberkulose höchst interessantes Ereignis, aber für klinische Zwecke wissen wir noch nichts damit anzufangen; es kann deshalb von der Darstellung der recht komplizierten Technik dieses Nachweises abgesehen werden.

Die medizinische Wissenschaft hat sich in neuerer Zeit neben dem speziellen Studium der lokalen Veränderungen, die das tuberkulöse Virus setzt, und ihrer Beziehungen zum Krankheitsbild auch die Erforschung der Einzelheiten des Gesamtbildes der Allergie, der Allgemeinreaktion des Organismus auf das Eindringen und die Verbreitung der Krankheitserreger angelegen sein lassen und zwar einmal der spezifischen Gewebsreaktion, von deren diagnostischer Auswertung im Kapitel spezifische Diagnostik die Rede war, sodann auch der unspezifischen und spezifischen Veränderungen, die sich serologisch und morphologisch im Blut der Tuberkulösen nachweisen lassen. Von den Versuchen, durch kolloidchemische Methoden für die Diagnose der Tuberkulose und die Differenzierung ihrer Formen Anhaltspunkte zu gewinnen, interessiert vor allem die Beobachtung der Erythrocytensenkung nach FAHRÄUS, die bei mannigfachen entzündlichen und mit Gewebszerfall einhergehenden Krankheiten eine erhebliche Beschleunigung erfahren kann. Die Senkungsreaktion ist ein unspezifisches Phänomen, wie das Fieber oder die Pulsbeschleunigung. Ihr diagnostischer Wert erfährt zudem eine starke Einbuße durch die Tatsache, daß bei zweifellos progredienter offener Lungentuberkulose normale Werte gefunden werden können. Eine ausgesprochene Senkungsbeschleunigung spricht aber bei Ausschließung anderer Krankheiten, die Beschleunigung bedingen können (z. B. maligne Tumoren, akut entzündliche Erkrankungen, Lues) für Tuberkulose, auch wenn tuberkulöse Herde nicht mit Sicherheit nachgewiesen werden können. Wichtiger als die diagnostische Bedeutung der Probe ist der Parallelismus der Beschleunigung mit der Schwere der Erkrankung und zwar nicht etwa nur der Ausdehnung des tuberkulosen Prozesses, sondern vor allem auch seiner Neigung zur Progredienz; es kommt der Senkungsreaktion also ein gewisser prognostischer Wert zu, da nicht nur die bereits eingetretene Organschädigung, sondern auch der Genius morbi ihr Tempo zu beeinflussen scheint. Die Erklärung fur das Phänomen ist freilich noch umstritten. Während nach Höber die Aufhebung der 1904 von ihm nachgewiesenen negativen elektrischen Ladung der roten Blutkörperchen, die im Potentialgefälle zum positiven Pol wandern, durch Adsorption einer im Plasma des rasch sedimentierenden Blutes angenommenen elektropositiven Substanz die gegenseitige Abstoßung der Erythrocyten beseitigt und die Agglutination ermöglicht, ist nach Fahräus die Zunahme der Globulinfraktion im Serumeiweiß auf Kosten der Albuminfraktion entscheidend für die Sedimentierung und zwar zum Teil infolge der Erhöhung der Viscosität. Der Senkungsvorgang unterliegt sicherlich den mannigfachsten Einflüssen; außer der Ladung der roten Blutkörperchen und der Viscosität spielt die Zahl der Erythrocyten, ihre Größe und ihr Hämoglobingehalt, der Gehalt des Blutes an Fibrinogen, an Polypeptiden, an Cholesterin und Lecithin und anderes mehr eine Rolle.

Technisch ist die Anstellung der Senkungsprobe recht einfach. Meist wird nach der Methode von Linzenmeier verfahren, bei der die Senkungszeit der roten Blutkörperchen auf ein gewisses Niveau der Blutsäule als Wertmesser dient. Mit einer Spritze von 1 ccm Inhalt werden zunächst 0,2 ccm einer sterilen 5%igen Lösung von Natrium citricum und sodann 0,8 ccm Blut aus der nicht oder wenig gestauten Vene des Kranken entnommen, in ein 5 mm weites Reagensröhrchen entleert und nach gründlicher Umschwenkung zur Beobachtung passend aufgestellt. Es wird die Zeit notiert, in der die Säule der sich senkenden roten Blutkörperchen mit ihrem oberen Spiegel die unterste der drei vorhandenen Marken (12, 18, 24 mm unter der Marke 1 ccm) erreicht hat; sie beträgt bei gesunden Männern durchschnittlich 540 (240—960) Minuten, bei gesunden Frauen 300 (180—540) Minuten. Als Durchschnittswerte findet man bei fieberfreien Tuberkulosen 180 Minuten bei den Männern und 140 Minuten bei den Frauen, bei den fieberhaften Tuberkulosen 60 und 40 Minuten; bei schweren hochfieberhaften

Phthisen kann die Senkungszeit bis auf 15—20 Minuten absinken. — Die Methode des Schweden WESTERGREN ist anschaulicher und in der Anwendung bequemer; während LINZENMEIER die Zeit bis zur Absenkung auf ein bestimmtes Niveau mißt, nimmt WESTERGREN die Senkungsdistanz in mm in einer bestimmten Zeit als Maßstab, verlangt also nicht stundenlange Beobachtung, sondern einmalige Ablesung nach einer Stunde. Die Pipetten (0,4 ccm 3,8%ige Natriumcitratlösung + 1,6 ccm Blut), die mit der Blut-Citrat-Mischung durch Aufsaugen bis zur 0-Marke

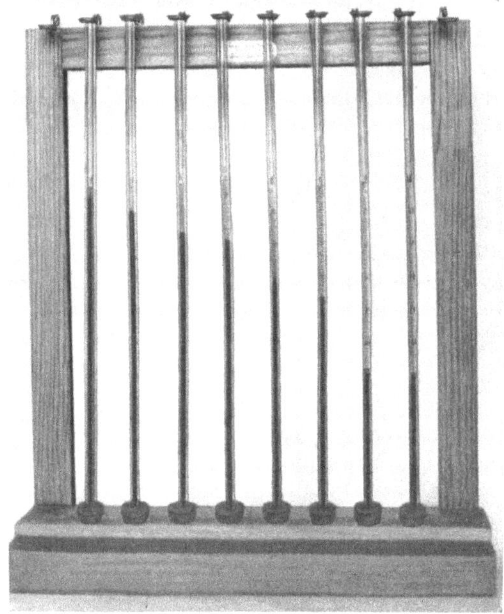

Abb. 49. Apparat zur Beobachtung der Blutkörperchensenkung nach WESTERGREN-KATZ[1]). Von links: 1. gesund, 6 mm. 2. prod. Tub., Stad. I, 13 mm. 3. prod. Tub., offen, Stad. I, 18 mm. 4 desgl., Stad. II, 25 mm. 5 prod. Tub. mit Kavernen, 35 mm. 6. desgl. schwer, 56 mm. 7. desgl. mit leichtem Fieber, 87 mm. 8. fieberhafte exsudative Phthise, 109 mm.

gefüllt werden und zur Beobachtung in ein passendes Gestell kommen (Instrumentarien nach LINZENMEIER und nach WESTERGREN-KATZ bei Leitz, Wetzlar-Berlin, letzteres teurer), sind 30 ccm lang, 2,5 mm weit und in mm graduiert. Bei gesunden Männern beträgt die Senkung nach einer Stunde 2—6 mm, bei gesunden Frauen 3—8 mm; bei schweren fieberhaften Tuberkulosen kann die Senkung bis 130 mm in einer Stunde betragen (8 Beispiele in Abb. 49). Wesentlich sicherer

[1]) Zu haben bei Ernst Leitz, Wetzlar und Berlin NW 6, Luisenstr. 45.

wird das prognostische Urteil nach der Senkungsprobe bei wiederholter Feststellung der Senkungswerte in Abständen von einigen Wochen.

Die Vermehrung der Serumglobuline auf Kosten der Albumine sucht DARANYI durch eine zeitlich abgestufte Flockungsreaktion zu erkennen und diagnostisch und prognostisch zu bewerten; nach unseren Untersuchungen ist die Reaktion bei schweren Tuberkulosen stets positiv, doch ist ihr klinischer Wert noch nicht hinreichend erprobt und es kann daher auf die Darstellung der Technik dieser Probe verzichtet werden. Das gleiche gilt fur die Bestimmung der Blutlipasen, der lipolytischen Fermente, die nach KOLLERT und FRISCH bei der aktiven Tuberkulose vermehrt sein sollen; die Bestimmung erfolgt durch Ermittelung der Zeit des Abbaus einer mit dem Serum versetzten konzentrierten Tributyrinlösung auf halbe Konzentration, die Konzentrationsprüfung der Lösungen durch Viscositätsmessung mit dem Stalagmometer, also durch Zählung der Tropfen beim Abtropfen aus einer sehr exakt gearbeiteten Pipette. Die Methode ist recht umständlich; eine Vermehrung der Blutlipasen scheint nach unseren Nachprüfungen bei schweren Tuberkulosen zu bestehen.

Erwähnt sei die Angabe von FORNET, der durch Befreiung der Tuberkelbacillen von ihrer Wachshülle durch Behandlung mit Ätherdämpfen die Herstellung einer homogenen stabilen Emulsion der Bacillen ermöglicht haben will, die zu der schon lange, auch schon von ROBERT KOCH, vergeblich versuchten Agglutinationsprobe brauchbar sein soll; Nachprüfungen zweifeln indessen die Probe selbst wie ihre diagnostische Brauchbarkeit an.

Ebenfalls schon sehr lange und bisher vergeblich hat man die Komplementbindungsreaktion für die Diagnose der aktiven Tuberkulose auszubauen versucht. In den letzten Jahren ist die Reaktion mit einem von BESREDKA aus jungen auf Eigelbbouillon gezüchteten Tuberkelbacillen hergestellten Antigen vielfach nachgeprüft und bei klinisch ausgesprochenen Lungentuberkulosen in fast 100% positiv gefunden worden, während sie bei beginnender Lungentuberkulose und bei chirurgischer Tuberkulose häufig im Stich zu lassen scheint; danach würde ihr klinischer Wert nicht allzu hoch einzuschätzen sein. Weitere Nachprüfungen bleiben abzuwarten. Über die Komplementbindungsreaktion mit dem neuen WASSERMANNschen Antigen liegen noch keine klinischen Berichte vor; das Antigen ist aus Tuberkelbacillenkulturen hergestellt, die mit Tetralin vorbehandelt wurden.

All den besprochenen serologischen Reaktionen, der Senkungsprobe, der Präcipitations- und der Agglutinationsprobe, der Bestimmung der Fermente und der Komplementbindungsreaktion, seien sie nun spezifisch oder unspezifisch, ist eines gemeinsam: sie suchen die Grenze zwischen aktiver und inaktiver Tuberkulose und sie suchen damit etwas, was es *nicht* gibt. Bei der fast allgemeinen tuberkulösen Durchseuchung der zivilisierten Völker fallen die empfindlichsten spezifischen Proben, die an das lebende Gewebe gebundenen Tuberkulinproben, bei einem sehr hohen Prozentsatz der klinisch dauernd Gesunden positiv aus und der Versuch ihrer Modifikation und Abstufung führt nicht zur Diagnose der aktiven Tuberkulose; selbst die Reaktion am tuberkulösen Gewebsherd ist als Beweis der Aktivität des Prozesses anzuzweifeln, da sie ebensowohl Aktivierung bedeuten kann. Bestehen außer dem alten inaktiven Herd auch nur einzelne Appositions- oder Drüsentuberkel, so ist die aktive progrediente Tuberkulose zeitweilig da. Aber der Einfluß solcher spärlichen Herdchen auf den Gesamtorganismus kann sicherlich lange Zeit so unerheblich sein, daß eine serologische Umstimmung im Reagensglas, also ohne die Möglichkeit der Mit- oder Gegenwirkung des tuberkulösen Virus oder des tuberkulösen Gewebes, die bei der vitalen Tuberkulinprobe gegeben ist, nicht erkennbar wird. Daß den Übergängen von den einzelnen Tuberkeln bis zu den Tuberkulosen mit ausgesprochenen Toxinwirkungen im Serum alle Übergänge von den negativen über die zweifelhaften bis zu stark positiven spezifischen oder unspezifischen Veränderungen entsprechen, kann nicht wundernehmen. Gerade da, wo solche Proben von größtem Wert wären, bei der beginnenden Tuberkulose oder bei ihrer wiederbeginnenden Progredienz, werden sie uns immer wieder im Stich lassen. Statt nach der Probe, die uns den sogenannten aktiven Prozeß anzeigt, sollten wir nach einer Reaktion suchen, die uns den Grad der Einwirkung des tuberkulösen Virus auf den Organismus erkennen läßt; nicht die qualitative —, die quantitative Analyse trägt dem Charakter dieser chronischen Infektionskrankheit Rechnung, die so unendlich mannigfache Verlaufsweisen zeigt.

Die Veränderungen, denen das weiße Blutbild im Verlauf der chronischen Tuberkulose unterliegt, folgen nicht so sehr der anatomischen Ausdehnung des Prozesses, als sie einen Maßstab zu geben scheinen für die Beziehungen, die zwischen dem tuberkulösen Virus einerseits und dem Organismus andererseits bestehen. Hier liegt also bereits eine Möglichkeit vor, dem obigen Gedankengang folgend, der Bedeutung der Krankheit für den Gesamtorganismus nachzuspüren, und in diesem Sinne ist das weiße Blutbild bei der Tuberkulose in den letzten Jahren namentlich von SCHILLING und von ROMBERG und seinen Schülern studiert und gewürdigt worden. ROMBERG kommt zu dem Ergebnis, daß im Verlauf der Tuberkulose charakteristische Veränderungen des weißen Blutbildes eintreten, die im Zusammenhang stehen mit der morphologischen Form der Tuberkulose und mit den Abwehrvorgängen, die dem Zerfall der tuberkulösen Herde und der Ausbreitung des Prozesses entgegentreten, Veränderungen, die eine große Gesetzmäßigkeit zeigen, und die deshalb zwar nicht diagnostisch, weil sie unspezifisch sind und im Beginn der Krankheit häufig fehlen, aber prognostisch ausgewertet werden können.

Als normal gelten 5000—8000 Leukocyten im cmm, davon 60 bis 74% Neutrophile mit bis zu 6—8% stabkernigen und 1—3% jugendlichen Formen, 20—30% Lymphocyten, bis zu 4% Eosinophile; als Leukocytose sind Werte über 10000 im cmm anzusehen. Während bei günstigem Verlauf der Tuberkulose Normalwerte gefunden werden, nicht selten Lymphocytose und Eosinophilie mäßigen Grades bestehen, entwickelt sich mit zunehmender Schwere der Erkrankung eine prognostisch nicht günstig zu wertende Leukocytose, die aber im Endstadium wieder verschwindet. Als ungünstig ist die Neutrophilie (über 75%) anzusehen und besonders die Lymphopenie, die sich allerdings erst in sehr vorgeschrittenem Stadium der Erkrankung einstellt; die ARNETHsche Linksverschiebung, die Zunahme der stabkernigen und jugendlichen Formen und das Auftreten der Myelocyten, ist bei der Tuberkulose eine inkonstante Erscheinung und deshalb von untergeordneter Bedeutung. Nicht veröffentlichte Untersuchungen an unserer Anstalt (BALLIN) stimmen mit dieser Bewertung der wichtigeren Veränderungen vollkommen überein.

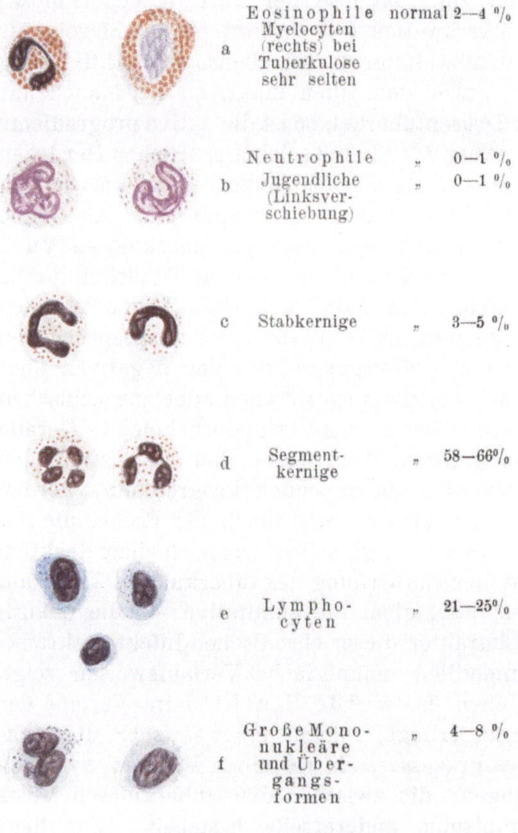

a	Eosinophile Myelocyten (rechts) bei Tuberkulose sehr selten	normal	2—4 %
b	Neutrophile Jugendliche (Linksverschiebung)	„ „	0—1 % 0—1 %
c	Stabkernige	„	3—5 %
d	Segmentkernige	„	58—66%
e	Lymphocyten	„	21—25%
f	Große Mononukleäre und Übergangsformen	„	4—8 %

Abb. 50. **Differentialzählung der Leukocyten** (nach SCHILLING).

Die Zergliederung des weißen Blutbildes ist zeitraubend, aber nicht schwierig. Es werden 200 weiße Blutkörperchen durchgesehen, und es wird jedes Blutkörperchen in der Kategorie, der es angehört, angekreidet. Zur Herstellung des Blutpräparates wird ein mit Alkohol und Äther gründlich entfetteter Objektträger mit einem kleinen Bluttropfen beschickt, der mit der Kante eines Deckglases dünn ausgestrichen wird. Der lufttrockene Ausstrich wird in Äther-Alkohol āā 1 Minute fixiert und nach abermaliger Trocknung an der Luft in frisch verdünnter Giemsalösung $^1/_2$ Stunde gefärbt (15 Tropfen Giemsalösung auf 10 ccm Wasser). Die Giemsalösung ist fertig bei GRÜBLER-Leipzig oder in geeigneten Geschäften zu beziehen. Die Erythrocyten erscheinen gelbrot bis graugrünlich, die neutrophilen Granula violett, die eosinophilen rot, das Lymphocytenprotoplasma hellblau, die Zellkerne rotviolett (s. Abb. 50). Die PAPPENHEIMsche Färbung liefert ganz ähnliche Bilder, während die bei der MAY-GRÜNWALD-Färbung hellen Kerne die Differenzierung des weißen Blutbildes nach unserer Erfahrung erschweren.

VIII. Das klinische Bild der Lungentuberkulose.

1. Die beginnende Lungentuberkulose.

Bei der Diagnose der beginnenden Lungentuberkulose muß man die primäre Lungentuberkulose oder den tuberkulösen primären Lungenherd, die dem Sekundärstadium angehörende Form und die akut sowie die chronisch einsetzende tertiäre Lungentuberkulose auseinander halten.

Der tuberkulöse primäre Lungenherd wird im akuten Stadium nur äußerst selten gefunden. Ein charakteristischer Symptomenkomplex scheint dieser Erstansiedlung der tuberkulösen Infektion nicht zuzukommen, oder richtiger, er kann nicht herausgearbeitet werden, weil über ihn in klinischer Hinsicht zu wenig bekannt ist. Die tuberkulöse Erstinfektion fällt überwiegend in das frühe Kindesalter und das erschwert naturgemäß die Beobachtung wenig ausgesprochener Allgemein- wie Organsymptome ungemein. Frische primäre Lungenherde sind bisher nur in Kinderkliniken, Spezialanstalten und großen, gut eingerichteten Fürsorgestellen beobachtet worden und zwar wurden sie bei systematischen Umgebungsuntersuchungen offen Tuberkulöser mit Hilfe der Tuberkulinprobe und der Röntgenaufnahme festgestellt; sie würden wohl öfter gefunden, wenn nicht häufig der Herd so klein wäre, daß er selbst auf einer guten Platte nicht zu sehen ist. Bei unseren eigenen Beobachtungen (s. Abb. 31, S. 69), solcher Herde haben wir weder bestimmte allgemeine Krankheitserscheinungen feststellen können, insbesondere kein Fieber, noch deutliche physikalische Befunde erhoben. — Über frische tuberkulöse primäre Lungenherde bei Erwachsenen ist gar nichts bekannt. Bei der frühzeitigen tuberkulösen Durchseuchung der zivilisierten Völker kommen Erstinfektionen bei Erwachsenen wohl nicht häufig vor und mangels charakteristischer Erscheinungen kommen sie auch nicht leicht zur Beobachtung. Man sollte meinen, daß in den Ehen Tuberkulöser solche primären Spätinfektionen nicht so selten sein müßten, doch sind weder in der Literatur einschlägige Beobachtungen beschrieben, noch stehen mir bei zahlreichen Untersuchungen von Gatten Tuberkulöser eigene Erfahrungen zur Verfügung.

Als Lungentuberkulosen des Sekundärstadiums sind diejenigen Fälle aufzufassen, bei denen der primäre Lungenherd nicht abheilt, sondern die exsudative Entzundung größere Gewebsabschnitte ergreift oder der Prozeß sich lymphogen in der Form der sogenannten Appositionstuberkel ausbreitet; auch die hämatogene Ausbreitung der Tuberkulose auf entfernte Lungenabschnitte im unmittelbaren Anschluß an das Primärstadium ist zu den sekundären Lungentuberkulosen zu rechnen. Zur sekundären Lungentuberkulose stellen das größte Kontingent die exsudativen Phthisen der Kinder, auf die wir im nächsten Kapitel näher eingehen. Bei Erwachsenen kommen die Formen selten vor, bei denen der primäre Lungenherd direkt zur Lungentuberkulose führt. Ich habe im ganzen sechs Fälle gesehen, fünf davon auf Phthisikerstationen beschäftigt gewesene Ärzte und Schwestern betreffend, die ich als solche sekundären Tuberkulosen glaubte deuten zu sollen. Es handelte sich um akut hochfieberhaft einsetzende Tuberkulosen und zwar nach der Röntgenplatte um größere exsudative Herde in den mittleren oder unteren Lungenpartien. Der Beweis für die Richtigkeit meiner Auffassung der Krankheitsbilder wäre nur zu erbringen, wenn durch exakte Tuberkulinprobe vor der Erkrankung festgestellt gewesen wäre, daß eine tuberkulöse Infektion noch nicht vorlag; dieser Beweis fehlte in allen meinen Fällen. Stets war die akut einsetzende Tuberkulose zunächst für eine akute Affektion der Atmungsorgane gehalten worden. Der klinische Verlauf war, meist unter Pneumothoraxbehandlung, nach Abklingen der akuten Erscheinungen zunächst günstig, doch ist mir über das weitere Schicksal der Kranken nichts bekannt geworden.

Die akut einsetzenden Lungentuberkulosen sind im Rankeschen System nicht immer sicher einzugruppieren. Nicht selten handelt es sich um jugendliche, hereditär schwer belastete Kranke, bei denen die Erstinfektion nach der Anamnese (z. B. Tod der Mutter an Tuberkulose vor zehn Jahren) oder auf Grund der röntgenologischen Feststellung eines verkalkten Primärkomplexes mit Bestimmtheit weit zurück zu datieren ist. In diesen Fällen wäre in der Erkrankung eine tertiäre isolierte Phthise zu erblicken, doch stimmt die Reaktionsweise des Organismus mit unseren Anschauungen uber die tertiäre Phthise nicht recht überein. Zuweilen ist in einer interkurrenten Erkrankung (Grippe!) das auslösende Moment für die rasche

Progredienz der Tuberkulose festzustellen und damit das Erlahmen der Abwehrkräfte gegen die Tuberkulose dem klinischen Verständnis näher geruckt; nicht selten aber fehlt uns jede Erklärung dafür, daß solche vor Jahren infizierte Kranke plötzlich der akuten Ausbreitung der Tuberkulose anheimfallen. So leicht kommen wir nicht um den allerdings unklaren Begriff der hereditären Disposition herum, wie v. Hayek meint. Ist eine weit zurückliegende Infektion nicht anzunehmen, so sind die akut einsetzenden Tuberkulosen im Rankeschen Sinne leichter zu verstehen, wenn man sie als sekundäre Phthisen auffaßt. Zu diesen sekundären Tuberkulosen möchte ich besonders viele akute Erkrankungen bei Jugendlichen (sogenannte galoppierende Schwindsucht) rechnen.

Im klinischen Bild dieser akut beginnenden Tuberkulosen, die anatomisch in der Regel rein exsudative Phthisen sind, wiegt von vornherein die toxische Komponente vor und die ersten Krankheitserscheinungen sind mehr oder minder stürmisch: hohes Fieber, Abgeschlagenheit und psychische Alteration, Schweiße, Appetitlosigkeit usw. Entsprechend der anatomischen Lokalisation werden die physikalischen Veränderungen zwar oft über den Oberlappen, jedoch nicht über den Spitzen gefunden. Der physikalische Befund gleicht dem einer im Oberlappen, nicht selten auch im Unterlappen oder in beiden lokalisierten Bronchopneumonie, nicht eigentlich dem typischen „Spitzenkatarrh“; das Röntgenbild zeigt eine spärliche oder mäßige Aussaat der im Kapitel VI, 3 beschriebenen Schatten exsudativer Herde.

Differentialdiagnostisch machen solche Fälle Schwierigkeiten, wenn Tuberkelbacillen nicht gefunden werden, die im Beginn längere Zeit vermißt werden können; ganz zu schweigen von dem Umstand, daß unter dem Eindruck einer akuten Erkrankung die Untersuchung auf Tuberkelbacillen unterbleibt. Ist der physikalische Befund ausgesprochen, so gehen solche Formen der Tuberkulose oft längere Zeit unter der Diagnose einer verschleppten Pneumonie oder noch schlimmer unter der unklaren Bezeichnung „Lungenkatarrh“. Ist aber der Lungenbefund nicht deutlich, so ist es im Beginn dieser Erkrankungsform begreiflich, wenn differentialdiagnostisch auf Miliartuberkulose, Typhus, Sepsis usw. gefahndet wird. Am besten klärt die Situation eine gute Röntgenaufnahme.

Die banale Form der beginnenden chronischen Lungentuberkulose ist die typische. chronische, apikal einsetzende isolierte Phthise, anatomisch die produktive acinos-nodöse Tuberkulose. Während die Anamnese und der oft arme und uncharakteristische Symptomenkomplex nur in einem Teil dieser schleichend einsetzenden Erkrankung auf die Tuberkulose hinweisen, sind der physikalische Befund und Röntgenplattenbefund allein entscheidend für die Diagnose. Der physikalische Befund ist eindeutig, wenn Rasselgeräusche über den Spitzen gefunden werden; solange diese fehlen, ist er meist zweifelhaft. Der Röntgendurchleuchtungsbefund ist fast immer unsicher, der Plattenbefund eindeutig, wenn Herdschatten zu erkennen sind. Tuberkelbacillen werden in diesem Initialstadium nur etwa in 5 bis 10% aller Fälle gefunden; auch die Untersuchung des weißen Blutbildes und die Senkungsproben lassen hier fast immer im Stich.

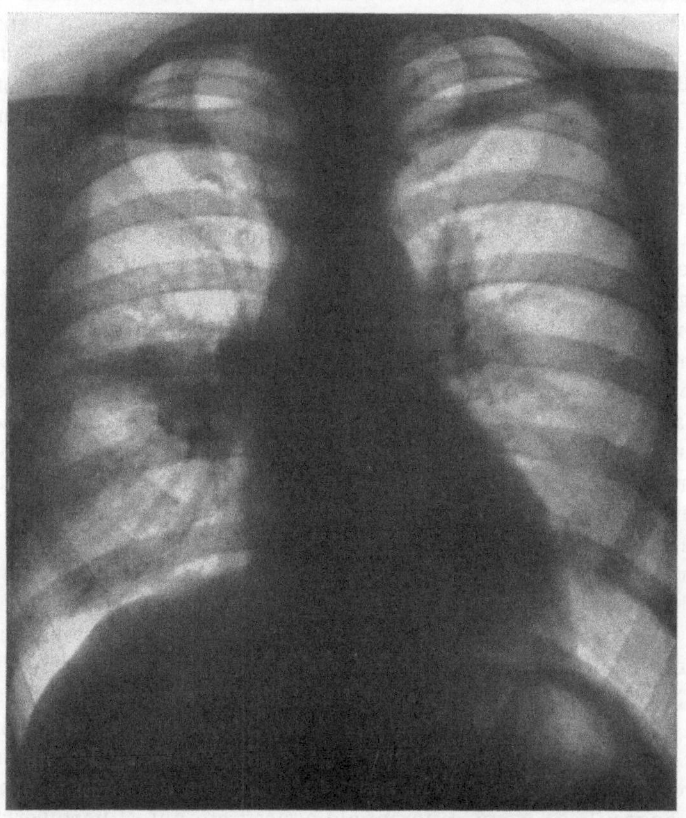

Abb. 51. **Interstitielle Lues der Lunge.** Kompakter Schatten im rechten Hilus mit strahligen Ausläufern. Anamnestisch Lues, Wassermann stark positiv. Fast völliges Verschwinden des Schattens nach Salvarsanbehandlung.

Ist der Sputumbefund negativ, der physikalische und der Röntgenplattenbefund nicht eindeutig, so kann die Diagnose größte Schwierigkeiten machen, über die auch die Tuberkulinproben nur ausnahmsweise hinweghelfen. Differentialdiagnostisch kommen, besonders bei subfebrilen Krankheitszuständen, okkulte chronische Infektionen in Betracht, daneben Basedow, Neurasthenie, namentlich der vagotonische und der sympathikotonische Symptomenkomplex, Phthisiophobie und Hysterie. In der Regel wird nur eine lange sorgsame, eventuell klinische Beobachtung zu einer sicheren Diagnose führen. So häufig klinisch und speziell physikalisch unzweifelhafte Spitzentuberkulosen teils wegen der Geringfügigkeit der Krankheitserscheinungen, teils wegen unzulänglicher Untersuchung übersehen werden, so oft kommt es infolge unrichtiger Bewertung geringfügiger Abweichungen zur

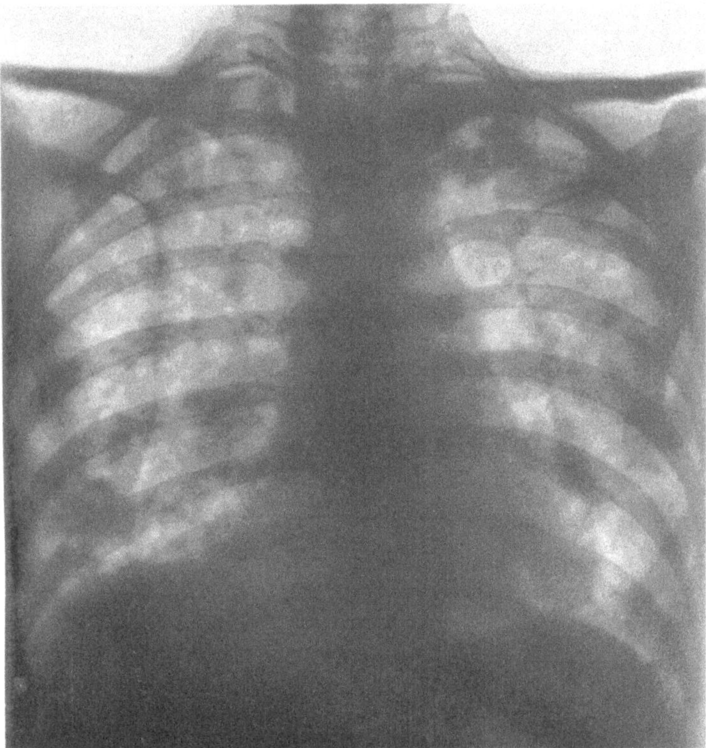

Abb. 52. Multiple Sarkommetastasen in der Lunge. (Leichenaufnahme.) Ziemlich intensive, unscharf begrenzte, aber nicht konfluierende, ganz unregelmäßig verteilte Schattenflecke verschiedener Größe.

Überdiagnose, das heißt zur Annahme einer nicht vorhandenen Spitzentuberkulose. Nicht wenige Ärzte weichen der Schwierigkeit aus, indem sie einen „Lungenspitzenkatarrh" diagnostizieren; das ist aber weder wissenschaftlich, noch ist mit solcher Verschleierung dem Kranken ehrlich gedient. Vor allem ist auch daran festzuhalten, daß bei Fehlen deutlicher Krankheitserscheinungen keinerlei Behandlung, sondern nur sorgfältige Beobachtung notwendig ist.

Leider führt die Geringfügigkeit der Krankheitsäußerungen bei Kranken aller Stände nicht selten dazu, daß sie erstmalig mit einer schon vorgeschrittenen Lungentuberkulose zum Arzt kommen. Die Diagnose Lungentuberkulose wird auch in solchen Fällen gar nicht selten noch verfehlt. Ist der Sputumbefund positiv, so sind solche diagnostischen Schnitzer unverzeihlich; ist er negativ, so sollte doch

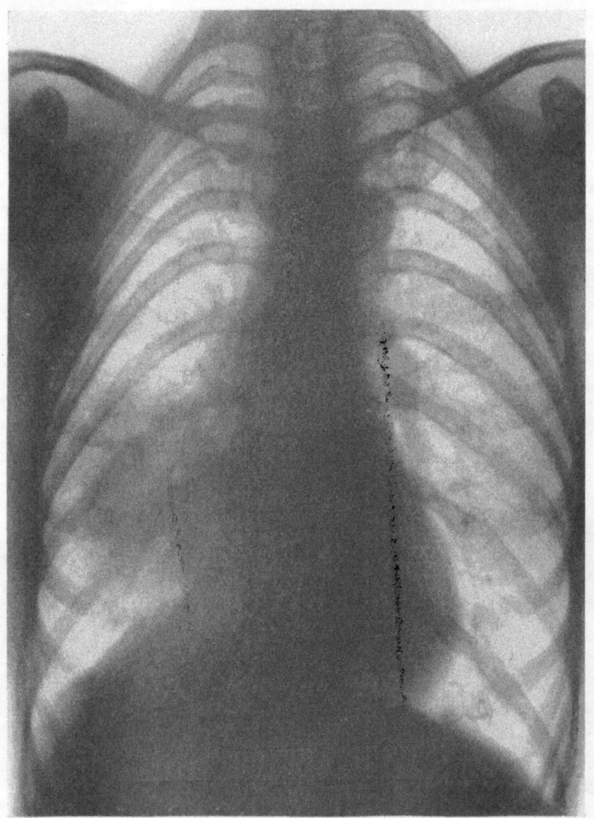

Abb. 53. Chronische Pneumonie. Großer Schatten im rechten Unterfeld mit distinkter kleinfleckiger und strahliger Zeichnung; kein Konfluieren.

der stets eindeutige physikalische Befund, nötigen Falles die nicht weniger eindeutige Röntgenplatte derartige Fehldiagnosen ausschließen. In den einschlägigen Lehrbüchern findet sich fast überall die Angabe, daß der Sputumbefund nur im ersten Beginn der Lungentuberkulose (Stadium I nach Turban-Gerhardt) negativ sei. Das ist unrichtig! Wir verfügen in unserer Plattensammlung über eine Anzahl Röntgenaufnahmen, die schwere, zweifellos tuberkulöse Erkrankungen eines ganzen Lappens, sogar mit Kavernenbildung erkennen lassen, bei denen in monatelanger klinischer Beobachtung durch zahlreiche Sputumuntersuchungen, darunter viele Antiforminuntersuchungen und Untersuchungen nach Jodkalimedikation, Tuberkelbacillen nicht nachgewiesen werden konnten.

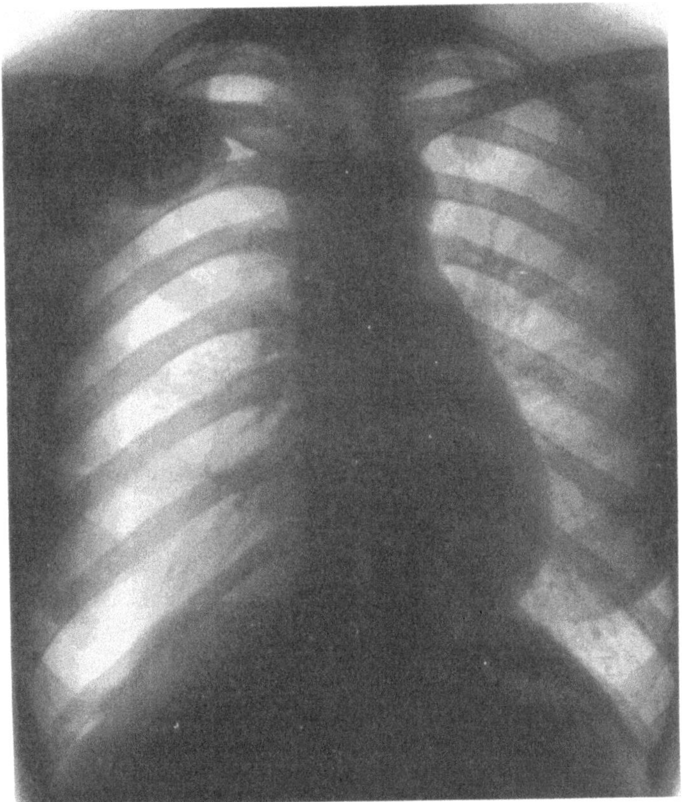

Abb. 54. Osteochondrom der 4. Rippe. Feststellung der extrapulmonalen Lage durch diagnostischen Pneumothorax.

Die Differentialdiagnose der vorgeschrittenen Lungentuberkulose kann auch noch Schwierigkeiten machen, natürlich nur, wenn Tuberkelbacillen im Sputum fehlen; recht häufig ist in solchen Fällen die Diagnose Tuberkulose irrig. Chronische Lungenerkrankungen anderer Provenienz (chronische indurierende Pneumonie, Pneumoniereste, Bronchiektasien, Stauungskatarrh bei Herzleiden, Tumoren, besonders metastatische Tumoren, chronischer Lungenabsceß, Lues der

Lunge) werden nicht selten als Tuberkulose gedeutet. Bei vielen dieser Erkrankungen spricht schon die ganze Anamnese, besonders bei stürmischen Anfangserscheinungen gegen die Annahme einer Tuberkulose; vor allem aber ist der physikalische Befund geeignet, die Diagnose zu

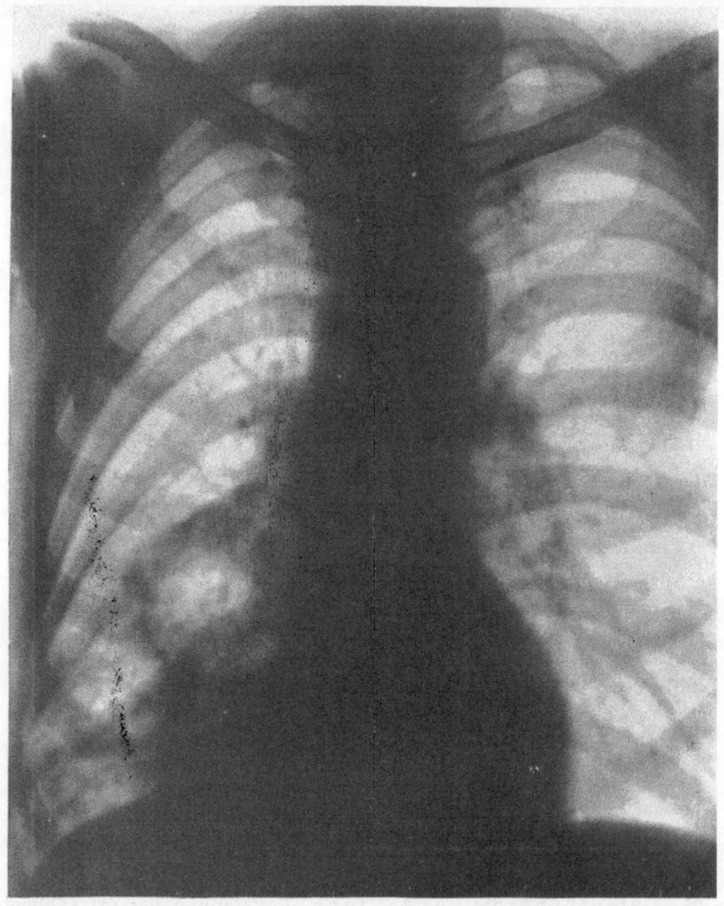

Abb. 55. Greisentuberkulose. Cirrhotische Phthise der rechten Spitze: diffuse Trübung, kalkimprägnierte Herde, Einengung des Thorax. Großer exsudativer Herd mit zentraler Kaverne im rechten Unterfeld.

klären, da die genannten Prozesse fast niemals die Lungenspitzen, im Gegenteil meist die Unterlappen bevorzugen, reine chronische Unterlappentuberkulosen aber sehr selten sind. Das Fehlen der Tuberkelbacillen macht bei schwereren Prozessen die Diagnose Tuberkulose unwahrscheinlich, besonders wenn elastische Fasern im Sputum den

Gewebszerfall beweisen. Manchen der genannten Krankheitsbilder entsprechen charakteristische Röntgenplattenbefunde, wie die Abbildungen 51, 52, 53, 54 zeigen; vielfach freilich, bei der chronischen Pneumonie zum Beispiel, sind die Plattenbefunde nicht eindeutig, wenn auch die Lokalisierung der Herdschatten im Unterfeld wie der entsprechende physikalische Befund die Diagnose Tuberkulose unwahrscheinlich macht. Die Greisentuberkulose allerdings zeigt nicht selten ein atypisches Verhalten; hier sind merkwurdigerweise isolierte exsudative Unterlappenherde mit oder ohne alte cirrhotische Spitzentuberkulose gar nicht selten (Abb. 55). Handelt es sich um chronische exsudative indurierende Prozesse, so können auch bei diesen Unterlappentuberkulosen Tuberkelbacillen im Sputum fehlen; das sind Fälle, bei denen unter Umständen die Differentialdiagnose Tuberkulose oder chronische Pneumonie intra vitam auch mit allen Hilfsmitteln nicht gestellt werden kann. — Schließlich ist differentialdiagnostisch wichtig, daß zum Bilde der cirrhotischen Phthise so gut wie regelmäßig ausgedehntes vikariierendes Emphysem und chronische Bronchitis gehören, und daß gar nicht selten die Geräusche der letzteren den physikalischen Befund beherrschen und die richtige Diagnose erschweren; wie wichtig diese aber ist, nicht nur der Therapie und der Prognose wegen, sondern auch mit Rücksicht auf die Ansteckungsgefahr (Behutung kleiner Kinder durch die Großmutter!) bedarf keiner näheren Ausführung.

2. Der klinische Verlauf der verschiedenen Formen der Lungentuberkulose.

Die produktive Tuberkulose zeigt eine subchronische bis chronische Entwicklung; die kleinherdige Form ist namentlich bei sehr dichter Herdaussaat der aktivere Prozeß, der rascheres Fortschreiten und häufiger Übergang in konfluierende Verkäsung, also in Kavernenbildung erkennen läßt, während die großknotige Tuberkulose immer, die disseminierte kleinknotige Form häufig ganz chronisch verläuft und zur fibrösen Induration der Herde, also zur Abheilung neigt. Eine strenge Trennung dieser beiden Unterformen läßt sich übrigens nicht durchfuhren. Da nicht wenige unserer Kranken nach längerer oder kürzerer Pause in die Anstalt zuruckkehren, haben wir recht viele Fälle über eine größere Reihe von Jahren verfolgen können. Nach unserer Erfahrung verläuft die produktive Tuberkulose häufig so langsam, daß die Wiederholung der Röntgenaufnahme nach ein bis zwei Jahren kaum Veranderungen zeigt, die Verschiedenheit beider Platten vielmehr durch die unvermeidlichen Differenzen der Aufnahmetechnik bedingt sein könnten. Diesem chronischen Verlauf entspricht eine verhältnismäßig geringe Einwirkung des pathologischen Prozesses auf den Gesamtorganismus, sei es, daß wenig Toxine produziert, oder daß infolge guter Abwehrbereitschaft alle schädlichen Produkte alsbald gebunden oder beseitigt werden. Toxische Erscheinungen treten daher im klinischen Bild in den Hintergrund. Speziell gehört Fieber nicht zum Symptomenkomplex der produktiven Tuberkulose, es kann vielmehr im ganzen Verlauf bis zum schließlichen Exitus völlig fehlen, und wenn Störungen des Temperaturgleichgewichts auftreten, so zeigen sie sich mehr in einer Labilität der Körperwärme (große Tagesdifferenzen, Ansteigen auf Reize aller Art) oder doch in subfebrilen Graden, die auch bei weit vorgeschrittener Phthise 38° C kaum erreichen; selbst das Vorhandensein riesiger Kavernen braucht daran nichts zu ändern. Sobald anhaltend höhere Temperaturen, von welchem Typus es auch sei, auftreten, liegt keine rein produktive Tuberkulose mehr vor, sondern es bestehen daneben exsudative Prozesse oder eine verkäsende Tuberkulose anderer Organe. Diese überraschend scheinende Beobachtung ist von uns durch sehr zahlreiche autoptische Erfahrungen erhärtet. — Auch die anderen toxischen Symptome können im Verlaufe der produktiven Tuberkulose lange Jahre so gut wie ganz fehlen, so die Schweiße, insbesondere die Nachtschweiße, die Tachykardie, die Appetitlosigkeit usw. Ist Auswurf überhaupt vorhanden, so werden doch die Tuberkelbacillen darin nicht selten Jahre lang vermißt; sind sie aber vorhanden, so findet man sie spärlich oder gar vereinzelt, nur bei rascherem Gewebszerfall in größerer Zahl. Der Befund elastischer Fasern ist bekanntlich von diesem Gewebszerfall abhängig; er ist demgemäß bei den rein indurierenden Formen dauernd negativ; die elastischen Fasern finden sich im übrigen bei der produktiven Tuberkulose wie erwähnt nur einzeln oder in Büscheln, nicht in alveolärer Anordnung im Sputum. Die verhältnismäßig geringe Rückwirkung dieses chronischen tuberkulösen Prozesses auf den Gesamtorganismus spiegelt sich auch in den Veränderungen des Blutes, die unserer klinischen Beobachtung zugänglich sind; auch bei recht ausgedehnten Erkrankungen dieser Art finden sich oft kaum Veränderungen des weißen Blutbildes und der Blutkörperchensenkung oder doch nur Abweichungen geringeren Grades.

Mit dem Fortschreiten des Organprozesses freilich macht sich nicht nur die Organzerstörung, die Abnahme der Respirationsfläche, im Zurückgehen der Leistungsfähigkeit und im Befinden des Kranken geltend, sondern die große Menge der produzierten Toxine kann anscheinend nicht mehr bewältigt werden und äußert sich in der Wirkung auf den ganzen Organismus. Das äußere Bild des Kranken wird je länger je mehr das des typischen Phthisikers mit dem sekundären phthisischen Habitus, der sekundären Anämie, der gegen das Ende zunehmenden Kachexie, schließlich der Euphorie. Fast stets greift die Tuberkulose früher oder später auf Kehlkopf und Darm über und die schweren Grade geschwüriger Zerstörungen in diesen Organen können im Symptomenbild ganz die Oberhand gewinnen, dem Kranken unendlich viel großere Qualen bereiten, als je die Lungentuberkulose und das Leiden rasch zum Abschluß bringen. Treten diese Komplikationen nicht so in den Vordergrund, so geht dieser Phthisiker an der Zerstörung der Lungen und der Kachexie zugrunde.

Die exquisit chronische cirrhotische Phthise gleicht in ihrem Verlauf im ganzen der produktiven Tuberkulose, aus der sie, bei Erwachsenen wenigstens, regelmäßig hervorgeht. Die Reaktion des Organismus auf den örtlichen Krankheitsprozeß, in dessen Ablauf nicht selten Einzelschübe zu erkennen sind, bei dem aber das Tempo der Progredienz sich dauernd zu verlangsamen pflegt, ist aber noch weniger ausgesprochen. Das Leiden hat in der Regel einen ganz schleichenden Charakter; nicht immer, aber häufig fehlen ihm auch während der Schübe etwas lebhafterer Progredienz alle stürmischen oder beunruhigenden Krankheitserscheinungen, vor allem Fieber, gänzlich; seine wahre Natur bleibt deshalb dem Träger nicht selten bis zu einem Jahrzehnt und daruber verborgen, indem die immer wieder auftretenden Schübe für rezidivierende „Katarrhe" gehalten werden, und die wirkliche Krankheitsdauer kann gelegentlich nur geschätzt, nicht festgestellt werden. Bei cirrhotischen Phthisen mit Kavernen besteht freilich, wohl durch die Zerrungen, denen das Gewebe infolge der Schrumpfungsprozesse ausgesetzt ist, eine besonders große Neigung zu größeren Blutungen mit allen ihren momentanen klinischen und ihren Folgeerscheinungen (käsige Aspirationspneumonie!). Der Allgemeinzustand des Kranken ist meist dürftig, kann aber auch ganz unbeeinflußt sein.

Trotz der ausgesprochenen Tendenz des tuberkulösen Grundprozesses zur Abheilung kann man aber die cirrhotische Phthise nicht eigentlich als gutartiges Leiden bezeichnen, denn wenn auch die Tuberkulose nicht selten dauernd zum Stillstand kommt, so sind doch Rezidive ebenso häufig wie ein ganz allmähliches Fortschreiten. Dazu kommt, daß bei dieser Tuberkuloseform im klinischen Bilde an die Stelle der Krankheitserscheinungen der Tuberkulose schwere Störungen treten, die durch sekundäre Veränderungen der Organe bedingt sind. Infolge der exzessiven Schrumpfung größerer Lungenabschnitte entsteht ein oft hochgradiges Emphysem des ubrigen Lungengewebes, namentlich in den Unterlappen, und die dadurch herbeigeführte Funktionsschädigung der Lungen bewirkt eine im Krankheitsbild um so mehr auffallende Dyspnoe, als der tuberkulöse Krankheitsherd gerade wegen der Schrumpfung physikalisch und röntgenologisch recht klein erscheint. Schon durch dieses Emphysem ist die körperliche Leistungsfähigkeit des Kranken bei der cirrhotischen Phthise oft scheinbar unverhältnismäßig reduziert. Aber dieses rein mechanische Moment hat noch weitere Konsequenzen, denn der kleine Kreislauf, durch den Ausfall erheblicher Gefäßabschnitte in den zerstörten Lungenteilen ohnhin stark verkleinert, erfährt durch das Emphysem eine weitere beträchtliche Erschwerung. Der erhöhten Leistungsforderung ist das Herz um so weniger gewachsen, als es selbst, wohl durch Toxinwirkung, eine mit den Jahren immer mehr zunehmende Schädigung (braune Atrophie, fettige Degeneration) erfährt. Dazu gesellen sich analoge degenerative Veränderungen in den großen drüsigen Organen, der Leber, der Milz und den Nieren. Im klinischen Bilde kann schließlich der tuberkulöse Grundprozeß hinter den Erscheinungen dieser sekundären Veränderungen fast verschwinden; die Insuffizienz der sekundär beeinflußten Organe, im Circulus vitiosus die Kachexie herbeiführend und durch sie wiederum vermehrt, führt zum allmählichen Verkümmern des ganzen Organismus; viele Kranke siechen so ganz allmählich dahin, aber die geringfügigste interkurrente Erkrankung kann in diesem Stadium den Kranken auch ganz plötzlich wegraffen. Bestehen große, stark sezernierende Kavernen, so kommt es nicht selten zur Amyloidosis in Leber, Milz, Darm und Nieren und damit zum raschen Ende. Schließlich ist es ein häufiges Schicksal dieser Kranken, daß die Tuberkulose zwar in den Lungen stationär wird, daß sie aber schwere geschwürige Zerstörungen in Kehlkopf und Darm setzt, denen die Kranken nach jahrzehntelangen Kampf mit der Tuberkulose ziemlich akut und sehr qualvoll erliegen.

Die exsudative Form der Lungentuberkulose ist ein recht wechselvolles, aber von der produktiven Tuberkulose klinisch doch meist gut zu unterscheidendes Krankheitsbild. Handelt es sich um einen von vornherein exsudativen Prozeß, so sind auch die Anfangserscheinungen der Krankheit akut, wie im vorigen Kapitel geschildert. Im weiteren Verlauf kann das Fieber alle Formen und Grade zeigen: hohe Kontinua, hohe hektische Kurve, Typus inversus (selten, ganz infaust), unregelmäßige Fieberschübe, niedriges remittierendes Fieber usw. Es ist uns bisher nicht gelungen, zwischen diesen verschiedenen Fiebertypen und bestimmten Formen der exsudativen Phthise einen Zusammenhang zu finden. — Die seltene lobäre käsige Pneumonie verläuft überaus foudroyant. Die Kontinua zwischen 39 und 40° C, die leichte Verwirrtheit, die Unruhe oder auch Somnolenz des meist gut genährten und konstitutionell kräftigen, durchaus nicht phthisisch aussehenden Kranken können fast einem Status typhosus ähneln oder an septische Krankheitsbilder erinnern. Auch bei den akuten lobulären käsigen Pneumonien stehen toxische Symptome im Vordergrund der Krankheitserscheinungen. Das Fieber gehört so regelmäßig zu den frischen exsudativen Lungenprozessen, daß ein Fahnden nach besonderen Ursachen des Fiebers, besonders nach sogenannten *Mischinfektionen müßig erscheint; wir haben* bei zahllosen Untersuchungen morphologisch keinen Anhaltspunkt dafür gefunden, daß bei diesen Fieberbewegungen die Mischinfektion eine Rolle spielt. Andererseits kann aber bei subakutem Verlauf der käsigen Bronchopneumonie das Fieber niedrig hektisch sein wie bei der produktiven Tuberkulose, ja bei lokalisierten indurierenden Herden gänzlich fehlen; andauerndes höheres Fieber hat also bei der Lungentuberkulose, das Fehlen von komplizierenden anderweiten Organtuberkulosen vorausgesetzt, als pathognostisch für exsudative Lungenprozesse zu gelten, aber selbst das völlige Fehlen von Fieber nicht als Ausschließungsgrund. Merkwürdigerweise bleibt bei den akuten Formen der exsudativen Phthise der Ernährungszustand des Kranken trotz dauernden mittleren bis hohen Fiebers verhältnismäßig lange, mitunter bis zum Tode, leidlich gut und die phthisische Kachexie, die bei der chronischen produktiven Tuberkulose Jahre lang bestehen kann, kommt hier nur bei subakutem bis subchronischem Verlauf und auch da erst gegen das Ende zustande. Allerdings ist der Allgemeinzustand des Kranken nur scheinbar leidlich günstig; das pastös gedunsene, dabei cyanotische oder hektische Aussehen deutet vielmehr ganz unmißverständlich auf das schwere Krankheitsbild hin. — Die Bacillenzahl im Sputum pflegt bei der käsigen Pneumonie, die meist sehr zur Erweichung neigt, sehr hoch zu sein, bei den selteneren subchronischen Formen mit Neigung zur Induration kann sie niedrig sein. Die elastischen Fasern zeigen, wie Ballin aus unserer Anstalt nachgewiesen hat, regelmäßig die ganz charakteristische Anordnung im alveolären Verband. — Die toxischen Wirkungen des exsudativen Prozesses, die das klinische Bild charakterisieren, sind auch bei der Untersuchung des Blutes zu erkennen, und zwar zeigen sich im weißen Blutbild die besprochenen Veränderungen am stärksten und im prognostisch ungünstigsten Sinne ausgeprägt, und analog weist die Senkungsprobe die höchsten Grade der Beschleunigung nach bei den ganz akuten käsigen Pneumonien, die klinisch die schwersten Krankheitsbilder bieten und prognostisch ganz infaust erscheinen. — Die häufig sehr ausgedehnte käsige Bronchiolitis und Bronchitis ist klinisch nicht festzustellen; die tuberkulöse Erkrankung des Kehlkopfes pflegt im Krankheitsbild der reinen exsudativen Phthise nicht hervorzutreten, vielmehr kommt es meist erst sub finem zu einer oberflächlichen Schleimhauttuberkulose in Luftröhre und Kehlkopf. Auch die geschwürige Tuberkulose des Darmes fehlt eigentümlicherweise oder bleibt in Grenzen, die sie klinisch nicht in Erscheinung treten läßt. — Der Kranke geht bei den ganz akuten Formen der exsudativen Phthise toxisch-septisch zugrunde; diesem klinischen Bilde entspricht der erwähnte septische Charakter der Milz. Bei den subakuten bis

Schematische Darstellung der Erscheinungen

	Bisherige Krankheitsdauer	Symptome	Inspektion	Perkussion	Atemgeräusch
I. acinös-nodöse produktive Tuberkulose	Monate bis Jahre	kaum Fieber, geringe Allgemein- und Organerscheinungen, allmählich zunehmend	oft Abflachung und Nachschleppen	Schallverkürzung bis Dämpfung	vesiko-bronch. bis bronchovesik.
			stets über den oberen Thoraxpartien		
II. cirrhotische Phthise	Jahre bis Jahrzehnte	wie bei I, sehr langsam zunehmende Schwäche	tiefe Einziehung der Supraclaviculargruben; Abflachung und Nachschleppen	starke Dämpfung, oft scharf begrenzt	bronchovesik. bis bronchial, oft stark abgeschwächt [üb d U L abgeschwächt (Emphysem)]
			nur über den oberen Thorax-		
III. lobuläre exsudativ-käsige Tuberkulose	Wochen bis Monate	wechselndes Fieber, schnelle Verschlimmerung	Nachschleppen, seltener Abflachung	Schallverkürzung bis Dämpfung	vesiko-bronch. bis bronchovesik.
			wie bei Broncho-		
IV. lobäre käsige Pneumonie	wenige Wochen	hohe Continua, schweres Krankheitsbild	starkes Nachschleppen, keine Abflachung	starke Dampfung	bronchial
			wie bei lobarer croupöser Pneu-		
Kavernen	—	—	nicht selten Einziehung an der Stelle der Kaverne	Tympanie (bei Riesenkavernen sehr tief)	bronchovesik bis amphorisch, oft stark abgeschwächt bis aufgehoben

subchronischen Prozessen tritt der Tod infolge der Zerstörung der Lungen durch die Tuberkulose ein.

Viel häufiger denn als selbständiges Krankheitsbild tritt die exsudative Phthise als Sekundärprozeß zu älterer produktiver bei den verschiedenen Formen der Tuberkulose.

Nebengeräusche	a) Auswurfmengen b) Tuberkelbacillen c) elastische Fasern	a) Weißes Röntgenbild b) Senkungsprobe	Röntgenbild	Prognose
mäßig reichlich, halbklingend bis klingend am stärksten	a) und b) mäßig reichlich; c) einzeln oder in Büscheln oder fehlend	a) anfangs normal, später Leukocytose b) mäßige Beschleunigung	scharfe Zeichnung und apikal-caudale Abnahme der Herdschatten, durchscheinender Gesamtcharakter	leidlich gut bis sehr zweifelhaft
spärlich, zäh, bei Kavernen reichlich klingend; [über den U.L. bronchit. Geräusche (chron. Bronch.)] partien	a) sehr wenig, bei Kavernen oder chron. Bronchitis reichlich. b) gar nicht od. spärlich, bei Kavernen reichlich. c) wie bei I.	a) oft Lymphocytose und Eosinophilie, b) normal oder geringe Beschleunigung	scharfe strahlige, streifige u. starke konfluierende scharfbegrenzte Schatten. Verziehung der Mittelfellorgane, charakteristische Herzfigur u. Gefäßzeichnung	ziemlich gut
reichlich klingend pneumonie	a) und b) reichlich, c) in alveolärer Anordnung	a) Leukocytose, Neutrophilie, b) Starke Beschleunigung	intensive weiche und runde vielfach zerfließende konfluierende Herdschatten, Bevorzugung der zentralen Partien	schlecht
sehr reichlich, klingend monie	a) und b) sehr reichlich, c) wie bei III	a) Neutrophilie, Lymphopenie, b) sehr starke Beschleunigung	intensive konfluierende Beschattung ganzer Felder, unscharfe Begrenzung	ganz infaust
reichlich, großblasig, klingend Knarren, Quietschen, Juchzen	a) u. b) bei I u. II mäßig, bei III u. IV sehr reichlich, c) bei I u. II in Büscheln, bei III u. IV alveolar	a) u. b) abhängig vom Charakter des tuberkulösen Prozesses	homogene Aufhellung, bei I und II scharf, bei III und IV weich und un scharf begrenzt, Riesenkavernen ohne Grenzen	—

Lungentuberkulose hinzu. Einige der Bedingungen, die zum Auftreten exsudativer Herde führen, sind uns bekannt. So kommt es bei schweren Lungenblutungen nicht selten zur Aspiration von Blut und infektiösem Material in bisher freie Lungengewebspartien und damit zu pneumonischen Prozessen vom Typus des exsudativen tuberkulösen Herdes (Abb. 56). Dieser käsigen Aspirationspneumonie kommt klinisch insofern eine Sonderstellung zu, als sie nicht das Erliegen der Abwehrkräfte des Organismus anzeigt, sondern einem brutalen Insult gesunder Gewebspartien ihre Entstehung verdankt. Solcher Herde kann der

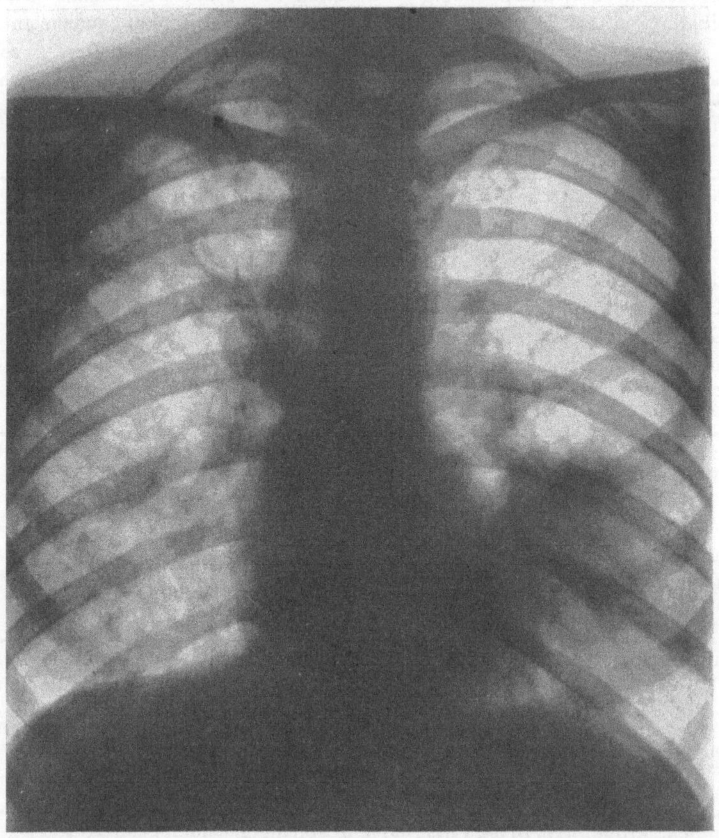

Abb. 56. Käsige Aspirationspneumonie nach Lungenblutung. Produktive Tuberkulose im rechten Lungenfeld mit Kaverne (unscharf begrenzte Aufhellung lateral unterhalb der Clavicula). Großer exsudativer Herd im linken Unterfeld.

Organismus Herr werden, wenn sie nicht gar zu umfangreich sind, und zwar unter fibröser Induration und Abkapselung. Sub finem, also im Stadium des negativen Pirquet, pfropft sich recht häufig ein exsudativer Prozeß auf den produktiven; diese finale käsige Pneumonie ist das Symbol des Erliegens des Organismus, also irreparabel und prognostisch ganz infaust. Die Entstehung akuter käsiger lobulärer Pneumonie auf der Basis einer alten offenen produktiven Tuberkulose beobachteten wir in einer größeren Zahl von Grippefällen; sie kommt in ähnlicher Art durch Lähmung der spezifischen Abwehrkrafte nach Keuchhusten, Masern, im Puerperium oder nach Aborten zustande. Weitere Bedingungen für diesen merkwürdigen Wandel in der Ausbreitungsweise der Tuberkulose oder, anders ausgedrückt, in der Reaktionsweise des Organismus auf den Erregerangriff, sind bisher nicht bekannt. Was wir an diesen Vorgängen erkennen können, ist lediglich die Auslösung einer Reaktion, die einem Umsturz ähnelt; das eigentliche pathologische Geschehen bleibt trotz aller muhevollen Untersuchungen uber spezifische und unspezifische Abwehr einstweilen völlig dunkel.

Das klinische Bild der Vermischung beider Prozesse ergibt sich aus den Schilderungen der chronischen produktiven Tuberkulose einerseits, der käsigen Pneumonie andererseits einfach durch Addition. Der chronisch verlaufenden Tuberkulose gesellt sich die akute Form mehr oder minder plötzlich, an ihren Fieberbewegungen ohne weiteres kenntlich, in ihrer Entstehung durch Blutung, Grippe usw. nicht selten offenkundig. Klinisch sind wir nicht immer in der Lage, den bisherigen Verlauf der jetzt akuten Form zu ermitteln, weil allzu häufig die Anamnese die unbestimmten Erscheinungen des Beginns nicht aufdeckt. Die Prognose der akuten Phase ist immer überaus ernst, da sie durch den raschen Ablauf des dominierenden exsudativen Prozesses im ungünstigen Sinne festgelegt scheint, doch kommen Remissionen vor, ja sogar Stationärwerden für längere Zeit.

In der Übersicht auf Seite 114/115 sind die Merkmale der verschiedenen Formen der Lungentuberkulose schematisch zusammengestellt; im Endstadium jedes Bildes ändern sich natürlich einzelne Züge.

3. Bronchialdrüsen- und Lungentuberkulose bei Kindern.

Den Bronchialdrüsen kommt im pathogenetischen Bilde der Tuberkulose fast immer eine gewisse Bedeutung zu, da der primäre Infektionsherd so gut wie regelmäßig in der Lunge sitzt und der Infektionsweg von diesem Herd aus stets zur regionären Lungenwurzeldrüse führt; in diesem Stadium bleibt die Infektion sehr häufig stecken und kann damit vorläufig oder endgültig abheilen. Tritt in dieser Phase die Heilung nicht ein, so greift der Prozeß auf die ganze zentrale Drüsengruppe über und damit ist das pathologische Bild der Bronchialdrüsentuberkulose gegeben.

Während bei der Tuberkulose der Erwachsenen die Periode der frischen Erkrankung der Bronchialdrüsen in der Regel einer mehr oder minder ehrwürdigen Vergangenheit angehört, die Lungenwurzeldrüsen überwiegend regressive Veränderungen in der Form der derben anthrakotischen Induration mit partieller Verkreidung oder fibröser Verkäsung, nur bei akuten Formen zum Teil markige Schwellung zeigen, und im klinischen Bilde der Tuberkulose der Bronchialdrüsen so gut wie niemals eine Bedeutung zukommt, liegen die Verhältnisse bei Kindern wesentlich anders. Im frischen Stadium kommt es zu den gleichen entzündlichen, zur Verkäsung neigenden tuberkulösen Prozessen ganzer Pakete von Bronchialdrüsen, wie sie uns von der Halsdrüsentuberkulose pathologisch-anatomisch und klinisch geläufig sind. Über die Frage allerdings, wie groß bei der außerordentlichen Zahl der Kinderinfekte der Prozentsatz der Tuberkulosen ist, die als Bronchialdrüsenerkrankungen klinisch evident werden, bleibt uns die ganze große Literatur über diese Phase der Tuberkulose die Antwort schuldig. Es hat sich gleichsam die Spekulation dieses Gegenstandes bemächtigt, indem eine große Zahl von Autoren, denen die Praxis willig folgt, aus ganz unbestimmten, irrelevanten Symptomen klinischer, röntgenologischer oder biologischer Art die Diagnose Bronchialdrüsentuberkulose herzuleiten sich erkühnt, auch vielfach gleich die Rezepte bei der Hand hat, diese Tuberkulose zur endgültigen Abheilung zu bringen. Unzweifelhaft heilen zahllose Tuberkulosen im primären und frühsekundären Stadium ab, ohne daß der pathologische Prozeß jemals die Schwelle klinischer Bedeutung überschreitet, und ebenso sicher ist, daß bei der Mehrzahl der Lungentuberkulösen in der Anamnese jedes Anzeichen, ja jeder Verdacht auf ein Stadium der Bronchialdrüsentuberkulose fehlt, durch das die Kranken ja fast alle hindurchgegangen sein müssen, auch bei Kranken, die in ihrer Kindheit sorgsamst, selbst ärztlich auf Anzeichen einer Tuberkulose, überwacht worden sind. Wenn heute in der Literatur wie in der Praxis die Diagnose Bronchialdrüsentuberkulose eine so große Rolle spielt, so ist das leider kein Beweis für die Dignität des viel umstrittenen Krankheitsbildes oder gar die Exaktheit der einzelnen Diagnose.

Da die Symptome der Bronchialdrüsentuberkulose der Kinder sich großenteils mit denen der Lungentuberkulose decken, ist es notwendig, auf das Krankheitsbild kurz einzugehen.

Bei Kindern, namentlich bei kleinen Kindern ist der Prozentsatz der noch nicht infizierten nicht gering. Die Diagnose der Tuberkulose hat deshalb zur Voraussetzung den Nachweis der tuberkulösen Infektion, der in der beschriebenen Weise durch Anstellung der lokalen Tuberkulinprobe erbracht wird. Während in den beiden ersten Lebensjahren die positive Tuberkulinreaktion eine naturgemäß ziemlich frische Infektion bedeutet, die in $^2/_3$ der Fälle zur fortschreitenden Tuberkulose wird, verliert mit zunehmendem Alter der Kinder die Probe erheblich an klinischem und prognostischem Wert, indem die Infekte schon älter sein können und ein großer Prozentsatz ohne Erscheinungen zu machen abheilt. Die Abstufung der

Intracutanprobe, also die graduelle Prüfung der Allergie, gibt keinen weiteren Aufschluß, da nach unseren Erfahrungen klinisch gesunde und unverdächtige Kinder ebenso verschiedene Grade der Allergie darbieten können, wie Kinder mit klinisch evidenter frischer oder älterer Tuberkulose.

Das klinische Bild der Bronchialdrüsentuberkulose ermangelt charakteristischer Symptome und ist deshalb recht unbestimmt. Als einziges Allgemeinsymptom tritt uns Fieber entgegen,

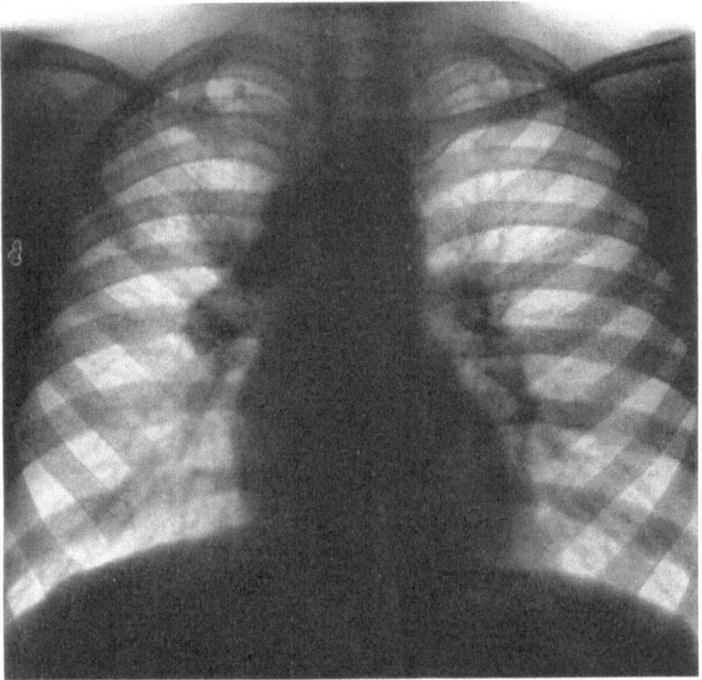

Abb. 57. Bronchialdrüsentuberkulose der bronchopulmonalen und paratrachealen Drüsen rechts; bronchopulmonale links mit ergriffen. Kalkimprägnierter Herd in der rechten Spitze (Superinfektionsherd?).

sehr selten Abmagerung, als Organsymptom Husten, doch können diese Erscheinungen bei ausgedehnter Tuberkulose völlig fehlen. Auch bei Kindern ist wie bei Erwachsenen jedes Fieber, das dauernd oder häufig rectal 38° C erreicht oder überschreitet, auf Tuberkulose, bei Fehlen von Lungenerscheinungen und anderen Herdsymptomen speziell auf Bronchialdrüsentuberkulose verdächtig, doch ist an andere chronische Infektionen (Gonorrhoe, Darmkatarrhe, Lues), an Affektionen der Rachenorgane, an Hyperthermien bei neuropathischen Kindern zu denken. Die Abmagerung tritt im sekundären Stadium der Tuberkulose in der Regel erst sehr spät auf, also bei schwerer peripherer oder Lungentuberkulose. Ganz besonders ist zu betonen, daß der bei Schulkindern so häufig zu beobachtende asthenische Habitus und dürftige Allgemeinzustand mit einer Tuberkulose der Kinder nichts zu tun hat — ob mit einer etwaigen Tuberkulose der Eltern ist eine andere Frage! Die tuberkulosen Kinder sind im Gegenteil oft von

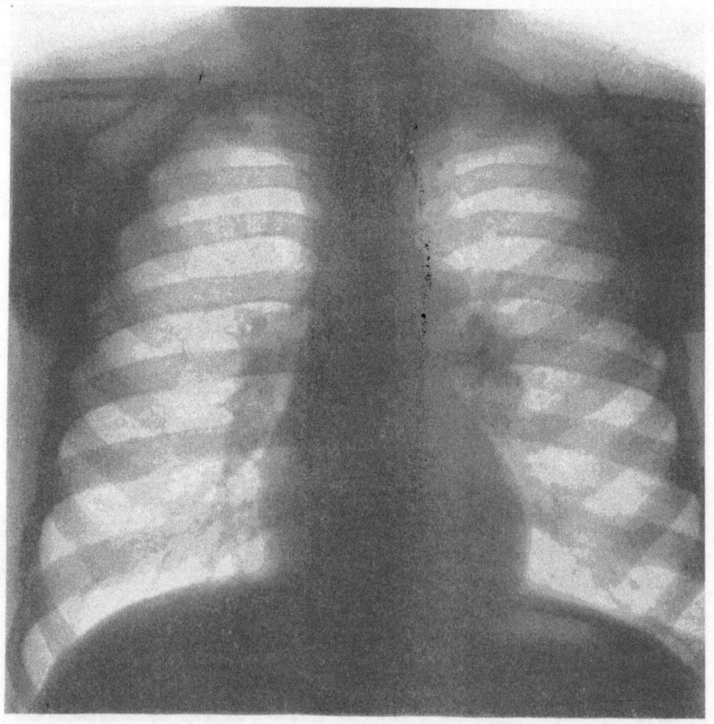

Abb. 58. Bronchialdrüsentuberkulose. Im rundlich vorgebuchteten stark vergrößerten Hilusschatten intensive Schattenflecke von kalkimprägnierten Herden. Bronchusquerschnitt im Hilusgebiet rechts.

geradezu kräftiger Konstitution, dabei auch, wenn sie nicht etwa schon schwer krank sind, in gutem Ernährungszustand, freilich nicht selten leicht pastös. v. Hayeks Behauptung, daß der asthenische Habitus eine Folgeerscheinung der Tuberkulose der Kinder sei, schwebt nach unseren Erfahrungen völlig in der Luft, und es ist ein geradezu verhängnisvoller Irrtum, wenn man all die dürftigen Großstadtkinder für tuberkulöse Kinder hält. — Ob lange anhaltender Husten als Symptom der Bronchialdrusentuberkulose gelten kann, ist mir sehr zweifelhaft, da er überhaupt nicht konstant, vielmehr sehr wechselnd vorhanden zu sein pflegt. Hartnäckiger Husten bei Kindern kommt nicht nur als Keuchhusten vor, sondern auch bei subakuten Erkrankungen der obersten Luftwege, ferner bei der bei Kindern gar nicht seltenen chronischen Bronchitis und bei der chronischen Pneumonie und bei Bronchiektasien, die ebenfalls häufiger sind, als gewöhnlich angenommen wird. Der als pathognostisch beschriebene bellende krampfartige Husten der Kinder ist keineswegs ein eindeutiges Symptom der Bronchialdrüsentuberkulose.

Ist der Symptomenkomplex der Bronchialdrüsentuberkulose arm, so muß der physikalische Befund dieses Krankheitsstadiums als mannigfaltig aber selten eindeutig bezeichnet werden. Nach unserer Erfahrung an röntgenologisch sicherer umfangreicher Tuberkulose dieser Drüsen liefern Perkussion und Auscultation ganz unsichere Befunde; selbst walnuß- bis taubeneigroße Drüsenpakete und große prävertebrale Abscesse sind physikalisch oft nicht festzustellen. Nur außerordentlich große Drüsenpakete sind bei ganz kleinen Kindern perkussorisch nachzuweisen. Eine paravertebrale Schallverkürzung ist besonders bei habitueller Skoliose leicht herausperkutiert; sie ohne weiteres auf Bronchialdrusenvergrößerung zu beziehen ist in Ansehung der physikalischen Verhältnisse, besonders der tiefen Lage der Drüsen, nicht zulässig und solche Diagnostik wird von der Röntgenplatte häufig Lügen gestraft. Der hartnäckige sogenannte Hiluskatarrh — bronchitische oder feinblasige Geräusche im Interscapularraum — ist als verdächtig anzusehen, aber allein nicht als beweisend; er ist nicht etwa Zeichen eines Übergreifens der Tuberkulose auf Bronchien oder Lunge, sondern als Sekretstauungskatarrh bei Stenosierung der Bronchien durch Drüsenpakete zu verstehen. Das D'ESPINEsche Zeichen — Hörbarkeit der Flüsterstimme über den zweiten Brustwirbeldornfortsatz abwärts hinaus — ist ein unsicheres Phänomen. Ganz unzuverlässig ist das Resistenzgefühl über den Dornfortsätzen und deren Klopfempfindlichkeit; bei letzterem Symptom ist, wenn es ausgesprochen ist, vielmehr an Spondylitis zu denken.

Das Röntgenbild kann eine sichere Diagnose gestatten; freilich ist der Plattenbefund auch noch häufiger zweifelhaft als einwandsfrei und der negative Plattenbefund kann die Diagnose Bronchialdrüsentuberkulose nicht ausschließen, da manche Veränderungen der Drüsen, z. B. die markige Schwellung, nicht zu einer deutlichen Schattenbildung führen und nicht selten schwer veränderte Drüsen infolge ihrer versteckten Lage nicht auf der Platte erscheinen. Man kann sich zur Not bei Kindern mit der Durchleuchtung begnügen, wird aber, da das undeutliche Bild auf dem Schirm die Zweifel noch vermehrt, häufig gezwungen sein, eine Aufnahme zu machen. Größere runde, mitunter infolge Anlagerung anderer Schattenbildungen auch eckige, weich konturierte und ziemlich homogene Schattenflecke im Hilusgebiet können als vergrößerte Bronchialdrüsen, bei hinreichendem Verdacht auf Tuberkulose als tuberkulöse Drüsen angesprochen werden; sicher wird die Diagnose, wenn zugleich deutlich die Schattenflecke eines tuberkulösen Primärkomplexes, falls noch frisch nicht sehr intensiv und unscharf begrenzt, häufig auf der anderen Seite, zu sehen sind. Der Befund einer Anzahl kleinerer, ziemlich intensiver, aber weich begrenzter rundlicher oder länglicher Schattenflecke im Hilusgebiet einer Seite oder auf beiden Seiten ist als sehr verdächtig auf Drüsentuberkulose anzusehen. Sind intensive, scharf begrenzte rundliche oder unregelmäßig geformte, öfter auch aus mehreren Teilen zusammengesetzte Herdschatten im Hilusgebiet vorhanden, so kann die tuberkulöse Erkrankung der Bronchialdrüsen zwar mit Sicherheit diagnostiziert werden, aber die Tuberkulose ist in diesem Falle bereits völlig abgeheilt oder doch in der Rückbildung begriffen, also klinisch kaum noch von Bedeutung. Drusen, die solche Schatten geben, sind nach unseren Untersuchungen zwar durchaus nicht immer völlig verkalkt, aber der fibröse Käse der tuberkulösen Herde erweist sich mikroskopisch als stark mit Kalksalzen imprägniert. — Eine Gruppe der Hilusdrüsen, die besonders häufig schwerere tuberkulöse Veränderungen zeigt, die Bifurkationsdrüsen, sind durch ihre Lage vor der Wirbelsäule und hinter dem Herzen dem Nachweis durch die physikalische Untersuchung und durch die Röntgenuntersuchung so gut wie völlig entzogen; wir verfügen über einen autoptisch gesicherten Fall umfangreicher Verkäsung dieser und zahlreicher anderer Bronchialdrüsen, bei dem weder physikalisch noch auf der Röntgenplatte ein Nachweis dieser schweren Veränderungen möglich gewesen war.

Die Diagnose Bronchialdrüsentuberkulose hat den positiven Ausfall der lokalen Tuberkulinprobe zur Voraussetzung. Als verdächtige Momente gelten: offene Tuberkulose in der Umgebung des Kindes, hartnäckige Fieberbewegungen, hartnäckiger Husten, insbesondere klingender Husten bei kleinen Kindern, exspiratorisches Keuchen, selten Abmagerung; als verdächtige Befunde: Hiluskatarrh, kleinere Herdschatten im Hilusgebiet. Als sichere Befunde können nur ausgesprochene parasternale Dämpfungsbezirke bei kleinen Kindern und größere homogene Schattenflecke im Hilusgebiet, besonders bei nachweisbarem Primärkomplexschatten, im Verein mit klinischen Symptomen angesehen werden; im übrigen kann die Diagnose sich nur auf mehreren der angegebenen Erscheinungen aufbauen, gelangt dabei aber nicht über eine gewisse Wahrscheinlichkeit hinaus.

Die L u n g e n t u b e r k u l o s e i m K i n d e s a l t e r zeigt pathogenetisch und klinisch nicht unerhebliche Abweichungen vom Bilde der Erwachsenenphthise. Jenseits der Pubertätsjahre begegnen wir überwiegend der isolierten Phthise; der tuberkulöse Prozeß spielt sich nach Überwindung des primären und sekundären Stadiums in dem einen Organ ab und infolge der im Organismus abgelaufenen Reaktionen auf die Infektion hat sich eine auch morphologisch bestimmte Form der Gewebsreaktion auf den Erregerangriff herausgebildet. Es ist eine gewisse Einheitlichkeit der Verlaufsweise zu erkennen, die

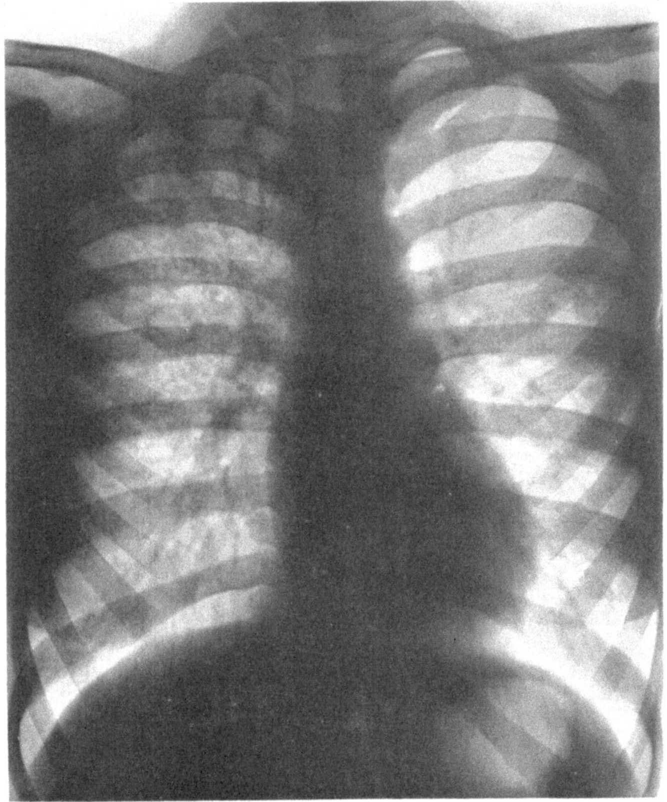

Abb. 59. Typische tertiäre Phthise (Erwachsenenphthise) bei 13jahrigem Kind. Spitzenkaverne, kleine Kavernen im Mittelfeld.

freilich weiterhin Abwandlungen unterliegt. Im kindlichen Organismus ist alles noch im Fluß. Wir finden hier Lungentuberkulosen, bei denen das primäre Stadium noch nicht abgeklungen ist, vielmehr der primäre Herd als ganz akuter, exsudativ-entzündlicher, schnell verkäsender Prozeß größere Gewebsabschnitte ergreift oder sich in der Form der Appositionstuberkel, also bereits als produktive Tuberkulose, langsamer über die Lunge ausbreitet; immer bestehen dabei auch

Generalisationserscheinungen im Lymphgefäßsystem in Gestalt der verkäsenden Tuberkulose der zur Lunge gehorigen Drüsengruppe, aber auch entfernter Drüsen, vor allem der Mesenterialdrüsen, und nicht selten führt die hämatogene Generalisierung als Miliartuberkulose oder Meningitis tuberculosa zum Tode. Diese Formen zeigen mithin den Übergang von der primären zur sekundären Tuberkulose; wir finden sie vorwiegend im Säuglings- und Kleinkindesalter als Folge der massigen Infektion eines zarten, spezifisch und unspezifisch noch wenig widerstandsfähigen Organismus. Im Schulalter begegnen uns sehr charakteristische Lungentuberkulosen, bei denen das Primärstadium schon uberwunden sein kann (Lungenkalkherd und Bronchialdrüsenkalkherd!); mit dem Vorwiegen des tuberkulosen Lungenprozesses stehen sie bereits dem tertiären Stadium nahe, aber sowohl durch die exsudative Gewebsreaktion in der Lunge wie auch durch die noch vorhandenen Generalisierungserscheinungen der käsigen Bronchial-, häufig auch Mesenterialdrüsentuberkulose dokumentieren sie sich als Phthisen der sekundären Phase. Immer handelt es sich nach unseren Erfahrungen um schwere progrediente Prozesse, aber der Organismus wehrt sich bereits mit einem gewissen Erfolg, der sich anatomisch in so ausgedehnter Bindegewebsbildung in den exsudativen Herden zeigt, wie wir sie bei Erwachsenen selten sehen; der Verlauf pflegt demgemäß subakut bis subchronisch zu sein. Pathogenetisch stehen diese Phthisen auf der Grenze zwischen dem sekundären und dem tertiären Stadium. — Schließlich sind in den mittleren und späteren Schuljahren typische tertiäre Erwachsenenphthisen nicht ganz selten, also reine Organtuberkulosen mit abgeheiltem Primärkomplex, abgeklungenen Generalisationserscheinungen, produktiver Form der Gewebsreaktion, apikal-caudaler ganz chronischer Entwicklung und Erscheinungen der Induration und Schrumpfung und der Abkapselung von Kavernen. Pathologisch-anatomisch sind die Bilder der Lungentuberkulose der Kinder fast noch bunter als die bei Erwachsenen.

Das klinische Bild der Lungentuberkulose der Kinder zeigt diesen mannigfachen pathologischen Formen entsprechend sehr wechselvolle Charaktere. Die zuerst erwähnte Form der ganz akuten frühsekundären, exsudativ-käsigen Lungenerkrankung verläuft unter dem Bilde der generalisierten Tuberkulose oder kommt gar erst im Stadium der Miliartuberkulose oder der Meningitis zu ärztlicher Beobachtung; bei dem Vorwiegen der Zuge der akuten Infektion und dem Zurücktreten der pulmonalen Erscheinungen gehört das diagnostisch interessante, oft verkannte Krankheitsbild nicht eigentlich zu unserem Thema.

Die subakuten exsudativen Kindertuberkulosen haben manche eigenartigen Züge. Ein Prodromalstadium, wie es die chronische

Lungenschwindsucht charakterisiert, gibt es nicht, vielmehr erkranken die Kinder scheinbar aus voller Gesundheit unter den Symptomen eines Bronchialkatarrhs oder einer Bronchopneumonie und meist wird die Erkrankung als akut so lange angesehen, bis die Hartnäckigkeit des Leidens und des Befundes auf die richtige Spur führt. Fälle solcher Art, die noch im Beginn stehen und geringe Ausdehnung der Herderscheinungen zeigen, werden auch im Material großer Fürsorgestellen, die besonders darauf fahnden, selten gefunden; einmal, weil von vornherein ein größerer Bezirk der Lunge von der exsudativen Entzündung ergriffen wird, sodann aber, weil bei subakutem Einsetzen und Verlauf die Krankheitserscheinungen bei Kindern besonders leicht übersehen werden. Unter zahlreichen solchen Phthisen sah ich selbt ganz überwiegend solche von bereits sehr großer Ausdehnung; und sollten doch nach der Anamnese durchweg ganz frische Erkrankungen sein. Sicherlich sind in solchen Fällen die oft merkwürdig geringfügigen Symptome lange Zeit unbeachtet geblieben, denn längere Beobachtung ergibt meist ein recht langsames Fortschreiten des Prozesses. Das Merkwürdigste an diesem Krankheitsbild ist die verhältnismäßig geringe Rückwirkung der schweren Tuberkulose auf den Gesamtorganismus. Ich habe häufig Kinder gesehen, bei denen bereits eine Lunge durch den verkäsenden Prozeß völlig zerstört war, ohne daß den kräftigen und gut genährten Kindern bei flüchtiger Beobachtung viel anzumerken war. Sie sind oft für lange Perioden fieberfrei, sind munter und spielen wie andere, essen tapfer und sehen zuweilen geradezu blühend aus; sie husten kaum, haben keine Schmerzen, und auch wenn Kavernen bestehen, kaum Auswurf und keine Nachtschweiße. Bei näherer Betrachtung fällt eine leichte Cyanose, dementsprechend Dyspnoe bei Anstrengung, und ein etwas pastöses Aussehen auf. Längere Beobachtung ergibt auch scheinbar unmotivierte kleine und größere Fieberzacken; gelingt es Auswurf zu erhalten, so werden reichlich Tuberkelbacillen und elastische Fasern im alveolären Verband gefunden, anderenfalls findet man die Bacillen mitunter im Stuhl oder im Mageninhalt. Der physikalische Befund gleicht im ganzen dem einer Bronchopneumonie mit reichlichen Geräuschen; Kavernenbildung ist häufig nachweisbar. Von diesen Phthisen gilt das Wort CZERNYS, daß von der Pathologie des Kindesalters dem nicht viel aufgegangen ist, der bei der Tuberkulose der Kinder immer an den Lungenspitzen herumuntersucht. Das Röntgenbild dieser Tuberkuloseform entspricht dem geschilderten Befund der lobulären käsigen Pneumonie.

Differentialdiagnostisch bestehen bei diesen Kindertuberkulosen, solange Tuberkelbacillen nicht gefunden werden, die gleichen Schwierigkeiten wie bei der Phthise der Erwachsenen; bei Kindern sind chronische Pneumonie, chronische Lungenabscesse, Bronchiektasien durchaus nicht etwa extrem seltene Krankheiten, sie dürften vielmehr an Häufigkeit der Lungentuberkulose gar nicht so sehr nachstehen. Im klinischen Verlauf unterscheiden sich diese Kinderphthisen nicht wesentlich von der subakuten Phthise der Erwachsenen; relativ häufig kommt es zur Amyloidose. Der chronische Ablauf dieser Prozesse bringt es mit sich, daß der Exitus erst während der Pubertätsjahre oder nachher eintritt; dann werden sie gern — mit Unrecht — als sogenannte Pubertätstuberkulosen angesehen. Ich muß gestehen, daß ich noch keine Lungentuberkulose gesehen habe, die ich mit einigem Grund als Pubertätstuberkulose hätte bezeichnen sollen. — Die Prognose dieser Kindertuberkulosen ist quoad vitam immer schlecht; ich sah noch keine solche Phthise zu einem Stillstand kommen, der Dauer versprach.

Die tertiären Phthisen der Kinder unterscheiden sich in Beginn und Verlauf und Prognose in nichts von der gleichen Form bei Erwachsenen; das jungste Kind mit einer produktiven Spitzentuberkulose, das ich sah, war 8 Jahre alt und ist klinisch geheilt. Die beginnende Spitzentuberkulose kann auch bei Kindern definitiv abheilen, im übrigen steht aber die Prognose in einer gewissen Relation zur zeitigen Ausdehnung des Prozesses.

Die Bekämpfung der Tuberkulose der Kinder ist heute ein aktuelles Thema und mancher glaubt sich berufen mitzuraten und mitzutaten. Es wäre um Deutschlands spätere Zukunft noch viel trostloser bestellt, wenn wirklich alle die dürftigen und anämischen und asthenischen Kinder tuberkulös wären, die heute dafür angesehen werden. Diese Kinder, zum Teil gar nicht einmal tuberkuloseinfiziert, sind gesundheitlich minderwertig infolge ungenügender oder unzweckmäßiger Ernährung und wegen des ungünstigen sozialen Milieus, in dem sie aufwachsen, zum Teil sind sie asthenisch, konstitutionell minderwertig; sie kummern, nicht weil sie tuberkulös sind, sondern sie fallen — vielleicht — als Jugendliche der Tuberkulose anheim, weil sie in der Kindheit körperlich, in ihrer Entwicklung und in ihrer Widerstandskraft, zurückgeblieben sind. Für diese schwächlichen und unterernährten Kinder tut Luft und Sonne und fettreiche Kost und später ein gesundheitlich günstiger Beruf not, nicht aber eine spezifische Behandlung, die ihnen vielleicht nicht einmal nützen würde, wenn sie wirklich tuberkulös wären.

IX. Die Allgemeinbehandlung der Tuberkulösen.

1. Grundsätze der Allgemeinbehandlung.

Eine ebenso wichtige wie schwierige Vorfrage ist recht ernsthaft zu erörtern, bevor wir uns der Darstellung der Behandlungsmethoden zuwenden: bedarf jeder Tuberkulöse der Behandlung oder welche Erscheinungen der Tuberkulose machen eine Behandlung *notwendig?*

Landläufig wird die Frage der Behandlungsbedürftigkeit nach Stellung der Diagnose ohne weiteres bejaht. Aber es ist gelegentlich vorgekommen, daß eben aus der Lungenheilanstalt als voraussichtlich dauernd gebessert und voll arbeitsfähig entlassene Kranke sich an einen anderen Arzt gewandt haben, der auf Grund seiner Untersuchung Lungentuberkulose feststellte und ohne Kenntnis von der eben abgeschlossenen Behandlung auf Ersuchen des Patienten bei einem anderen Kostenträger ein Heilverfahren beantragte, das auch eingeleitet wurde. Die Frage der Behandlungsbedurftigkeit kann nicht dahin beantwortet werden, daß jede aktive Tuberkulose Behandlung erfordere, denn so sicher es Tuberkulosen gibt, die zeitweilig unzweifelhaft latent, und andere, die nachweisbar aktiv sind, so wenig gibt es eine scharfe Grenze zwischen latent und aktiv; auch sind Tuberkulosen gar nicht selten, die 10 Jahre lang dauernd aktiv, zum Beispiel offen sind. Es geht mit dieser Frage wie mit mancher anderen; sie entspricht in ihrer Formulierung der subjektiven Einstellung des Patienten zu seiner Krankheit oder den Begriffen der sozialen Fürsorge, berücksichtigt aber weder die ärztlichen Begriffe von Krankheit und Gesundheit, noch die Grenzen der ärztlichen Kunst. Die Frage nach der Behandlungsbedürftigkeit lautet, dem ärztlichen Denken angepaßt: was kann zur Zeit mit einer Behandlung erreicht werden? Die Antwort wird sehr verschieden ausfallen: Heilung oder doch Stationärwerden des Prozesses, Besserung des Leidens und Herstellung der vollen oder beschränkten Arbeitsfähigkeit für längere oder kürzere Zeit, Linderung der Beschwerden des Kranken; sie müßte recht häufig auch „gar nichts" lauten, wenn die autistische Einstellung des Arztes es öfter zu dieser Objektivität kommen ließe. Die Tuberkulose ist ein Leiden, das sich über viele Jahre erstrecken kann, vielfach in deutlich erkennbaren Schüben verläuft und einer Behandlung nicht dauernd, sondern in Etappen bedarf. Der Sachkenntnis und der Gewissenhaftigkeit des Arztes muß es uberlassen bleiben, den richtigen Zeitpunkt für die Behandlung zu wählen und die jeweilige zweckentsprechende Dauer abzuschätzen. Dabei ist auf die Belange der Allgemeinheit, die heute die Ausnutzung jeder Arbeitskraft notig machen, ebensowohl Rücksicht zu nehmen, wie auf den seelischen und körperlichen Zustand des Kranken, dem eine Dauerbehandlung seines Leidens mitunter psychisch mehr schadet, als sie ihm somatisch nützt. Kommt ein Kranker erstmalig zum Arzt mit Beschwerden, die ohne Zwang, das heißt entsprechend klinischer Erfahrung, auf einen festgestellten tuberkulösen Herd, zum Beispiel in der Lunge zu beziehen sind. so wird im allgemeinen eine Behandlung notwendig sein; ich habe aber gelegentlich Patienten mit unzweifelhaften, auch röntgenologisch nachgewiesenen tuberkulösen Spitzenherden ohne jeden Nachteil für den Kranken Jahre lang unbehandelt gelassen. Die meisten Ärzte haben es nach Feststellung der Diagnose außerordentlich eilig, ihre Behandlung einzuleiten oder den Kranken in eine Heilanstalt zu bringen, und in zahllosen Aufsätzen ist auf die Nachteile der Wartezeit vor der Aufnahme in die Anstalt sehr ergreifend hingewiesen worden. Natürlich gibt es recht viele Kranke, deren Leiden spät entdeckt ist und dringend der Behandlung bedarf, aber recht häufig ist es ganz gleichgültig, ob die Anstaltskur heute oder in acht Wochen begonnen wird, und nicht selten ist es für den Kranken besser, sechs Monate später den für ihn gesundheitlich ungünstigeren Winter durch eine Kur von zwei Monaten zu unterbrechen, als sogleich eine Behandlung über sechs Monate zu beginnen.

Die Allgemeinbehandlung der Kranken ist bei der Tuberkulose der wichtigste Teil der gesamten Therapie. Der kräftige Organismus, das zarteste Kindesalter ausgenommen, überwindet die Infektion mit Tuberkelbacillen in weitaus den meisten Fällen spielend; zwei Drittel aller Infekte, vielleicht auch erheblich mehr, heilen ab, ohne jemals zu Krankheitserscheinungen zu führen. Auch neue Ausbreitungen der Tuberkulose im Körper (endogene Reinfekte, richtiger Metastasierungen) oder neue Infektionen (Superinfektionen) werden, wie uns die zahlreichen verkalkten oder anthrakotischen Spitzenherde als Nebenbefunde bei Obduktionen lehren, vom gesunden Körper glatt überwunden, ohne daß sich die etwaigen Erscheinungen, die dieser pathologische Vorgang hervorruft, bis zum Krankheitsbewußtsein erheben. Vermag sich der menschliche Organismus gegen die Tuberkulose ohne Unterstützung mit Erfolg zu wehren, so ist es eine Binsenwahrheit, daß ihm die Abwehr durch Kräftezufuhr erleichtert wird. Man mag die Erfolge der Lungenheilanstaltsbehandlung noch so kritisch betrachten, das eine läßt sich nicht wegdisputieren und wird von jedem bezeugt, der nur über einige eigene Erfahrung verfügt, daß ein gewisser Prozentsatz offener, mehr oder minder rasch fortschreitender Lungentuberkulosen lediglich durch die Allgemeinbehandlung in der Heilanstalt zum definitiven Stillstand gebracht wird. In so souveräner Weise vermag kaum jemals eine andere Therapie der Tuberkulose allein mit dem Krankheitsprozeß fertig zu werden, wie die sachgemäß durchgeführte Allgemeinbehandlung; die Dauer des Erfolges hängt freilich wesentlich von dem Verhalten des Kranken und von seinen Lebensbedingungen ab.

Das Ziel der Allgemeinbehandlung ist die Kräftigung des Körpers und seiner Arbeit leistenden Organe, die Erhöhung seiner Widerstandsfähigkeit gegen äußere Einflüsse und gegen interkurrente Krankheitszustände und die Stärkung des Willens zur Gesundung. Der Weg führt über die Schonung und Übung zur Leistung.

Obwohl die Wichtigkeit der Allgemeinbehandlung bei der Tuberkulose jedem Arzt geläufig ist, führen die oft geringfügigen Allgemeinerscheinungen einerseits, die Rücksichtnahme auf die Pflichten des Kranken, auf die Sorgen des Alltags, die auf ihm lasten und auf die Beziehungen zu seiner Umgebung immer wieder zu Konzessionen, zu Halbheiten; und so wird gar leicht von der Behandlung des kranken Menschen nur die therapeutische Maßnahme übrig bleiben, die dem kranken Organ oder dem Krankheitszustand gilt. Die strenge Durchführung einer sachgemäßen Allgemeinbehandlung im Haushalt des Kranken halte ich für eine der schwierigsten ärztlichen Aufgaben. Ist der Hausherr der Kranke, so zwingen ihn, selbst wenn er als Angestellter vom Dienst oder der Arbeit ganz befreit ist, Nöte und Sorgen aller Art in ihren Bann; die Hausfrau wird, auch in den günstigsten Verhältnissen, von den Geschäften des Haushalts und geselligen Pflichten fast stündlich in Anspruch genommen, dazu durch stundenlange Besuche mitfühlender Freunde gepeinigt. Am ersten sollte es bei jungen Leuten möglich sein, sie zur gewissenhaften Durchführung der ärztlichen Vorschriften zu bringen, aber die Erfahrung lehrt, daß der beste ärztliche Rat gegen jugendlichen Leichtsinn, Vergnügungssucht, Ehrgeiz, Liebe nicht ankommt, und daß Vater und Mutter in einem dem Ernst der Lage verkennenden Optimismus gar zu gern zur lächelnden Nachsicht neigen. Es ist auch gar nicht einfach, psychologisch immer den richtigen Weg zu gehen: dem Kranken einerseits die Gefahr der Situation hinreichend klar zu machen, andererseits sein Wollen und Streben fest auf die Gesundung zu richten. Der Mangel an Verständnis für die Krankheitsvorgänge erschwert das erstere, Charakterschwäche gar zu oft das letztere. Gewiß ist auch die Anstaltsbehandlung nicht frei von Nachteilen; nicht nur bei Kindern, auch bei Erwachsenen stellen sich nach längerem Aufenthalt im Krankenhaus oder im Sanatorium auf psychischem Gebiet Schäden ein, die man als spezifische Erscheinungen des Hospitalismus auffassen muß. Aber bei den Widerständen, die, fast unüberwindlich, der Durchführung der häuslichen Kur entgegenstehen, möchte ich für die Mehrzahl der Kranken mindestens für eine kürzere Zeit der Anstaltsbehandlung als Einleitung der Therapie das Wort reden, damit der Patient zunächst begreift, worauf es ankommt. Es ist auch nicht zu vergessen, daß, ganz abgesehen von der erforderlichen speziellen ärztlichen Erfahrung bei der Leitung der Behandlung, rein technisch, im Winter namentlich, mancherlei Schwierigkeiten bei der Durchführung der häuslichen Kur zu überwinden sind.

Es ist unmöglich, für die Behandlung der Tuberkulose ein Schema aufzustellen. Jeder Schematismus tötet den Geist, macht aus der ärztlichen Kunst ein ödes Geschäft. Bei der Tuberkulose gar, deren klinische Erscheinungen von nicht auszukennender Mannigfaltigkeit sind, muß jeder Versuch zu schematisieren Schiffbruch leiden. Der Heilplan muß auf der speziellen Diagnose der Art und der Ausdehnung der Organerkrankung aufgebaut werden, denn die morphologische Form der Lungentuberkulose ist der Ausdruck der Reaktion des Organismus auf den Erregerangriff, die mehr oder weniger hemmungsloses Fortschreiten des infektiösen Prozesses (exsudative Phthise), unentschiedenen Kampf (produktive Tuberkulose) oder erfolgreiche Demarkierung der Krankheitsherde (cirrhotische Phthise) bedeutet; und die Ausdehnung des Krankheitsherdes gibt einen Maßstab für die bereits gesetzte funktionelle Schädigung des Gaswechsels und der Zirkulation und für die Aussichten einer Reparation und einer völligen Ausheilung des Prozesses.

Je nach der Einwirkung der Tuberkulose auf den Organismus und die Organfunktion hat die Allgemeinbehandlung, so einheitlich ihr Ziel ist, an verschiedenen Punkten einzusetzen, verschiedene Wege zu gehen, ihr Tempo einzurichten und Pausen einzuschalten. Den Lungenkranken unterschiedslos an Bett und Zimmer zu fesseln und ihn vor jeder Anstrengung und jedem Zuglüftchen ängstlich zu behüten, haben wir zwar längst als unzweckmäßige Methode aufgegeben. Aber in der modernen Therapie der Tuberkulose scheint das Individualisieren oft mehr Schlagwort, schönrednerisch gebraucht, als eine Kunst zu sein, die auf der Grundlage präziser Erfassung des Krankheitszustandes nach strengen Indikationen geübt wird. Da wird das eine Mal, in der Praxis hauptsächlich, dem kranken Körper viel zu viel gestattet und zugemutet, ein anderes Mal, besonders gern im Sanatorium, der Kranke sehr unzweckmäßig gewöhnt, größte Rücksichtnahme auf seinen Gesundheitszustand als Lebensprinzip zu betrachten, was ihm seine Verhältnisse meist gar nicht gestatten.

Der „kranke“ Körper bedarf der Schonung, ebenso das kranke Organ. Ich muß dieses Prinzip an den Anfang aller Therapie stellen, obwohl ich weiß, daß der ärztliche Mißbrauch gerade dieses Prinzips, das dem Verständnis und den unterbewußten Wünschen des Kranken, und zwar nicht nur des Schwerarbeiters, halben Weges entgegenkommt, unendlich viel Schaden anrichtet, auch und gerade bei der Tuberkulose, und nicht nur im Sinne einer Vergeudung von Kräften und Mitteln, sondern auch entgegen dem wohlverstandenen Interesse des Kranken. Und darum müssen wir von dieser Methode der Schonung so bald und so gründlich wieder los, wie es der Zustand des Kranken irgend gestattet.

Den Begriff des kranken Organismus kann man bei der

Tuberkulose für den therapeutischen Zweck schon einigermaßen sicher umschreiben. Solange Allgemeinerscheinungen bestehen, die als Toxinwirkungen aufzufassen sind, muß der Körper in diesem Sinne als krank angesehen werden. In vorderster Linie steht unter diesen Symptomen das Fieber, nicht nur wegen seiner überragenden pathogenetischen Bedeutung, sondern auch, weil es eine exakte objektive Orientierung gibt. Was unter Fieber zu verstehen ist, bedarf einer Erläuterung nur hinsichtlich der subfebrilen Temperaturen, die etwa 37,5° C bei Mundmessung nicht überschreiten. Denn so bekannt diese subfebrilen Temperaturen als Symptom der Tuberkulose sind, so sicher gibt es erhöhte Temperaturen bei nicht tuberkulösen Personen (siehe Kapitel Symptomatologie) und auch bei Tuberkulösen unabhängig von dem tuberkulösen Prozeß. Diese unspezifisch erhöhten Temperaturen sind vielfach geradezu eine Krux des Therapeuten, denn wenn sie wirklich unspezifisch sind, bedürfen sie im Rahmen der Tuberkulosetherapie keiner Berücksichtigung, sind sie aber von der Tuberkulose abhängig, so geben sie den Maßstab für die Allgemeinbehandlung. Die subfebrilen Temperaturen bei Tuberkulose zeigen im allgemeinen übernormale Tagesschwankungen (etwa 36,3—37,5) und starke Beeinflussung durch körperliche Anstrengung, meist auch durch Antifebrilia. Die von anderweiten Infekten (chronische kryptogenetisch-septische Prozesse, Lues, Gonorrhoe, Affektionen der Rachenorgane usw.) abhängigen Temperaturen reagieren zwar meist deutlich auf körperliche Bewegung, aber weniger auf Antifebrilia; der therapeutische Einfluß auf diese Temperaturen muß dem Grundleiden beizukommen suchen. Die Temperaturen bei neuropathischen Personen und die bei Frauen im Zusammenhang mit der Menstruation zeigen oft auffallend geringe Tagesschwankungen und kaum Beeinflussung durch körperliche Bewegung und Antifebrilia; sie bedürfen therapeutisch keiner speziellen Berücksichtigung. Unter Fieberbereitschaft verstehen wir schließlich die großen Tagesschwankungen, die normale Werte bei vollkommener Ruhe des Kranken zwar nicht überschreiten (etwa 36,0—37,1), bei körperlicher Bewegung und kleinen Störungen (Menses, Obstipation, Besuch) aber sofort in subfebrile oder höhere Temperaturen übergehen.

An toxischen Symptomen sind bei der Tuberkulose ferner therapeutisch zu beachten, wenn auch von geringerer Bedeutung: Nachtschweiße (meist bei Fieber oder bei Schwerkranken), Neigung zu lokalen oder allgemeinen Schweißen bei leichter Anstrengung, Zirkulationsstorungen (Tachykardie, die allerdings stark von psychischen Momenten abhängt, unverhältnismäßige Kurzatmigkeit bei leichter Anstrengung infolge von toxischer Herzschwäche), Appetitlosigkeit (Gewichtskurve!), Mattigkeit und Unlustgefühle. Zur exakten Beobachtung über längere Zeiträume kann mit Vorteil die öftere

Auszählung des weißen Blutbildes und die wiederholte Anstellung der Senkungsprobe herangezogen werden.

Die Beurteilung des kranken Organs und der Vorgänge am Krankheitsherd während der Behandlung stößt auf noch größere Schwierigkeiten, da wir nur wenige präzise Merkmale kennen, die mit einiger Zuverlässigkeit die Erkennung von Veränderungen innerhalb kürzerer Zeiträume gestatten. Als sicheres Zeichen der Progredienz des Prozesses hat natürlich eine etwaige Lungenblutung zu gelten, außerdem die Ausbreitung physikalischer Erscheinungen und röntgenologischer Befunde über bisher frei gefundene Gewebsabschnitte, die aber innerhalb von Monaten nur bei der exsudativen Form der Lungentuberkulose eintritt. Eine gewisse Rückbildung der tuberkulösen Herde kann aus der Abnahme der Intensität und Extensität der Rasselgeräusche erschlossen werden, die bei günstigem Krankheitsverlauf immerhin schon in Monaten zu beobachten sein kann; wenn man auch diese Abnahme der Geräusche, der die Abnahme der Sputummengen parallel geht, zum Teil auf das Abklingen von Begleitkatarrhen zu beziehen hat, so ist dieser Vorgang doch auch schon als ein Zeichen der Besserung zu werten. Die so häufig in Gutachten und Krankenblättern notierte rasche Besserung der physikalischen Befunde beruht ohne Zweifel wenigstens zum Teil auf irriger Bewertung der Befunde, namentlich auf der ungenügenden Berücksichtigung der periodischen Schwankungen der Sekretion und Expektoration, die von der Tageszeit und der Luftfeuchtigkeit abhängig sind, wenn nicht gar auf technisch mangelhafter Untersuchung. Immer ist bei der Bewertung der physikalischen Befunde im Auge zu behalten, daß bei der chronischen Lungentuberkulose sowohl das Fortschreiten wie die Rückbildung der Krankheitsherde sehr langsam vor sich geht und deshalb die ohnehin so unsichere Charakterisierung des Prozesses nach dem Befund als aktiv oder inaktiv eine sehr lange Beobachtung zur Voraussetzung hat.

2. Spezielle Indikationen und Technik der Allgemeinbehandlung.

Der fiebernde Tuberkulöse gehört ins Bett; er bedarf der absoluten Ruhe des geschwächten und durch Toxine geschädigten Körpers und des kranken Organs. Die absolute Ruhe bringt den Energieverbrauch durch Ausschaltung des Leistungsumsatzes auf den Grundumsatz, also auf das mögliche Minimum herunter, spart also Körpereiweiß und Reservestoffe; die Ruhigstellung des Organs bezweckt weniger die Reduzierung der respiratorischen Bewegungen, als die Herabsetzung der Blutzirkulation im kleinen Kreislauf, die nicht nur die etwas gar hypothetische Toxinausschwemmung aus den kranken Herden mindern soll, sondern auch in ähnlichem Sinne, wenn auch nicht so vollständig, günstig auf den tuberkulösen Prozeß wirkt, wie die Stauung bei der Knochentuberkulose. Im Krankenzimmer stehen, wenn die Außentemperatur es irgend zuläßt, die Fenster dauernd offen. Der Kranke wird sachgemäß gelagert, das heißt auf nicht zu harter Matratze ohne Unterbett, und gegen Wärmeverlust genügend geschützt, aber nicht zu warm zugedeckt; er bedarf sorgfältiger Hautpflege durch laue Ganzwaschungen und kurze Bäder (Vorsicht!), einer streng geregelten, leicht verdaulichen, dabei hochwertigen Kost (Fieberdiät) und psychischer Ruhe (Fernhaltung von Besuchen), sowie, wenn nötig, der Regelung der Verdauung. Die *Wirkung solchen Regimes zeigt sich ungemein häufig in ganz allmählicher*, aber vollständiger Entfieberung, die auf anderem Wege meist gar nicht zu erreichen ist.

Man hält den Kranken so lange bei strenger Bettruhe, bis er etwa eine Woche ganz fieberfrei ist, also die Temperatur afebril (unter 37° C) und stabil ist, das heißt gleichmäßige Tageskurven mit Schwankungen nicht über 0,6° zeigt. Dann darf der Kranke im temperierten Zimmer je einige Tage vormittags eine Stunde, weiterhin zwei Stunden (Freiluftliegekur), vor- und nachmittags je ein bis zwei Stunden aufstehen, außer Bett kleine, weiter auch die größeren Mahlzeiten einnehmen, bis er schließlich nach einigen Wochen seit Beginn des Aufstehens den ganzen Tag außer Bett ist, natürlich außer bei den Mahlzeiten nur im Liegestuhl. Nun erst beginnen kleine Spaziergänge von ein- bis zweimal täglich einer Viertelstunde auf ebenem Weg, und ganz allmählich wird hier zugelegt, bis der Kranke zur Normalkur von etwa fünf Stunden Liegezeit und dreimal eine Stunde Spaziergang gelangt ist. Es bedarf keiner näheren Ausführung, daß für die ärztlichen Anordnungen der Zustand des Kranken, insbesondere die Temperatur- und Gewichtskurve maßgebend ist, daß also das Tempo dieses Systems den größten Schwankungen, auch vielfach Unterbrechungen unterliegt; nicht selten ist man auf halbem Wege zur Umkehr gezwungen.

Aber ganz abgesehen davon, daß natürlich viele Kranke nicht fieberfrei werden, kann man dieses System der Entgiftung doch nicht regelmäßig durchführen. Es gibt Kranke, die mit stoischer Ruhe oder *eiserner Energie Monat um Monat im Bett verbringen, bis der* Fieberzustand überwunden ist; und es gibt andere, die sowohl im Allgemeinzustand wie auch, merkwürdigerweise, sogar im Fieberverlauf erst Besserung zeigen, wenn man sie aufstehen und sogar ein wenig spazieren gehen läßt. Die psychische Einstellung des Patienten zu seinem Zustand ist eben ein mächtiger Faktor, den der Arzt nicht selbstsicher außer Betracht lassen darf. Im besonderen bekommen nicht wenige Kranke erst Appetit, wenn sie die Mahlzeiten außer Bett einnehmen können und ein wenig Bewegung haben. Ich dehne den Versuch der Entfieberung durch Bettruhe, wenn ich ihn nicht als aussichtslos oder mit Rücksicht auf die Psyche des Kranken schon früher abbreche, meist nicht über 6—8 Wochen aus, und wenn man auch langsamere Fortschritte sieht, so kommt man schließlich nicht so ganz selten ohne erneute strenge Bettruhe doch noch zum Ziel.

In dem Maße, in dem man von der Schonung zur Übung übergeht, muß man auch von der Schonungsdiät zur Normaldiät gelangen, was darauf hinausläuft, auch den Verdauungsorganen durch Verabreichung der zur Normaldiät gehörigen gröberen Kost mehr Leistung zuzumuten. Während der fiebernde Kranke eine Kost bekommt, die nur leicht verdauliche Speisen umfaßt, also die gröberen Gemüsearten (Kohl, Rüben, Hülsenfrüchte), die schwerer verdaulichen Fette (Margarine, Schmalz, Speck, mindestens in rohem Zustande), geräuchertes Fleisch und geräucherte Fische, rohes und zellulosereiches Obst (Birnen und Beerenobst), scharf gewürzte und schwer verdauliche Speisen sowie grobes Brot ausschaltet, vielfach auch die feineren Gemüse und Kartoffeln in Püreeform, Bohnen- und Erbsensuppe durchgeschlagen darreicht, kann man bei dem Kranken, dem körperliche Bewegung verordnet wird, auch allmählich zur Normaldiät übergehen. Reichliche Ernährung, besonders auch reichlicher Fettgehalt der Kost, ist bei den Tuberkulösen schon um deswillen notwendig, weil sie in ihrem Ernährungszustand meist mehr oder weniger stark zurückgekommen sind und über einen Reservevorrat an Körpereiweiß und Körperfett verfügen sollen. Die Kriegserfahrungen haben uns ja eindringlich und schmerzlich zum Bewußtsein gebracht, daß die Ausbreitung der tuberkulösen Erkrankungen geradezu im umgekehrten Verhältnis zum durchschnittlichen Ernährungsstand einer Bevölkerung steht; es unterliegt keinem Zweifel, daß die Tuberkuloseübersterblichkeit der Jahre 1917—19 so gut wie ausschließlich durch die Hungerblockade herbeigeführt war. Aber man soll doch in der Ernährung der Lungenkranken des Guten nicht zu viel tun, wie das früher vielfach geschah. Es gibt für jeden Kranken ein Optimum seines Ernährungsstandes, das in der Regel etwas über seinem Normalgewicht gesunder Zeit liegt; was darüber liegt, ist nicht nur überflüssig, sondern häufig vom Übel, geht auch fast ausnahmslos sehr rasch wieder verloren. Speziell bei der Milch braucht man die früher in den Heilanstalten vielfach üblich gewesenen großen Tagesmengen von 2—3 l pro Kranken keineswegs zu erreichen, es genügt vielmehr eine tägliche Zulage von 1 l Milch zur Normaldiät vollkommen, um ausreichenden Eiweiß- und Fettansatz zu erzielen, und diese Zulage kann auf die Hälfte und darunter reduziert werden, sobald das erstrebte Gewichtsoptimum erreicht ist. Wird Milch nicht gut vertragen oder nicht gern genommen, so kann man versuchen, durch Zusatz von Kalkwasser die Störungen und die Abneigung zu überwinden.

Auch damit kommt man nicht immer zum Ziel und bei anhaltenden Verdauungsstörungen (Durchfälle!) oder unuberwindlichem Widerwillen muß man auf die Milchdarreichung verzichten und statt dessen Mehlsuppen geben, am besten 2—3mal täglich 1/3 l Roggenmehlsuppe, die man mit Milch zubereiten oder mit je 1—2 Teelöffel Schmalz versetzen läßt. Es gilt als Axiom, Milch nur in gekochtem Zustande zu geben; bei Erwachsenen braucht man aber durchaus nicht so ängstlich zu sein, kann vielmehr gute frische Milch auch unbedenklich roh trinken lassen; sie wird roh nicht selten lieber genommen und besser vertragen. Selbstverständlich kann man auch saure Milch geben, die vielen Kranken sehr angenehm ist und gut bekommt. Zur Verabreichung von sußer Sahne, roh oder gekocht oder als Zusatz zu Speisen, braucht man nur in Ausnahmefällen zu greifen, namentlich dann, wenn Milch und Mehlsuppe kategorisch abgelehnt wird und der Ernährungszustand des Kranken arg darniederliegt; saure Sahne als Zutat zu Saucen fuhrt nicht nur nennenswerte Kalorienmengen zu, sondern veredelt bekanntlich aufs beste den Geschmack. Schließlich ist zur Diätetik als Teil der Allgemeinbehandlung noch zu bemerken, daß die sogenannte reizlose Kost auf die Dauer sehr langweilig ist und sogar Widerwillen erregt; wenn man auch scharfe Gewürze (Pfeffer, schlechten Paprika usw.) dauernd vermeiden soll, weil sie die Rachenorgane reizen und dadurch Hustenanfälle auslösen, so kann man die Speisen doch in normaler Weise salzen lassen. Daß auf Abwechslung, gute Zutaten und gute Zubereitung, gerade auch in den Anstalten, nach aller Möglichkeit gehalten werden muß, versteht sich von selbst. — Immer soll man bei der Ernährung Tuberkulöser im Auge behalten, daß die Überlastung der Verdauungsorgane durch qualitativ ungeeignete oder quantitativ überreichliche Nahrung für den Kranken mehr Schaden als Nutzen bringt, daß Verdauungsstorungen möglichst vermieden werden sollen und der übertriebene Fettansatz nicht das Ziel der diätetischen Therapie sein kann.

Die Alkoholfrage ist fur Tuberkulöse sehr einfach zu losen. Als Nahrungsmittel spielt er natürlich keine Rolle; seine Bedeutung als appetiterregendes Mittel ist gering, kann aber bei an Alkohol gewöhnten Kranken nicht ganz geleugnet werden, während bei Frauen der gewünschte Erfolg meist ausbleibt oder gar ins Gegenteil umschlägt. Der Alkohol kann ohne Schwierigkeiten ganz entbehrt werden, ist aber in irgendwie größeren Mengen nur schädlich; zur Alkoholtherapie Brehmers und Dettweilers zurückzukehren, möchte ich bei aller Hochachtung vor diesen Heroen der Therapie der Lungentuberkulose nicht empfehlen, nicht einmal auf Grund der Orthschen pathologisch-anatomischen Beobachtungen beim Gastwirtsgewerbe. In 16jähriger Anstaltsleitung habe ich Alkohol lediglich als Medizin gegeben und auch das nur in bescheidenstem Umfang. Schwerkranken, die an Alkohol gewöhnt sind, ein Glas Wein nicht zu gönnen, wäre barbarisch; mehr mögen sie in der Regel gar nicht.

Fur den Lungenkranken bedeutet es aus naheliegenden Gründen immer einen erheblichen Nachteil, wenn er zu seinem Grundleiden Erkältungskatarrhe hinzuerwirbt; dank einer aus völliger Verkennung der Heilungsbedingungen mitunter jahrelang geubten Verzärtelung, der gar nicht selten ärztlicher Rat noch Vorschub leistet, neigt er ganz besonders zu Erkältungen. Es sollte bekannt genug sein, daß solche Neigung nur durch Abhärtung uberwunden werden kann. Auch für diese Abhärtung gilt der Grundsatz, daß sie nicht vor dem Abklingen der toxischen Erscheinungen und Erreichung eines guten

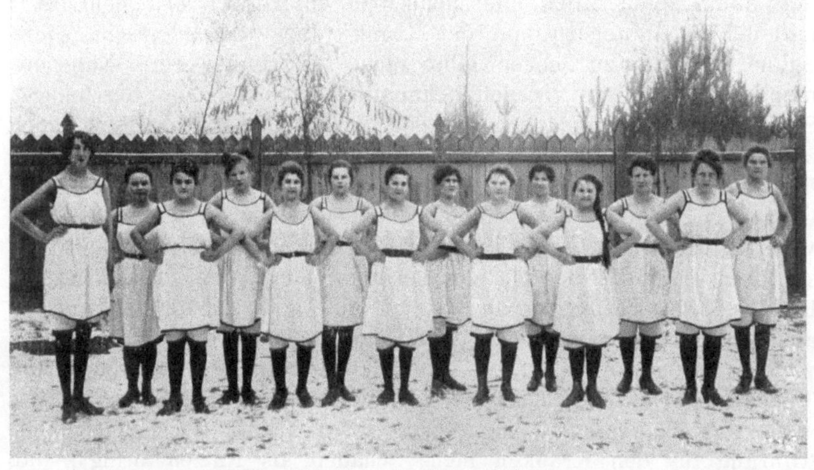

Abb. 60. Luftbad im Schnee.

Allgemeinzustandes systematisch und energisch begonnen werden kann, demgemäß für Kranke, die man nicht so weit bringen kann, nur in bescheidenstem Umfang in Frage kommt. Eine wichtige Vorstufe der Abhärtung bildet die Freiluftbehandlung, die auch fiebernden Kranken, mit Ausnahme der kachektischen Kranken im Endstadium der Phthise, zu gute kommen kann. Wir haben keine Bedenken, nicht zu hoch fiebernde Kranke im Bett, gut zugedeckt, auch bei einigen Grad Kälte ins Freie zu bringen und haben nie schlechte Erfahrungen dabei gemacht; bei höheren Kältegraden und bei scharfem Ostwind muß man solche empfindliche Kranken natürlich im Zimmer belassen. Leider kann von einer Abhärtung durch die Freiluftbehandlung nur in der kühlen und kalten Jahreszeit die Rede sein, ein wesentlicher Nachteil der so beliebten Sommerkuren.

Während in der warmen Jahreszeit das Luftbad, auch in den Morgen- und Abendstunden, wohl der wichtigen Ausdünstung der Haut, kaum aber der Abhärtung dient, stellt es in der kühlen und kalten Jahreszeit ein wichtiges, dabei mildes und leicht zu dosierendes Abhärtungsmittel dar, milder und exakter dosierbar als jede Kaltwasserbehandlung. Das Luftbad dient, was immer wieder betont werden muß, ganz anderen Zwecken, wie die Sonnenbestrahlung und bedient sich ganz anderer Methodik; direkte intensive Besonnung soll im Luftbad auch im Sommer möglichst vermieden werden (frühe Morgen- und späte Abendstunden!). Der ausgiebigen Berührung mit der Luft, gleichzeitig dem Ersatz des Wärmeverlustes, dient lebhafte Bewegung des Kranken (Freiturnen und Bewegungsspiele!); die Dosierung besteht in der Bemessung der Dauer des Luftbades nach der Gewöhnung des Kranken und nach der Außentemperatur. In der kalten und feuchtkalten Jahreszeit darf man mit dem Luftbad nur bei sehr kräftigen Kranken mit gutartigen Lungenprozessen geringer Ausdehnung beginnen; an das Luftbad gewöhnte Kranke setzen es auch bei einigen Grad Kälte, windstilles Wetter vorausgesetzt, nicht aus. Schnelles Aus- und Ankleiden muß bei kühlem Wetter vorbereitet sein.

Die energische Abhärtung besteht in der Anwendung der Kaltwasserbehandlung, die in Form der kalten Ganzabreibungen im temperierten Raume für die Mehrzahl der Kranken ohne toxische Symptome, in Form der kalten Fächerdusche aber nur für kräftige Kranke, die keine oder kaum mehr katarrhalische Erscheinungen uber den Lungen haben, in Frage kommt. Mit allen Arten der Abhärtung muß man bei zarten und schwächlichen, auch bei nervösen und erregbaren, sowie bei älteren Kranken recht vorsichtig sein, ebenso bei Rheumatikern. Daß Komplikationen von seiten des Herzens und der Nieren jede Form der energischeren Abhärtung ausschließen, versteht sich von selbst.

In den meisten Lungenheilanstalten schließt die Übungsbehandlung mit der oben erwähnten Normalkur von etwa 5 Stunden Freiluftliegekur und dreimal $1-1^{1}/_{2}$ Stunde Spaziergang ab. Mit diesem Abschluß ist aber die körperliche Kräftigung des Kranken und die Ertüchtigung zur Leistung nur mangelhaft erreicht und der Übergang zur normalen Berufstätigkeit zumal beim Handarbeiter ungenügend vorbereitet; auch die spezielle Kräftigung des Herzens kann noch nicht die bestmögliche sein. Es ist nicht zu verkennen, daß in den Anstalten die notwendige Aufrechterhaltung einer straffen Anstaltsdisziplin für die weiter gehende körperliche Kräftigung Schwierigkeiten bietet, da die Befreiung von der Liegekur die Kranken in größerem Maße der sehr nötigen Beaufsichtigung entzieht; auch schließt leider die Lage vieler Anstalten in der Ebene die so wichtige

Terrainkur mit allmählichem Bergsteigen aus. Es gibt aber zwei Moglichkeiten, in dieser Hinsicht weiter zu kommen: stärkere Benutzung des Freiturnens und der Turnspiele, namentlich im Luftbad, und die Heranziehung zu Arbeiten im Freien, vor allem Gartenarbeiten. Leider setzen die Kranken der so wichtigen Arbeitstherapie allzu häufig einen ebenso unverständigen wie zähen und zielbewußten Widerstand entgegen; in manchen Anstalten wird sie aber dank der eindringlichen Belehrung energischer Chefärzte im wunschenswerten Umfang durchgeführt. In geeigneten Fällen gelingt es auch, den Kranken die Beendigung ihrer Kur auf Kosten einer Versicherung oder durch aufgebrachte Mittel in einer Anstalt im Gebirge zu ermöglichen; der Klimawechsel als gesundheitlich anregendes Moment kommt den Patienten nebenbei zu statten. Wohlhabende Kranke wird man zweckmäßig von vornherein in ein Sanatorium in mittlerer Gebirgslage schicken, während die bekannten klimatischen Vorzüge des Hochgebirges nur in einzelnen Fällen den Mehraufwand rechtfertigen; der unerschütterliche Glaube mancher Kranken an die wundertätige Heilkraft des Hochgebirges ist leider eine Illusion. — Die körperliche Ausbildung des Kranken beginnt, wenn toxische Erscheinungen mindestens seit längeren Wochen gänzlich verschwunden sind, der Lungenbefund nur mehr geringfügige Reste katarrhalischer Geräusche aufweist und der Allgemeinzustand bei dem oben gekennzeichneten optimalen Gewicht angelangt ist. Wo es irgend möglich ist, soll die Heilanstalt aus ihren Mauern frische und leistungsfähige Menschen zur Arbeit zurückkehren lassen; es bleiben genug Kranke übrig, bei denen dieses Ziel wegen der Art und der Ausdehnung ihres Leidens nicht zu erreichen ist, auch genug, die Hypochondrie und Furcht vor den Schäden der Arbeit zu Stammgästen der Sanatorien oder der Heilstätten werden läßt.

Es geht aus dieser Übersicht über die Ziele und Wege der Allgemeinbehandlung bei der Lungentuberkulose ohne weiteres hervor, daß die Dauer einer solchen Therapie im Einzelfall nicht nur nach dem Charakter und der Ausdehnung des tuberkulösen Prozesses und seiner Einwirkung auf den Allgemeinzustand, sondern auch nach der Rückbildung der lokalen Krankheitserscheinungen und der Erholungsfähigkeit des Kranken bemessen werden muß. Es ist daher nicht einmal im Einzelfall möglich, die Behandlungsdauer von vornherein genau festzulegen, und es ist geradezu schwer zu verstehen, wie es dazu hat kommen können, daß seitens der Versicherungsträger die Kurdauer für Lungenkranke schematisch auf drei Monate festgesetzt wurde. Bei chronischen gutartigen initialen Tuberkulosen wird man oft mit einer kürzeren Behandlungsdauer auskommen können, sehr häufig aber reicht die Zeit von drei Monaten bei weitem nicht aus, einen stationären Zustand des lokalen Prozesses bei gutem Allgemein-

und Kräftezustand zu erreichen, die allein eine bestmögliche Leistungsfähigkeit des Kranken gewährleisten und einen Dauererfolg versprechen. Daß der Lungenkranke für Jahre unter sachverständiger ärztlicher Aufsicht bleiben muß, liegt ebenso in der Natur seines Leidens, wie die Notwendigkeit, bei Rückfällen erneut therapeutisch, insbesondere mit der Allgemeinbehandlung, einzugreifen; bei diesen Wiederholungskuren ist es häufig möglich mit einer erheblich kurzeren Behandlungsdauer auszukommen, als sie das erste Mal nötig war

Noch ein Wort über Psychotherapie bei der Tuberkulose. Es gibt in der Fachliteratur merkwürdigerweise nur einzelne Arbeiten, die sich mit der Psyche des Tuberkulösen beschäftigen, obwohl es nicht zweifelhaft ist, daß sich gerade bei dieser chronischen Krankheit überwiegend jüngerer Menschen Besonderheiten des Charakters und der Stimmungslage entwickeln, die bei der Behandlung der Kranken oft genug Berücksichtigung erfordern; die bittere Notwendigkeit, sich für das ganze Leben mit der Tatsache eines chronischen Leidens abzufinden, die für einen großen Teil der Tuberkulösen gegeben ist und über kurz oder lang immer deutlicher an sie herantritt, dazu die ständige, allzu oft begründete Furcht, daß das Leiden fortschreitet, macht das nur zu begreiflich. Die Besonderheiten der psychischen Umstellung der Tuberkulösen wären wohl eines gründlicheren Studiums wert; mit dem stereotypen Hinweis, daß der Tuberkulöse ganz besonders zu erotischer Erregung und Betätigung neige, der sich wie ein roter Faden, immer wieder aufgenommen, durch die Literatur als einziges Sondermerkmal dieser Kranken zieht, ist doch recht wenig gesagt, ich habe ihn auch im allgemeinen weder im Material der Heilanstalt, noch in dem des Sanatoriums oder der Privatpraxis bestätigt gefunden. Im übrigen muß ich mich hier auf die Bemerkung beschränken, daß Erfahrung und Takt des Arztes den Weg zum unbedingten Vertrauen des Kranken und zur richtigen Behandlungsmethode finden müssen. Wenn ich für die Mehrzahl der Kranken der Anstaltsbehandlung, wenigstens zeitweise, den Vorzug gebe, so bin ich mir wohl bewußt, daß fur nicht wenige Tuberkulöse der Zwang des Anstaltslebens und das Zusammensein mit Leidensgenossen nur ungünstig wirkt und die weitaus schwierigere häusliche Kur oder die Behandlung im offenen Kurort trotz aller ihrer Nachteile der richtige Weg ist.

X. Symptomatische Behandlung.

1. Behandlung der Allgemeinsymptome.

Daß die Allgemeinerscheinungen der Lungentuberkulose die Allgemeinbehandlung des kranken Menschen notwendig machen und für diese Behandlung den Maßstab geben, ist ohne weiteres einleuchtend und in den Kapiteln über die Allgemeinbehandlung hinreichend gewürdigt. Es erübrigt eine Besprechung der Versuche einer medikamentösen Allgemeinbehandlung, die zur speziellen Therapie der einzelnen Krankheitserscheinungen hinüberleitet.

Die Zahl der Medikamente, die zur Behandlung der Tuberkulose empfohlen wurden, ist Legion. Allein vom Kreosot, dessen vermeintlich spezifische Heilwirkung gegen die Lungenschwindsucht schon vor hundert Jahren entdeckt wurde, gibt es viele Dutzende von Modifikationen. Dazu gesellen sich ganze Serien von Phosphor-, Arsen-, Kalk-, Eisenpräparaten, denen eine Einwirkung auf den tuberkulösen Prozeß oder doch ein spezieller Einfluß auf die Allgemeinerscheinungen bei der Tuberkulose nachgerühmt wird. Von der sogenannten Chemotherapie, die gegen den Krankheitserreger gerichtet ist, wird noch ausführlicher zu sprechen sein. Aber die Behandlung mit den oben genannten Medikamenten entbehrt nicht nur einer wissenschaftlich experimentellen Grundlage, sondern die klinischen Erfahrungen sind auch so wenig substanziiert, daß man nicht viel aus ihnen schließen kann und es sich daher nicht verlohnt, auf diese Art Therapie näher einzugehen; so weit diesen Medikamenten aber eine symptomatische Wirkung eignet, wird bei den einzelnen Krankheitserscheinungen auf sie zurückzukommen sein.

Bei der medikamentösen Behandlung der Lungentuberkulose kommt man mit einer so kleinen Zahl bewährter Mittel aus, daß sich die Verordnungen auf einer Seite eines Taschenbuchs notieren ließen. Indikationen und Methodik bedürfen allerdings einer Besprechung; die Wirkung einer sachgemäßen Allgemeinbehandlung ist für unsere Darstellung immer vorausgesetzt.

Das wichtigste der Allgemeinsymptome, das Fieber, kennzeichnet den ganzen pathologischen Vorgang und ist natürlich von ihm abhängig und zwar von ihm allein, das heißt von dem spezifischen tuberkulösen Prozeß im Organismus. Mischinfektionen können zwar gelegentlich beim Fieberverlauf der Tuberkulose mitsprechen, aber nachdem wir immer wieder sehen, daß einerseits rein tuberkulöse Prozesse (Miliartuberkulose, Meningitis tuberculosa, nicht mischinfizierte Knochen- und Gelenkherde usw.) Fieber jeder Höhe und Verlaufsweise hervorrufen, und daß andererseits Begleitbakterien im Sputum (Pneumokokken, Streptokokken, Staphylokokken) gefunden werden, ohne daß deshalb Fieber bestände, ist für die Annahme eines durch Mischinfektion herbeigeführten Fiebers der Nachweis einer besonderen wohl charakterisierten Fieberattacke oder eines speziellen Herdes und zwar eines Herdes, der sich zurückbildet, Voraussetzung; ein solcher Nachweis ist selten möglich.

Die Therapie des Fiebers wird immer zunächst den Versuch zu machen haben, durch die geschilderten hygienisch-diätetischen Maßnahmen zu wirken und wird das Ziel der Entfieberung häufig erreichen. Ob hartnäckige Fieberbewegungen eine spezielle Medikation nötig machen, hängt von den Erscheinungen ab, die das Fieber *an sich* hervorbringt. Erhöhte Temperaturen und niedriges Fieber (bis 38° C *Mundmessung*) belästigen den Kranken meist nicht nennenswert und man wird deshalb auf die Anwendung der Antifebrilia um so mehr verzichten, als sie nicht so selten Magenbeschwerden und Herzstörungen verursachen. Anders verhält es sich mit den mittelhohen und hohen Fieberbewegungen. Hier können die subjektiven reinen Fiebererscheinungen (Kopfschmerzen, Blutandrang zum Kopf, Wallungen, Unruhe, Schlaflosigkeit) und der Einfluß des Fiebers auf andere Organe (Herzklopfen und Herzpalpitationen, Appetitlosigkeit) so erheblich sein, daß ein Eingreifen notwendig wird. Die Kaltwasserbehandlung des Fiebers kann bei der Tuberkulose versucht werden und zwar in der Form der kalten Umschläge (am besten Brustwickel, allenfalls Halb- oder Ganzpackungen für ½—1 Stunde); während einzelne Kranke eine solche Therapie als wohltuend empfinden und sich nach der Anwendung frischer fühlen, vertragen hinfällige und sehr anämische Patienten die Anwendung des kalten Wassers schlecht, weil sie dabei zu sehr frieren und mitunter gerade danach eine höhere Temperatursteigerung aufweisen; in solchen Fällen wird man natürlich nach einem kurzen Versuch von solcher Therapie abstehen. Der Erfolg der Kaltwasserbehandlung ist durchweg beschränkt und vorübergehend. — Auch die medikamentöse Behandlung des Fiebers spricht recht verschieden an und wird nicht immer gut vertragen. Eine heroische Therapie mit großen Dosen kommt gar nicht in Betracht, da sie zu mehr oder minder heftigen Schweißausbrüchen führt, die den Kranken sehr belästigen und schwächen, bei hinfälligen Kranken auch Temperatursturz und Kollaps bewirken kann. Das Fiebermittel muß stets in refracta dosi über einen größeren Teil des Tages verteilt gegeben werden. Am besten bewährt sich Pyramidon in der Tagesdosis 0,3—0,4 g, gegeben in anderthalbstündigen Einzeldosen von 0,05—0,1, etwa 2—3 Stunden vor Einsetzen des Fieberanstieges beginnend; aufmerksamen Kranken kann man die Tagesdosis in einem Glas Wasser lösen, das sie mit halbstündigem Schlucken allmählich leeren. In ähnlicher Weise gibt man, wenn Pyramidon nicht genügend wirkt, Phenacetin, Lactophenin oder Salipyrin in der Tagesdosis von 0,5—1,0. Bacmeister empfiehlt die Kombination mehrerer Antifebrilia, zum Beispiel Pyramidon 0,05 + Lactophenin 0,25 oder Lactophenin 0,25 + Aspirin 0,25 (besonders bei höherem Fieber und bei Schmerzen aller Art), Lactophenin 0,25 + Diplosal 0,25 (wenn Aspirin zu Schweißausbruch führt), Chinin 0,05 — 0,1 + Lactophenin 0,25 + Aspirin 0,25 (um bei hohem Fieber die ganze Kurve zu drücken); er will bei dieser Verordnungsweise mit kleineren

Dosen besser zum Ziel kommen. Wir können diese Erfahrung zwar nicht ganz bestätigen, möchten aber nach günstigen Beobachtungen Versuche mit solcher Medikation empfehlen. Manche Autoren schwärmen sehr für den Campher als Fiebermittel; der Versuch mit Kadechol 3 mal täglich 1,0 oder besser Ol. camphor. forte 1—2 mal täglich 2,0 ccm subcutan ist anzuraten, doch sind große Hoffnungen auf energische und nachhaltige Wirkung nach unserer Erfahrung nicht berechtigt.

Was den Erfolg der Fieberbehandlung bei der Lungentuberkulose anlangt, so ist zu unterscheiden zwischen der momentanen Wirkung und dem *Dauererfolg*. Bei *regelmäßig hektischem Fieberverlauf* gelingt die Herabsetzung der Temperatur annähernd zur Norm noch am besten und zwar bei der richtigen Verteilung des Fiebermittels nach einigem Probieren ohne wesentliche Belästigung des Kranken; hier ist das subjektive und objektive Resultat in der Beseitigung der quälenden Erscheinungen und der Besserung des Appetits meist augenfällig. Schwieriger verhält es sich schon mit dem unregelmäßig hektischen Fieber, weil man sich mit der Dosis und der zeitlichen Verordnung dem Fieber nicht so leicht anpassen kann. Recht undankbar ist der Versuch, die mittelhohe unregelmäßige Kontinua zu drücken, da sie meist wenig von der Wirkung des Fiebermittels erkennen läßt, und die hohe Kontinua (lobäre käsige Pneumonie!) ist in der Regel ganz unzugänglich und rührt sich auf Antifebrilia überhaupt nicht. — Die Dauererfolge der Fieberbehandlung sind fragwürdig. An und für sich ist es recht unwahrscheinlich, daß eine Teilerscheinung eines pathologischen Vorgangs auszuschalten ist, wenn dem Grundleiden nicht Abbruch geschieht; das aber leistet die Fieberbehandlung natürlich nicht. Man erlebt zwar nicht so selten, daß nach längerer Anwendung der Antifebrilia die nicht gedrückte Kurve eine gewisse Besserung zeigt und nach mehreren Etappen der Fieberbehandlung schließlich zur Norm absinkt. Wie weit aber dieser Erfolg auf die spezielle Fiebertherapie zu beziehen ist, bleibt immer fraglich; besten Falles wird man annehmen können, daß der Konsumptionsprozeß durch die Herabsetzung des Fiebers eine Einschränkung erfährt, der Kranke infolge besseren Schlafes Kräfte sammelt und bei besserem Appetit Kräfte zuführt. — Nicht selten ist die Wirkung der Antifebrilia dem Kranken auf die Dauer unangenehm. Bei hartnäckigem Fieber, das keinerlei Besserung zeigt, tut man gut, nicht nur auf die Fiebermittel zu verzichten, wenn sie nicht gut vertragen werden, sondern zeitweise auch die Fiebermessung auszusetzen und nur ab und zu Stichproben zu machen; das gleiche kann bei sehr erregbaren Kranken auch während der Besserung der Fieberkurve, ja sogar bei fieberfreiem Krankheitsverlauf notwendig werden.

Die Nachtschweiße der Phthisiker pflegen bei richtiger

hygienischer Allgemeinbehandlung (siehe Kapitel X, 2) sehr rasch zu verschwinden; nur bei höher fiebernden und bei kachektischen Kranken führt diese Therapie allein nicht zum Ziel. Dann wird man sie zunächst durch ergänzende äußere Maßnahmen bekämpfen und zwar durch tägliche laue Ganzabwaschungen, Abreibungen mit Franzbranntwein oder Essigwasser, laue Fichtennadel- oder Mentholbäder; auch kann man das alte Hausmittel von $^1/_4$ l Milch mit einem Eßlöffel Kognak versuchen. Von Medikamenten kommt in erster Linie der Campher in Betracht und zwar als Acid. camphor. abends 1,0 oder Phenoval abends 0,5 – 1,0, besser Ol. camphor. forte abends subcutan 2,0, bei gleichzeitigem Fieber Pyramid. bicamphor., 2 mal täglich 0,5; bei gleichzeitiger Schlaflosigkeit wirkt oft Veronal abends 0,3 — 0,5 evtl. kombiniert mit Codein 0,01 — 0,015 recht gut. Vom Atropin machen wir der unangenehmen Nebenwirkungen wegen nur ungern Gebrauch und das Agaricin ist recht unzuverlässig. Neuerdings haben wir gute Erfahrungen gemacht mit Agarical Gauff (Agaricin mit Pulv. Doveri) und auch mit Salvysat Bürger, einem Salbeipräparat.

Die Behebung der Mattigkeit und der allgemeinen Schwäche der Lungenkranken ist nur durch Hebung des Allgemein- und Kräftezustandes zu erzielen, ist also in erster Linie eine diätetische Aufgabe, die bei Schwerkranken recht schwierig sein kann. Es ist psychologisch nicht richtig, den Kranken mit der Frage zu quälen, *worauf er Appetit habe: er hat meist auf gar nichts Appetit!* Die Kost soll vielmehr von vornherein so geregelt werden, daß sie dem Kranken zusagt, und so weit die Berücksichtigung individueller Wünsche nötig ist, müssen sie indirekt durch Beobachtung, nicht durch Erfragung ermittelt werden. Der Kranke muß fünf bis sechs Mahlzeiten appetitlich und vor allem nicht zu reichlich, damit er nicht gleich den Mut verliert, vorgesetzt bekommen, und zu vieles Zureden wird besser vermieden. Die Appetitlosigkeit ist allzu sehr toxisches Symptom, als daß gute Aussicht bestehen könnte, sie medikamentös zu beheben. Man kann deshalb von der Verabreichung der Stomachica (Tinct. chinae comp., Extract. condurango, Tinct. stomach., Orexin) nicht viel erwarten; besser wirkt dann noch ein kleines Glas starker Wein vor dem Essen oder ein kleines Glas dunkles Bier zum Essen. Bestehen bestimmte Störungen der Magenverdauung, die man nicht nur durch die für den Kranken sehr strapaziöse Magenausheberung ermitteln, sondern auch aus der Art der Beschwerden ersehen kann, so wird bei lästigem Füllegefühl die Verordnung von Salzsäure und Pepsin, am besten als Vin. peps. mit Acid. muriat., bei Sodbrennen Natr. bicarb., bei spastischen Beschwerden Atropin den Appetit günstig beeinflussen. Selbstverständlich ist für geregelte Verdauung zu sorgen, möglichst durch diätetische Verordnungen, allenfalls durch milde Abführmittel; recht günstig, auch auf den

Appetit durch Anregung der Magenverdauung, wirkt oft Karlsbader Mühlbrunnen, morgens nüchtern ein Wasserglas voll warm zu trinken, wenn nötig mit Zusatz von etwas Karlsbader Salz.

Die Mattigkeit der Lungenkranken ist übrigens zum großen Teil von einer Sekundärerscheinung der fortschreitenden Tuberkulose, der Anämie, abhängig. Freilich bedarf diese Anämie zunächst einer präzisen Feststellung durch Zählung der roten Blutkörperchen im cmm und Untersuchung auf den Hämoglobingehalt nach Sahli oder Autenrieth, also der Ermittelung des färberischen Index; denn es gibt bei der Tuberkulose, namentlich bei der initialen Lungentuberkulose, eine Art spastischer Anämie, die der Schulanämie ähnelt, klinisch übrigens wie diese schon an der frischroten Farbe der Schleimhäute zu erkennen ist. Die echte sekundäre Anämie kann erhebliche Grade erreichen; im Gegensatz zur Chlorose ist sie therapeutisch recht undankbar, indem sie auf Eisenmedikation kaum anspricht, ebensowenig auf Arsen. Das ist auch ganz begreiflich, denn sie ist durchaus abhängig von dem Grundleiden und geht daher in ihrer Verschlimmerung oder Besserung der Progredienz oder Rückbildung der tuberkulösen Herde und ihrer toxischen Erscheinungen parallel. Die sekundäre Anämie ist also nicht eigentlich ein Symptom der Tuberkulose, sondern ein integrierender Teil des Leidens und deshalb muß die symptomatische Behandlung unfruchtbar sein.

2. Behandlung der Organsymptome.

Der Husten der Lungenkranken wird soweit irgend möglich durch Erziehung bekämpft; der Kranke muß methodisch lernen, mit so wenig Husten wie möglich auszukommen. Für das Endstadium der Phthise lassen allerdings alle guten Ratschläge im Stich. Folgende Regeln sollte sich jeder Kranke praktisch aneignen. Bei Hustenreiz:

1. Oberflächlich weiter atmen. Bei stärkerer Atmung wird der Hustenreiz durch die stärkere Bewegung des Schleimes und die Reizung der Schleimhaut durch die Luftbewegung ebenfalls stärker; bei angehaltenem Atmen verschwindet zwar der Kitzel, aber beim ersten Atemzug kehrt er verstärkt wieder und es folgt nun ein explosionsartiger Hustenanfall.

2. Einige Male leer schlucken. Das gelingt bekanntlich nur 3- bis 4 mal hintereinander; eventuell sind einige kleine Schlucke nicht zu kalten Wassers zu nehmen.

3. Ein Hustenbonbon lindert in der Regel den Hustenreiz, weniger durch die Materie, als durch die Anregung der Speichelabsonderung und des Schluckens. Bonbons mit Mentholzusatz sind ganz zweckmäßig.

4. Beseitigt das alles den Kitzel nicht, so darf der Kranke zum Herausbefördern des Schleimes schließlich leicht räuspern oder vorsichtig anhusten.

Solche Hustendisziplin wirkt günstig auf den Reizkatarrh der obersten Luftwege und beseitigt den unnützen Husten aus lässiger Angewohnheit oft in wenigen Tagen. Ist der Begleitkatarrh der Luftwege sehr hartnäckig, so geht es mit der Besserung des Hustens zwar viel langsamer; trotzdem sollen aber Narkotica gegen den Husten möglichst nur abends solchen Kranken gegeben werden, die durch starkes Husten sich selbst und ihren Zimmergenossen erheblich die Nachtruhe stören. Man gebe dann schon eine genügende Dosis Morphium (nur innerlich!), besser Codein, Dionin, eventuell Opiate, wenn eine Ruhigstellung des Darmes, die aber zur Verstopfung führt, erwünscht ist. Muß zugleich ein Schlafmittel gegeben werden, so kommt man mit einer kleineren Dosis sowohl des Narkoticums wie des Schlafmittels aus, da sich ja beide ergänzen. Bei Tuberkulose des Kehlkopfs muß man zwecks Schonung dieses Organs in wesentlich größerem Umfang zur Beseitigung des Hustens durch Narkotica greifen. Im Endstadium der Phthise soll man mit diesen Medikamenten (auch Morphium subcutan, eventuell unter anderer Firma) und mit den Schlafmitteln nicht sparen, doch genügen bei den so hinfälligen Kranken mittlere Dosen, wenn sie nicht etwa dem Abusus verfallen sind.

Der Auswurf der Lungenkranken muß zu irgend einer Zeit heraus; meist fällt die sogenannte „Lungentoilette" in die Morgenstunden. Eine symptomatische Behandlung ist nur nötig, wenn der Auswurf sehr zäh oder sehr kopiös ist. Im ersteren Falle versuche man es zunächst mit dem Brustwickel, am besten den sogenannten Kreuzwickel, der mit temperiertem Wasser ohne wasserdichten Zwischenstoff abends angelegt wird und die ganze Nacht liegen bleibt (bei kalter Witterung Fenster schließen!), bei empfindlichen Kranken aber besser nach 2—3 Stunden wieder abgenommen wird; der Wickel kann bei bettlägerigen Kranken auch unter Tage 2—3 mal für zwei Stunden angelegt werden. Genügt diese Behandlung nicht, so gibt man die üblichen Expektorantien, von denen ich allerdings nie recht viel gesehen habe: Liquor Ammonii anisati, Mixtura solvens (führt leicht ab!), Ipecacuanha (sehr teuer!), Lippspringer Arminiusquelle, Salzbrunner Oberbrunnen usw. Das zuverlässig wirksame Expektorans ist Jodkali (6,0—10,0/200,0 dreimal täglich 1 Teelöffel bis 1 Eßlöffel). Wegen der Nebenwirkungen (Jodakne, Schnupfen, Conjunctivitis) ist langsamer Versuch zu empfehlen; große Vorsicht ist bei Schwerkranken dringend anzuraten, da zu reichliche seröse Sekretion in die Luftwege zu Lungenödem ähnlichen Erscheinungen führen kann. — Zur Herabsetzung der für den Kranken mitunter höchst qualvollen großen Auswurfmengen (bis zu $^1/_2$ l) kenne ich nur ein leidlich zuverlässiges Mittel, das Calcium chloratum 10%ig intravenös alle 2 Tage 5 ccm. Wir begegnen der intravenösen

Calciumtherapie noch öfter, doch sei zur Technik der Injektion hier gleich bemerkt, daß 10%iges Calcium, in das Gewebe gelangt, nicht nur sehr heftige Schmerzen, sondern auch Nekrose macht. Passiert dieses Malheur, was vielleicht nicht unbedingt vermieden werden kann, aber mindestens an den Schmerzen und an dem sich bildenden Knoten neben der Vene, den man am dürftigen Arm des Phthisikers häufig sieht, sofort erkannt werden muß, so ist die Injektion sofort abzubrechen und in den Knoten hinein und in seine Umgebung mit bereit gehaltener Spritze sogleich eine größere Menge (20 ccm) physiologische Kochsalzlösung oder noch besser ½%ige Novocainlösung zu spritzen zwecks Verdünnung der Calciumlösung. Die Schmerzen lassen momentan nach, die sehr auffällige scharf begrenzte Hautröte bildet sich rasch zurück, eine Nekrose tritt nicht ein; der Kranke braucht gar nicht zu wissen, was vorgefallen ist, die Injektion der Calciumlösung wird am anderen Arm fortgesetzt und der ganze Vorfall ist nach zwei Minuten erledigt und vergessen. Worauf die Herabsetzung der Sputummengen durch das Calcium, die mitunter bis zur Hälfte beträgt, beruht, ist nicht bekannt.

Schmerzen und Stiche spielen beim Lungenkranken gemeinhin eine geringe Rolle. Sind sie ja einmal ärger, so verordnet man den Brustwickel wie oben beschrieben, in diesem Falle aber mit warmem Wasser und nur auf zwei Stunden, den Thermophor oder warmen Sandsack oder zur Ablenkung einen Jodanstrich. Die Schmerzen bei der Pleuritis sicca können sehr heftig sein, oft tritt auch vorübergehend Fieber auf. Die Behandlung besteht in der Verordnung von Bettruhe und lokaler Wärmeanwendung (Föhn!), wenn nötig einer genügenden Dosis eines Narkoticums (1 mal!). Günstig wirkt ein fixierender Heftpflasterstreifenverband, dachziegelartig quer zum Rippenverlauf. Zur Behebung der Schmerzen bei der Pleuritis sicca hat man die Einblasung von etwas Luft in den Pleuraraum zwecks Trennung der sich aneinander reibenden Pleurablätter empfohlen. Abgesehen davon, daß diese Einblasung recht oft wegen der bereits zu festen Verklebung der Blätter nicht mehr gelingen wird, halte ich die Anlegung eines künstlichen Pneumothorax denn doch nicht für einfach und harmlos genug, um sie aus so geringfügigem, dazu immer bald vorübergehenden Anlaß vorzunehmen, zumal gerade in diesem Falle Schwierigkeiten zu erwarten sind. — Hartnäckige Schmerzen bei chronisch-adhäsiver Pleuritis behandelt man bei kräftigen Kranken zweckmäßig mit Dampfdusche, bei inaktiver Lungentuberkulose auch mit Atemübungen. Die bei der Pleuritis exsudativa und im Verlauf der Pneumothoraxbehandlung auftretenden Schmerzen werden im entsprechenden Kapitel abgehandelt.

Das wichtigste Organsymptom bei der Lungentuberkulose ist die Lungenblutung. Nicht nur für die Diagnose, auch für die

Therapie ist es von größter Bedeutung, ob das angeblich ausgehustete Blut aus der Lunge stammt; diese Vorfrage muß also zunächst gelöst werden.

Kleine Lungenblutungen erfordern bei indurierender Tuberkulose geringer Ausdehnung und ohne Zerfallserscheinungen keine besondere Behandlung, auch nicht einmal Bettruhe. Diese Therapie ist nicht bloß negativ, sondern hat in der beabsichtigten und meist auch erreichten Beruhigung des Kranken und seiner Umgebung auch ihre positive Seite; sie ist natürlich nur anwendbar, wenn man den Lungenbefund des Kranken bereits genau kennt, denn wegen der Gefahr der stärkeren Nachblutung ist die gründliche Untersuchung der Lungen unmittelbar nach der Blutung nicht möglich. Praktisch gestaltet sich die Sache übrigens meist so, daß der Kranke bereits zu Bett liegt, wenn der Arzt hinzukommt, und dann wird man es für den Tag schon dabei belassen. Daß die sogenannte initiale Lungenblutung als Zeichen einer aktiven Lungentuberkulose aufzufassen und das Grundleiden alsbald zu behandeln ist, bedarf keiner näheren Ausführung.

Kleine Blutungen bei Phthisen mit Zerfallserscheinungen sind mit Bettruhe und mittleren Dosen eines Narkoticums zu behandeln, auch ist der Hustenreiz durch Belehrung, Hustenbonbons, auch Lutschen von Eisstückchen (nicht zu viel!) zu bekämpfen; der Kranke muß für den Fall einer stärkeren Nachblutung leicht Hilfe erreichen können. Die sogenannte prämonitorische kleine Blutung als Vorläufer einer größeren ist zwar nicht gerade häufig, kommt aber ab und zu vor. — Hartnäckige kleinere Blutungen, sogenannte parenchymatöse Blutungen, bei denen Schleim und Blut oft innig, makroskopisch untrennbar, durchmischt sind, werden zweckmäßig mit Digitalis- oder Camphermedikamenten (Ol. forte subcutan täglich 2 ccm) behandelt, zumal wenn klinisch Stauung im kleinen Kreislauf besteht, die bekanntlich durch Verstärkung des zweiten Pulmonaltones gekennzeichnet ist. Es sei hier gleich bemerkt, daß wir bei größeren Blutungen von der Anwendung der Digitalis und des Camphers nie Erfolge sahen.

Bei mittleren und größeren Blutungen ist der Kranke meist sehr aufgeregt. Da ist erste Notwendigkeit, aufgeregte Angehörige aus dem Krankenzimmer zu entfernen und den Kranken durch ruhige und bestimmte Anordnungen zur Ruhe und zum Vertrauen zu bringen. Bettruhe ist notwendig, der Eisbeutel aufs Herz zur Beruhigung des Kranken zweckmäßig, Belehrung über Hustendisziplin mit Atemübungen sofort vorzunehmen, die Verordnung mittlerer Dosen eines Narkoticums meist nicht zu umgehen. Auf die Hilfe der Legion der Hämostyptica (Ergotin, Hydrastis, Stypticin und ihre Derivate) kann glatt verzichtet werden, denn es ist unmöglich, eine so große

Dosis dieser Medikamente zu geben, daß sich die gesamte glatte Muskulatur der Gefäße maximal kontrahiert, auch müßte eine solche Kontraktion zu einer eminenten Blutdrucksteigerung und damit wieder zur Blutungsgefahr führen. Auch Adrenalin und Suprarenin versagen bei Lungenblutungen, da sie nicht lokal appliziert werden können. Von der subcutanen Anwendung der Gelatine habe ich nie viel Gutes gesehen, aber öfter völliges Versagen; immerhin kann man einen Versuch empfehlen. Zur Injektion ist nur die Gelatine der zugeschmolzenen Ampullen (Merck, Serumwerk Dresden) zu verwenden, da Gelatine sehr schwierig einwandsfrei zu sterilisieren ist (Tetanussporen!); es werden 40 ccm am Oberschenkel tief subcutan injiziert und die Injektionsstelle muß gekühlt werden, da die Injektion recht schmerzhaft ist. Wir geben die Gelatine meist nur innerlich als Gelee mit Citronenzusatz, weniger der blutstillenden, als der erfrischenden Wirkung wegen. Man gebe im übrigen nicht flussige Kost, die zu viel Wasser zuführt, sondern breiige Kost in mäßigen Mengen. Als wirksam bei mittleren Blutungen hat sich uns Natrium chloratum und Natrium bromatum zweistündlich abwechselnd je 2 g bei gleichzeitiger Einschränkung der Flüssigkeitszufuhr bewährt, überlegen ist aber die Wirkung der intravenösen Injektion von 10 ccm einer 10%igen Lösung von Calcium chloratum, die, wenn nötig, am nächsten Tag zu wiederholen ist (Technik siehe oben). Die Wirkung des Calciums bei der Blutung ist noch nicht genügend aufgeklärt. Man hat geglaubt, sie auf die Änderung der Wasserstoffionenkonzentration durch die erhebliche Erhöhung des Calciumspiegels im Blutserum und die dadurch herbeigefuhrte Veränderung des Kolloidzustandes der Eiweißkörper beziehen zu sollen, doch haben genaue Untersuchungen ergeben, daß das Calcium außerordentlich schnell an die Gewebe abgegeben und die Wasserstoffionenkonzentration mit wunderbarer Präzision konstant erhalten wird. Nach experimentellen Untersuchungen v. d. Veldens ist das Blut nach intravenoser Injektion hypertonischer Kochsalz- oder Kalksalzlösungen wasserreicher und die Gerinnungsbeschleunigung auf eine Ausschwemmung von Thrombokinase aus den Geweben zu beziehen. Wie der Vorgang auch sei, an der die Blutung stillenden Wirkung der Calciuminjektion ist nicht zu zweifeln. Bei mittleren Blutungen wird man mit diesen Maßnahmen meist zum Ziel kommen. Ist aber die Anlegung des künstlichen Pneumothorax ohnehin indiziert oder wiederholt sich die Blutung, so zögere man nicht, die blutende Lunge ruhig zu stellen. Bei großen Blutungen wird Stauung im großen Kreislauf zwecks Druckminderung im Lungenkreislauf durch Abbinden der Extremitäten notwendig; die Binden werden nach zwei Stunden allmählich gelockert und abgenommen. Wenn irgend möglich, ist neben der intravenösen Calciuminjektion die Anlegung des künstlichen Pneumothorax auszuführen.

Kennt man den Lungenbefund nicht, so kann es schwierig sein die Blutungsseite zu ermitteln. Mitunter wird die präzise Angabe des Kranken über Wärme- und Rieselgefühl auf der Blutungsseite zur Orientierung genugen, nicht selten eine oberflächliche Untersuchung (Tympanie über der Kaverne!). Ist man über die Blutungsseite nicht im Zweifel, so soll man gleich ziemlich viel Luft einlassen, mehr als bei der Anlegung sonst üblich ist, um möglichst eine Kompression der blutenden Lunge zu erreichen. Kommen nach der orientierenden Untersuchung beide Lungen als Herd der Blutung in Frage, so braucht man auf dieses souveräne Hilfsmittel zur Stillung der Blutung doch nicht zu verzichten, soll vielmehr den Pneumothorax auf der Seite mit den schweren Veränderungen anlegen, allerdings mit wesentlich geringerer Gasmenge, da wegen der Möglichkeit eines Irrtums nicht die Kompression der Lunge angestrebt werden darf, die zur Blutüberfüllung in der anderen Lunge führen würde, sondern nur eine Entspannung, die bei beweglichem Mediastinum abgeschwächt auch der anderen Lunge zugute kommt. Diese Entspannung ist wichtig, da das von Ballin nachgewiesene gehäufte Auftreten der Blutungen bei cirrhotischen Phthisen auf der Zerrung der bloßgelegten Gefäße durch die Schrumpfungsvorgänge beruht. Nach der Pneumothoraxanlegung steht die Blutung in der Regel prompt, zuweilen kommt es am nächsten Tag zu einer kleinen Nachblutung, die sich nicht wiederholt; die Gefahr der Aspirationspneumonie, die für den Kranken viel dringender ist, als die Verblutungsgefahr, ist mit dem Pneumothorax ausgeschaltet. Ich kann mich nicht entsinnen, mit der Anlegung des Pneumothorax aus dieser symptomatischen Indikation einen Versager erlebt zu haben, wenn ein ausreichender Pneumothorax erzielt werden konnte; ein einzelner völliger Mißerfolg beruhte auf einer Anlegung auf der falschen Seite, die durch einen großen Tumor auf dieser Seite veranlaßt war. Über die Technik der Pneumothoraxanlegung siehe das Kapitel Pneumothoraxbehandlung.

Die Ausfuhrungen über die Behandlung der Lungenblutung dürfen nicht ohne eine ausdrückliche Warnung abgeschlossen werden: die Anwendung der Morphiumspritze ist unter allen Umständen kontraindiziert. Wegen der großen Gefahr der Aspirationspneumonie gerade bei den größeren Blutungen darf die Empfindlichkeit gegen den Hustenreiz nicht so weit herabgesetzt werden, daß etwa aspiriertes Blut — und etwas Blut wird wohl immer aspiriert — nicht ausgehustet wird oder gar jegliche Expektoration für Stunden unterbleibt.

Die Kurzatmigkeit der Lungenkranken beruht zum geringeren Teil auf der Schädigung der Lunge, also auf der Verminderung der Respirationsfläche, zum größeren Teil ist sie eine Folge ungenügender Leistung des Herzens. An der Reduktion der Respirationsfläche wird die beste Therapie nichts ändern können; sie braucht aber, wenn sie nicht gar zu groß ist, die Funktion des Gaswechsels nicht nennenswert zu stören, kann vielmehr durch eine gute Herzleistung kompensiert werden, außerdem durch eine Vergrößerung der sogenannten inneren Respirationsfläche, das heißt durch eine Vermehrung der Zahl der roten Blutkörperchen pro cmm Blut und damit Hand in Hand die Erhöhung der Hämoglobinmenge. Wie das Beispiel von Kranken zeigt, die mit bestehendem Pneumothorax große und schwierige Hochgebirgstouren ausführten, kann solche Kompensation vollständig sein. Die Therapie der Kurzatmigkeit bei der Lungentuberkulose läuft darauf hinaus, die Leistungsfähigkeit des Herzens zu steigern und den Allgemeinzustand zu heben; das sind Aufgaben der Allgemeinbehandlung, die in den vorigen Kapiteln ausführlich gewürdigt wurden.

Bei der klinischen Charakterisierung der cirrhotischen Phthise wurde bereits hervorgehoben, daß die Kurzatmigkeit dieser Kranken oft in einem auffallenden Mißverhältnis zur Ausdehnung des tuberkulösen Lungenherdes steht und daß dieses Mißverhältnis seine Erklärung findet in der funktionellen Schädigung des verbliebenen Lungengewebes durch das infolge der Schrumpfung entstehende vikariierende Emphysem. Fur die Richtigkeit dieser Auffassung spricht der Umstand, daß Kranke, bei denen durch einen kompletten Pneumothorax eine Lunge völlig ausgeschaltet ist, nach einiger Gewohnung viel weniger dyspnoisch sind, als Träger einer cirrhotischen Phthise, die scheinbar über einen viel größeren Teil respirierenden Lungengewebes verfügen. Nach der Ausheilung tuberkulöser Herde größerer Ausdehnung resultiert immer eine starke Schrumpfung und damit die Ausfullung des Thoraxraumes durch das übrige Lungengewebe, mit anderen Worten das Emphysem. Ist dieses einmal ausgebildet, so ist der Zustand irreparabel; die Behandlung kann daher nur vorbeugend sein und muß in einer rechtzeitigen Raumbeschränkung des Thoraxinnern bestehen. Diese Raumbeschränkung leistet zwar der künstliche Pneumothorax, aber leider nur vorübergehend, da er nur ganz ausnahmsweise dauernd unterhalten werden kann, in der Regel sich allmählich verkleinert und schließlich verödet. Eine bleibende Raumbeschränkung ist nur zu erzielen durch die einseitige Zwerchfellparese (Phrenicusexhairese!), der wir in diesem Sinne die Bedeutung einer selbständig wichtigen Behandlungsmethode zuerkennen müssen, und die Thorakoplastik. Die vorbeugende Behandlung des vikariierenden Emphysems wird zu einem dieser Verfahren greifen müssen und zwar bei stärkerer Schrumpfung zu dem radikaleren Eingriff; sonst kann es vorkommen, daß der Defekt nach der Heilung des Grundleidens funktionell einen schlimmeren Zustand bedeutet, als das Leiden selbst.

XI. Spezifische und unspezifische Reizbehandlung der Tuberkulose.

1. Prinzipien und Ziele der spezifischen Therapie.

Während die experimentelle Forschung im Tierversuch nach Tuberkulinbehandlung besten Falles eine Verzögerung des Ablaufs der künstlich erzeugten und auch der naturlich entstandenen Tuberkulose beobachtete und eigentliche Heilungsvorgänge stets vermißte, schreiben eine Anzahl von Klinikern und Tuberkuloseärzten, namentlich in Deutschland, dem Tuberkulin eine spezifische Heilwirkung zu, andere geben nur eine den natürlichen Heilungsvorgang unterstützende Wirkung zu und nicht wenige verhalten sich dem Tuberkulin gegenüber zurückhaltend oder gar ganz ablehnend. Der schlussige Beweis für eine Heilwirkung des Tuberkulins ist auf klinischem Gebiete nicht leicht zu erbringen; es muß festgestellt werden, daß er bis heute weder an autoptisch festgestellten Heilungsvorgängen bei Kranken, die mit Tuberkulin behandelt waren, noch bei der Behandlung sichtbarer tuberkulöser Herde (Lupus, Kehlkopftuberkulose), noch auch durch eine einwandsfreie Statistik überzeugend erbracht ist; auch verhalten sich die prognostisch infausten Formen der Tuberkulose (Meningitis tubercula, Miliartuberkulose) dem Tuberkulin gegenüber von Anfang an vollkommen refraktär. Die außerordentlich große Zahl der Präparate, mit denen im Laufe der Jahrzehnte eine Weiterentwicklung der Tuberkulinbehandlung versucht wurde, und die prinzipiellen Unterschiede der empfohlenen Methoden machen es nicht gerade leichter, ein objektives Bild der Tuberkulinwirkung und der Erfolge der Tuberkulinbehandlung zu geben. Die Bedeutung der Darstellung des Tuberkulins durch ROBERT KOCH beruht auch heute noch mehr auf der Spezifität seiner Beziehung zum Erreger der Tuberkulose, die durch v. PIRQUETS lokalen Nachweis der Allergie nach stattgehabter tuberkulöser Infektion unsere Kenntnis der Pathogenese und Epidemiologie der Tuberkulose eminent gefördert hat, als auf seiner umstrittenen klinisch diagnostischen und therapeutischen Brauchbarkeit; aber nur die letztere soll uns hier beschäftigen.

Gerade die von v. PIRQUET festgestellte Allergie ist der Zankapfel der Tuberkulintherapie geworden. Hier stehen sich zwei Richtungen diametral gegenüber. Während die ältere Schule (BANDELIER u. RÖPKE, v. HAYEK u. a.) von KOCHS ursprünglicher Anschauung der Notwendigkeit der Tuberkulinfestigung durch konsequente Gewöhnung an systematisch steigende Dosen ausgeht, also die Überwindung der Tuberkulinempfindlichkeit und damit die sogenannte positive Anergie anstrebt und mit dieser a n e r g i s i e r e n d e n M e t h o d i k, allerdings unter Verzicht auf die KOCHsche Reaktionstherapie, wirkliche Heilerfolge erreichen will, erblicken andere erfahrene Tuberkulosekenner (SCHRÖDER,

Selters) gerade in der Allergie ein Zeichen der Widerstandskraft des Organismus gegen die Ausbreitung der Tuberkulose, die sich im wesentlichen in der Gewebsreaktion in der Umgebung des tuberkulösen Herdes, und zwar in der Form der bindegewebigen Induration äußert, und ihr therapeutisches Streben geht daher auf die Erhaltung dieser Allergie, wenn moglich ihre Erhöhung aus, die sie durch die anaphylaktisierende Methode, die Anwendung kleinster Reizdosen, zu erreichen suchen. Nach eigenen Beobachtungen besteht ein hoher Grad von Allergie, gemessen mit der abgestuften Intracutanprobe nach Mendel-Mantoux, durch viele Jahre nach der Infektion, ohne daß klinisch irgend welche Anzeichen des Fortschreitens der Tuberkulose zu finden wären, also bei klinisch inaktiver Tuberkulose, und nur bei älteren Individuen, deren tuberkulöse Infektion mutmaßlich Jahrzehnte zurückliegt, zeigt die Allergie gelegentlich geringe Grade. Es ist zwar wohl nicht fraglich, daß diese Personen den tuberkulösen Infekt längst überwunden haben und klinisch gesund sind, wohl aber ist es sehr zweifelhaft, ob bei ihnen noch ein starker Tuberkuloseschutz, eine relative Immunität gegen die Tuberkulose, besteht. Wenn wirklich, was allerdings keineswegs erwiesen ist, die tertiäre isolierte Lungenphthise, also die banale chronische Lungenschwindsucht, auf Grund einer tuberkulösen Superinfektion entsteht, so wäre ja die Abnahme der Tuberkulinempfindlichkeit als Zeichen wachsender Tuberkuloseempfänglichkeit zu deuten. Die exsudative Form der Greisentuberkulose, bei der wohl ausnahmslos sehr alte inaktive tuberkulöse Herde, zum Beispiel in den Bronchialdrüsen, gefunden werden, wäre auch ein Beispiel der neuen Empfänglichkeit. Das allmähliche Anwachsen der Tuberkuloseempfänglichkeit, das dem Absinken der Tuberkulinempfindlichkeit reziprok zu gehen scheint, erinnert an das Nachlassen des Schutzes gegen die echten Pocken, den die Kuhpockenimpfung gewährt. Auf die ganze Frage der relativen Immunität bei der Tuberkulose und ihre Durchbrechung ist bisher durch die wissenschaftliche Forschung und die klinische Erfahrung ab und zu ein Streiflicht gefallen, aber von ihrer Lösung sind wir noch unendlich weit entfernt; die künstliche Immunisierung und die Heilung der Tuberkulose gar kann auch der optimistische Tuberkulintherapeut uns nicht vorzaubern, wohl aber ist es zweifelhaft, ob dem Tuberkulin in der Frage der Immunität und insbesondere der Immunisierung mehr als eine wegweisende Rolle zukommt.

Über die Wirkung der Tuberkuline sind interessante Theorien aufgestellt (Sahli, Wassermann und Bruck, Wolff-Eisner, Selters), doch kommt ihnen eine praktische Bedeutung einstweilen nicht zu, und es erübrigt sich daher, näher auf diese Hypothesen einzugehen. Die für die diagnostische Verwendung des Tuberkulins zu unterscheidenden drei Reaktionen: die lokale Reaktion am Applikationsort, die Allgemeinreaktion und die Herdreaktion im tuberkulösen Gewebe, haben auch bei der therapeutischen Anwendung immer wieder als Anknüpfungspunkt dienen müssen, wenn auch ihre Bedeutung für die Therapie abgenommen hat, seit man die Reaktionsbehandlung ihrer Gefährlichkeit halber aufgeben mußte. Man hat mit diesem Verzicht den sicheren Boden experimenteller und klinischer Beobachtung verlassen, denn die einzige objektiv nachweisbare Einwirkung des Tuberkulins auf den tuberkulösen Prozeß und den tuberkulösen Herd ist eben die Allgemein- und die Herdreaktion. Die Herdreaktion besteht in einer Hyperämie und Exsudation im Krankheitsherd und seiner nächsten Umgebung. Es ist nicht zu bezweifeln, daß eine perifokale Entzündung zur Abheilung des tuberkulösen Herdes beitragen kann; eine günstige Wirkung wird zustande kommen, wenn die Entzündung in mäßigen Grenzen bleibt, und ein chronisch entzündlicher Prozeß besteht, der zur bindegewebigen Induration in der Peripherie des tuberkulösen Granuloms neigt. Andererseits kann diese Herdreaktion zu einer Verschlimmerung führen, wenn die perifokale Entzündung größeren Umfang erreicht und der tuberkulöse Grundprozeß überwiegend Tendenz zur konfluierenden Verkäsung zeigt. In dem losen maschigen Gewebe der Lunge breitet sich jeder entzündliche Prozeß mehr aus als in dem kompakten Gewebe zum Beispiel einer Lymphdruse, und darin liegt bei der Herdreaktion die Gefahr. Man erlebt es bei Tuberkulinreaktionen nicht so ganz selten, daß kleinere Lungenblutungen eintreten oder im Sputum die vorher vermißten Bacillen gefunden werden. Im ersteren Fall braucht man zwar noch keinen neuen Gewebszerfall anzunehmen, zumal dafür die Blutung zu schnell eintritt; aber der Austritt von Blut ins Gewebe infolge der Hyperämie bereitet immer der Ausbreitung der tuberkulösen Herde den Boden. Der Befund der Bacillen im Sputum bedeutet die Ausschwemmung aus dem ursprünglichen Herd in die Nachbarschaft, und zwar durch die Exsudation, oder neuen Gewebszerfall, immer also einen Schaden. Es leben heute noch Personen, deren Lungentuberkulose während der ersten Tuberkulinära unter heftigen Reaktionen zur definitiven Ausheilung gebracht wurde, aber es ist auch bekannt genug, daß zu jener Zeit zahlreiche Lungenkranke durch die Reaktionsbehandlung schwer geschädigt wurden und unter den Erscheinungen der progredienten exsudativen Phthise rasch zugrunde gingen. Heute würden wir auf Grund dieser Erfahrungen und mit Hilfe einer vor allem durch die Röntgenuntersuchung wesentlich verbesserten Diagnostik die gröbsten Fehler jener Epoche zwar vermeiden können; ob aber die klinische Erfassung der Pathologie der Lungentuberkulose im Einzelfall zureicht, die Reaktionsbehandlung wieder aufnehmen zu können, bedarf noch eines eingehenden Studiums. Die klinische Differenzierung der Lungentuberkulose nach der produktiven und exsudativen Form der Gewebsreaktion eröffnet gewisse Aussichten, indem die Ausschließung der exsudativen Phthisen von solcher intensiven Reizbehandlung sicherlich einen großen Fortschritt bedeutet, aber die produktive Tuberkulose umfaßt eine Gruppe recht differenter Krankheitsbilder und hier fehlt uns noch ein Maßstab für die sichere frühzeitige Unterscheidung der vorwiegend indurierenden, für eine energische Reizbehandlung vielleicht geeigneten und der progredienten, zur konfluierenden Verkäsung neigenden Formen; die laufende Beobachtung des weißen Blutbildes, der Senkungsprobe, der Blutlipasenbestimmung und der Ausbau ähnlicher Untersuchungsmethoden kann hier vielleicht weiter führen.

Die anergisierende Tuberkulinbehandlung hat an die Stelle der Reaktionstherapie die sogenannte einschleichende Methode gesetzt, die erkennbare Reaktionen vermeidet. Die Annahme, daß es auch bei dieser Tuberkulinisierung zu Reaktionen am Krankheitsherd kommt, läßt sich klinisch nicht stützen, weil die Reizantwort so geringfügig sein müßte, daß sie physikalisch nicht zu beobachten ist, und die Dosensteigerung so gewählt wird, daß Allgemeinerscheinungen nicht eintreten. Ob in der Mithridatisation an sich, das heißt also in der Gewöhnung an größere Tuberkulindosen, irgend ein Vorteil zu erblicken ist, bleibt zweifelhaft. Ich habe es mit dieser Methode bei schwersten progredienten, aber fieberfreien Lungenphthisen unter Vermeidung erkennbarer Reaktionen bis zu Dosen von 300 mg Alttuberkulin gebracht, ohne daß sich im Krankheitsbild und in der Prognose auch nur das geringste geändert hätte; vielmehr zeigte der weitere Verlauf die rasche Progredienz, die zu erwarten war und nach einigen Monaten zum Tode führte. Eine Schädigung durch diese Tuberkulinisierung war ebensowenig zu erkennen, wie ein Nutzen. Bei weniger vorgeschrittenen Tuberkulosen gelingt es natürlich leichter, mit der einschleichenden Behandlung hohe Tuberkulindosen zu erreichen, aber Erfolge dieser Therapie sind aus der eintretenden Besserung des Allgemeinzustandes und des Lungenbefundes nicht zu ersehen, da nach unseren Erfahrungen die Besserung nicht über das hinausgeht, was mit der Allgemeinbehandlung allein zu erreichen ist. Bei weit über 1000 mit Tuberkulin behandelten Kranken mit Tuberkulosen aller Formen und Grade haben wir unter Anwendung einer ganzen Reihe von Präparaten nicht die Überzeugung gewonnen, daß die Tuberkulinbehandlung in der Form der anergisierenden einschleichenden Methode unserer sonst geübten Therapie etwas Wesentliches hingefügt und die Erreichung bestimmter Ziele gewährleistet oder verbessert, wie zum Beispiel die Entfieberung, das Schwinden der Tuberkelbacillen, die Herabsetzung der Auswurfmengen, die Rückbildung tuberkulöser Infiltrate oder die Verkleinerung von Kavernen, während diese Ziele mit anderen therapeutischen Methoden sehr wohl mit einer gewissen Sicherheit erreicht werden können. Speziell die Entfieberung mit Tuberkulin ist uns nie gelungen, wenn bei höheren Fiebergraden die Temperaturen nach wochenlanger Behandlung mit Bettruhe keinen Ruckgang mehr zeigten. Wenn aber niedrige Fieberbewegungen nach längerer Tuberkulinbehandlung schließlich zur Norm zurückgehen, so wird das in der gleichen Weise und auch nicht seltener ohne Tuberkulin erreicht. Die Frage der Entfieberung hat aber ein anderes Gesicht, wenn man sie unter dem Gesichtspunkt der Reaktion betrachtet, indem der Fiebersteigerung die negative Phase folgt wie dem Wellenberg das Wellental und die Wiederholung solcher Stöße die chronisch subfebrile Temperatur vielleicht herunterführt; für die hochfebrilen progredienten Phthisen kommt freilich dieser Versuch nicht in Frage, da er hier nur Schaden anrichten kann. Wenn mit der einschleichenden Methode der Tuberkulinisierung klinische Erfolge erzielt werden, so beruhen sie vielleicht auf Reaktionen, die ja von manchen Autoren (zum Beispiel Bandelier und Röpke) nicht durchaus abgelehnt, sondern in gewissen Grenzen zulässig oder gar erwünscht gefunden werden. Dann sollte man aber auch den Mut haben einzugestehen, daß die einschleichende Methode sensu strictiori wertlos ist, und wir in der Tuberkulinbehandlung zurück müssen zur Methodik Robert Kochs, daß wir also in dieser Frage im Prinzip nicht weiter sind als der Altmeister, und nur gelernt haben, seine Gedanken mit mehr klinischem Verständnis in die Praxis umzusetzen. Auf Grund unserer Erfahrungen muß ich die Einwirkung der reaktionslosen Tuberkulinbehandlung auf den tuberkulösen Prozeß in Zweifel ziehen; in der Frage der Reaktionsbehandlung aber bin ich der Meinung, daß unsere klinische Kunst auch heute noch die möglichen Vorteile dieser Therapie nicht mit der wünschenswerten Sicherheit wahrzunehmen, ebensowenig die möglichen Gefahren nicht sicher genug auszuschließen gestattet.

Die anaphylaktisierende Tuberkulintherapie möchte die bestehende Allergie durch kleinste Reizdosen erhalten und wenn möglich steigern. Nach unseren Erfahrungen können solche kleinste Dosen bei Kranken mit labilen oder leicht febrilen Temperaturen irritierend wirken und auch deutliche kleine Allgemeinreaktionen herbeiführen. Eine Erhöhung des mit der abgestuften Intracutanprobe gemessenen Allergiegrades haben wir jedoch mit dieser Behandlung nie erreichen können. Bei fieberfreien Kranken sieht man von einer Einwirkung dieser Therapie auf den Prozeß oder den Krankheitszustand gar nichts; ob die erwähnten Irritationen labiler Temperaturen, die den Allergiegrad nicht ändern und die Temperaturkurve auch nicht nachhaltig beeinflussen, im Krankheitsherd Reaktionen auslösen und ob etwaige kleine Reaktionen günstig wirken, ist schwer zu entscheiden; jedenfalls haben wir klinische Besserungen, die mit einiger Sicherheit auf diese spezifische Behandlung zu beziehen waren, nicht konstatieren können Ganz die gleichen Irritationen der Temperaturkurve sieht man übrigens auch bei der unspezifischen Reizbehandlung der Tuberkulose, ohne einen therapeutischen Effekt feststellen zu können. Der Heilwert der anaphylaktisierenden Tuberkulinbehandlung ist uns also problematisch.

Das von v. PIRQUETS Beobachtung der cutanen Tuberkulinempfindlichkeit ausgehende Studium der Tuberkulinreaktion am Applikationsort hat nicht nur die Diagnostik neue Wege gewiesen, sondern auch den Anlaß zu besonderen therapeutischen Versuchen gegeben. Man ist dabei von der Anschauung ausgegangen, daß einerseits die celluläre Reaktion einen integrierenden Bestandteil der gesamten Reizantwort des Organismus ausmache, mithin nur ein Teil der Tuberkulinwirkung humoral, schließlich ein Bruchteil am Krankheitsherd zur Geltung komme, daß also die Tuberkulinwirkung in drei Teile zerlegt werde und sich dadurch abstufen, gleichsam spezialisieren lasse; zweitens aber, daß der Haut als dem Schutzorgan des Organismus besondere immunisatorische Funktionen zukommen dürften. Der ersten Hypothese ist entgegen zu halten, daß bei der percutanen oder intracutanen Tuberkulinapplikation ganz die gleichen Erscheinungen der Allgemein- und der Herdreaktion eintreten können, wie bei subcutaner oder intravenöser Anwendung, daß also von einer Abwandlung der Tuberkulinwirkung klinisch nichts zu beobachten ist; auch dürfte jedes Gewebe auf den lokalen Tuberkulinreiz eine Antwort geben, nur ist diese Gewebsreaktion unserer Beobachtung nicht immer so bequem zugänglich. Was die zweite Hypothese anlangt, so ist an der Aufgabe der Haut, den Organismus vor äußeren Schädlichkeiten, auch bakterieller und toxischer Art, zu schützen nicht zu zweifeln; ob aber diesem Schutz lediglich die besondere, dem speziellen Zweck glänzend angepaßte morphologische Struktur dieses Organs dient, oder ob daneben eigene biologische Funktionen auf dieses Ziel eingestellt sind, dürfte nach dem heutigen Stande unserer Kenntnisse nicht zu entscheiden sein. Daß die Haut eine spezifische Funktion dem Tuberkulin gegenüber besitzt, ist nicht wahrscheinlich, da unter natürlichen Verhältnissen dieses Toxin bei dem Tuberkulosekranken höchstens in geringster Konzentration auf humoralem Wege die Haut erreichen kann. Daß die percutane oder intracutane Tuberkulinanwendung prinzipiell etwas anderes darstellt, als die subcutane Injektion, ist eine bisher unbewiesene Hypothese.

Bliebe zu erörtern, ob die cutanen Anwendungsweisen Vorteile technischer Art bieten oder Nachteile der subcutanen Injektion ausschalten. SAHLI sucht die vermeintliche Spezialfunktion der Haut für die Tuberkulintherapie in der Form der intracutanen Injektion oder der Einreibung in die mit dem „Tuberkulinschnepper“ skarifizierte

Haut auszunutzen. Wir haben uns in einer größeren Versuchsreihe nicht überzeugen können, daß diese Anwendungsart irgendwelche Vorzüge hat, wohl aber gesehen, daß die entstehenden Infiltrate recht schmerzhaft sein können.

Ponndorf reibt reines Alttuberkulin, neuerdings ein eigenes Präparat, in die oberflächlich, etwa in der Größe eines Handtellers, durch je zwanzig längs und quer gezogene Impfschnitte skarifizierte Haut ein. Die eintretende lokale Reaktion kann außerordentlich heftig sein und monatelang ein derbes Infiltrat hinterlassen. Ponndorf verzichtet mit solch grober Anwendungsform auf jede Dosierung dieses feinen biologischen Reagens. Irgendwelche Vorteile dieser Methodik sind nicht zu erkennen, denn die heftige örtliche Reaktion schließt Allgemein- und Herdreaktion der bekannten Form nicht aus; dagegen ist ein Nachteil, der das Ponndorfverfahren diskreditieren muß, die Unmöglichkeit, die Reaktion vorherzusehen und zu regulieren. Ponndorfs Theorien sind übrigens wissenschaftlich indiskutabel.

Petruschky wendet ein eigenes Tuberkulinpräparat — Linimentum Tuberculini compos. Petruschky — percutan an, indem er Einreibungen nach Art der Schmierkur machen läßt. Wir haben bei hochallergischen, mit Tuberkulin nicht vorbehandelten schwerkranken Tuberkulösen mit der 20fachen Höchstdosis dieses Präparats keinerlei Reaktionen erzielen können und zweifeln deshalb, ob überhaupt eine Wirkung zustande kommt.

Moro hat für die Behandlung der Kindertuberkulose eine Tuberkulinsalbe hergestellt, die er Ektebin nennt; sie enthält Alttuberkulin und abgetötete humane und bovine Tuberkelbacillen. Da er der Salbe eine „keratolytische" Substanz zusetzt, ist das Eindringen der wirksamen Bestandteile in die tieferen Hautschichten, und zwar zunächst die des Alttuberkulins, dann aber unter der Wirkung der örtlichen Gewebsreaktion auch die der abgetöteten Bacillen, gewährleistet. Es tritt indessen nicht nur, wie Moro meint, eine lokale Tuberkulinreaktion ein, sondern nach unserer Erfahrung auch, und zwar unbeabsichtigt und unvermeidbar, Allgemein- und Herdreaktionen, die sowohl nützlich wie schädlich sein können.

Deycke und Much versuchten auf einem anderen Wege den komplexen Vorgang der Tuberkulinreaktion zu differenzieren und zwar durch die Zerlegung der Leibessubstanz der Tuberkelbacillen in einzelne wirksame Bestandteile, die sie Partialantigene, abgekürzt Partigene nennen. Tuberkelbacillenkulturen werden mit Kochsalzlösung + $1/2$% Milchsäure verrieben und wochenlang bei 56° C digeriert. Beim Filtrieren bleibt ein amorpher Rückstand (MTbR = Milchsäure-Tuberkelbacillen-Rückstand) auf dem Filter, dessen Alkoholauszug Fettsäuren und Lipoide (= F) enthält, während mit Äther

Neutralfette und hochgestellte Fett- oder Wachsalkohole (= N) ausgezogen werden und der ganz unlösliche Rest aus hochgestellten eiweißartigen Körpern (Albuminen = A) besteht. Mittels der Intracutanproben mit abgestuften Aufschwemmungen dieser Partigene (13 Injektionen!) wird die Empfindlichkeit der Kranken gegen die einzelnen Antigene geprüft. Ursprünglich sollte für jedes Partigen die therapeutische Anfangsgabe nach dem Ausfall der Hautprobe eingestellt und bei täglicher Injektion jede der drei Dosen jeweils um die Hälfte erhöht werden. Davon sind die Autoren jedoch zwecks Vereinfachung für die Praxis zurückgekommen; sie empfehlen heute mit einer bestimmten niedrigen Dosis der Aufschwemmung des Gesamtrückstandes zu beginnen und die Gaben bei täglicher Injektion je um die Hälfte zu erhöhen, allenfalls auch bei wöchentlich zwei Injektionen zu verdoppeln. Damit gleicht das Verfahren der üblichen Tuberkulintherapie. Die Behandlung wird bis zu einer deutlichen Reaktion (Allgemeinerscheinungen, Ansteigen der Temperaturen, Stichreaktion, Herderscheinungen) durchgeführt und nach Bedarf nach Wochen oder Monaten wiederholt. Die regelmäßige Wiederholung der „Immunitätsanalyse“ mit der Intracutanprobenreihe soll dabei die Möglichkeit geben, die Wirkung der Behandlung biologisch zu kontrollieren. Nach unseren Erfahrungen sind die Reaktionen, die vorkommen, insofern keineswegs gleichgültig, als die hervorgerufenen fieberhaften Zustände wochenlang bestehen bleiben können. Die Intracutanproben, offenbar von mechanischen und anderen unübersehbaren und nicht auszuschaltenden Nebenumständen beeinflußt, stehen zum klinischen Bild häufig im Gegensatz, indem bei klinischer Besserung der Empfindlichkeitstiter ansteigen kann und umgekehrt. Die Partigentherapie ist eine Reaktionsbehandlung der Tuberkulose mit einem Tuberkulin, das nachhaltige, sicher oft schädliche Reaktionen auslöst; die Immunitätskontrolle ist in ihrer jetzigen Form nicht zuverlässig.

2. Indikationen, Kontraindikationen, Technik.

Die Tuberkulintherapie ist eine Reizbehandlung. Das Tuberkulin, aus den Tuberkelbacillen und ihren Toxinen gewonnen, ist auf das Gewebe eingestellt, das der Organismus auf den vom Krankheitserreger ausgehenden Reiz produziert, sofern es nicht überhaupt mit dem Stoff identisch ist, der die Gewebsproliferation hervorruft. Es ist somit ein Reizmittel von höchster Differenzierung. Da aber durch die Infektion mit Tuberkelbacillen nicht nur eine Gewebsreaktion am Einfallsort hervorgerufen, sondern der ganze Zellenstaat sensibilisiert wird, erfolgt auf die ubliche parenterale Tuberkulinanwendung nicht nur eine Reizantwort am Krankheitsherd

(Herdreaktion), sondern auch am Beibringungsort (Lokalreaktion) sowie von seiten der zentralen Regulierungsstelle (Allgemeinreaktion).

Die Indikationsstellung fur die Therapie muß diese Verhältnisse berücksichtigen. Daß die Tuberkulinreaktion am Beibringungsort mehr bedeutet als eine leicht wahrnehmbare Antwort auf einen durch die lokale Konzentrierung des Reizmittels verhältnismäßig starken Zellreiz, ist unbewiesen und diese Lokalreaktion kann, zumal sie der Allgemeinempfindlichkeit und der Herdempfindlichkeit gegen Tuberkulin nach unseren Erfahrungen keineswegs parallel geht, als für die Indikationsstellung und die Beobachtung der therapeutischen Wirkung unerheblich außer Betracht bleiben Die Allgemeinreaktion ist ohne Zweifel eine Erscheinung, die den Heilungsverlauf stört, da sie den Organismus unter Toxinwirkung stellt, während unser therapeutisches Bestreben dahin geht, die toxischen Erscheinungen, die Symptome akuter Phasen des Tuberkuloseablaufs, auszuschalten. Solange der Organismus unter schwereren toxischen Äußerungen des tuberkulösen Prozesses steht, kann eine Vermehrung solcher Toxinwirkung oder die Hervorrufung ähnlicher Erscheinungen durch Tuberkulin, somit eine Tuberkulintherapie, die Erfolg verspricht, nicht in Betracht kommen. Anders liegen die Verhältnisse indessen, wenn der Organismus mit den Toxinmengen, die ihm zugeführt werden, halbwegs fertig wird, wenn also nur subakute klinische Erscheinungen vorhanden sind, zum Beispiel hartnäckige, dabei gleichmäßige subfebrile Temperaturen. Hier kann der Versuch, auf einen kräftigeren Reiz eine deutliche Antwort zu erhalten, lohnend sein und die allmähliche Herunterführung der Temperatur vielleicht gelingen. Wie weit ein positiver Ausschlag in der Temperaturkurve und die nachfolgende negative Phase als Allgemeinreaktion aufzufassen ist und ob nicht regelmäßig diese Allgemeinerscheinungen von der zu supponierenden Herdreaktion abhängen, ist vorerst nicht zu entscheiden. — Die Herdrektion ist der wichtigste, dabei am schwersten zu beobachtende Teil der Tuberkulinwirkung. Der exsudative Herd neigt im allgemeinen zur weiteren Ausbreitung und zur konfluierenden Verkäsung. Bei frischen exsudativen Prozessen kann ein örtlicher Reiz nur zur Ausdehnung der Exsudation und der Nekrose führen, ist also unter allen Umständen schädlich; da eine Abkapselung exsudativer Herde anatomisch nur bei Prozessen geringen Umfangs beobachtet wird, zum Beispiel bei Primärherden oder sogenannten Reinfektionsherden, so kann im allgemeinen die Regel gelten, daß bei exsudativen Phthisen die spezifische Therapie kontraindiziert ist. Der produktive Herd ist von einem lymphocytären Wall umgeben, der bei den klinisch subakuten Formen in die fortschreitende konfluierende Verkäsung einbezogen wird, bei der chronischen Form aber die Zone darstellt, von der die bindegewebige Induration ausgeht. Ob die Erzeugung einer Exsudation in der Peripherie des tuberkulösen Granuloms für den Heilungsvorgang nützlich oder schädlich ist, hängt also von dem Vorwiegen der Neigung zur Induration oder zur Verkäsung ab. Da es nicht möglich ist, den Ablauf einer Herdreaktion direkt zu beobachten, müssen indirekte klinische Merkmale der Erkennung des pathologischen Vorgangs dienen, vor allem die Verstärkung der toxischen Symptome, zu denen neben dem Fieberablauf und den Allgemeinerscheinungen auch die Senkungsbeschleunigung und die neutrophile Leukocytose, die Lymphopenie und die Verminderung der Eosinophilen zu rechnen sind; weitere Anhaltspunkte gibt die Vermehrung der Auswurfmengen, das Auftreten von Blut oder von Bacillen im Sputum, schließlich, nach unserer Erfahrung am wenigsten zuverlässig, etwaige Änderungen des physikalischen Befundes, namentlich die Vermehrung oder die größere Ausdehnung der Rasselgeräusche. Bilden alle solche Erscheinungen sich nach der Reaktion nicht rasch und ganz vollständig zurück, so ist an der Schädlichkeit der Herdreaktion nicht zu zweifeln und die spezifische Behandlung abzubrechen. Ob sie später wieder aufgenommen werden kann, hängt von dem weiteren klinischen Verlauf ab.

Demnach sind für die Tuberkulinbehandlung nur die zur Induration neigenden produktiven Formen der Lungentuberkulose geeignet während die progredienten produktiven Phthisen ungeeignet sind und die Behandlung der exsudativen Formen kontraindiziert ist, auch die der sekundär auf einen ursprünglich produktiven Prozeß aufgepfropften käsigen Pneumonien. Daß weit fortgeschrittene Lungentuberkulosen keinen Erfolg der spezifischen Behandlung erwarten lassen, ist selbstverständlich; das gilt besonders, wenn schon Kachexie besteht und keine Erholungsfähigkeit des Kranken zu erkennen ist. Bei kavernösen Phthisen kann mit der spezifischen Therapie nichts Wesentliches erreicht werden; die Ausheilung der Kavernen durch die sogenannte Reinigung ist ein Heilungsvorgang, den man höchst selten zu sehen bekommt. Von der Tuberkulinbehandlung der Kehlkopftuberkulose habe ich nie deutliche Erfolge gesehen, doch braucht diese Komplikation der Lungentuberkulose, falls nicht sehr umfangreiche Infiltrate, tiefe Ulcerationen oder gar Ödeme bestehen, keine Kontraindikation für die spezifische Behandlung abzugeben. Anders bei der Darmtuberkulose. Wenn erst deutliche klinische Erscheinungen auf Darmtuberkulose hinweisen, pflegt der Prozeß bereits so ausgedehnt zu sein, daß keine Aussicht auf eine günstige Beeinflussung durch Tuberkulin besteht. Schließlich seien als Kontraindikationen der spezifischen Reizbehandlung ausdrücklich hervorgehoben Herzfehler, bei denen nennenswerte Störungen im großen oder kleinen Kreislauf bestehen, erhebliche Arteriosklerose, degenerative Prozesse des Herzmuskels, wie sie bei cirrhotischen Phthisen so häufig sind, entzündliche und degenerative Erkrankungen der Nieren, Diabetes schwererer Form, ausgesprochene Neurasthenie und Hysterie.

Die frühsekundären tuberkulösen Prozesse, insbesondere die Drüsentuberkulose und die sogenannte Skrofulose, sind dankbare Objekte für die spezifische Therapie; bei der Bronchialdrüsentuberkulose ist der Erfolg nur nach der Fieber- und Gewichtskurve, allenfalls nach einer zweiten Röntgenaufnahme nach längerer Zeit zu beurteilen, während die Beobachtung der Rückbildung etwaiger Symptome oder physikalischer Befunde allzu sehr der subjektiven Auffassung unterworfen ist.

Abgesehen von den ganz akuten exsudativen Tuberkulosen kann die einschleichende Tuberkulinbehandlung, die erkennbare Reaktionen ganz vermeidet, zwar bei allen Formen der Tuberkulose bis zu hohen Dosen durchgeführt werden, doch bleiben nach unseren oben erwähnten Erfahrungen nicht nur die Reaktionen unerkennbar, sondern auch die Erfolge solcher Giftgewöhnung. Es erübrigt sich daher, für diese Methodik Indikationen aufzustellen.

Was die Indikationen für die verschiedenen im Handel befindlichen Tuberkulinpräparate anlangt, so sind die Unterschiede ihres therapeutischen Wertes klinisch schwierig zu präzisieren. Die ursprünglichen Kochschen Tuberkuline werden im allgemeinen bevorzugt. Das Alttuberkulin wird dargestellt, indem von 8 bis 10 Wochen alten Tuberkelbacillenkulturen auf 4%iger Glycerinbouillon nach einstündigem Kochen im strömenden Wasserdampf über Filtrierpapier abfiltriert und das Filtrat im Wasserbad auf 1/10 des Volumens eingedampft wird. Das Alttuberkulin enthält also die von den Bacillen in die Bouillon ausgeschiedenen Toxine, außerdem die Stoffe, die beim Kochen aus den Bacillen in die Bouillon übergehen, aber keine Bacillen und nichts von ihrer unlöslichen Leibessubstanz. Der Reichtum an Toxinen ist offenbar die Ursache, daß man mit dem Alttuberkulin besonders leicht, auch überraschend, Allgemeinreaktionen erhält, die ziemlich stürmisch sein können, aber ebenso rasch verklingen, wie sie auftreten. Das Alttuberkulin eignet sich daher nur für Fälle, bei denen man eine kräftige Reaktion allenfalls in Kauf nehmen kann oder gar für angezeigt hält; es ist das gegebene Präparat für die Behandlung der Drüsentuberkulose und der Skrofulose, bei der Lungentuberkulose aber mit Vorsicht zu gebrauchen. — Robert Kochs Neutuberkulin (Bacillenemulsion), durch dreimonatige Pulverisierung getrockneter Bacillenrasen in Kugelmühlen und Aufschwemmung des Pulvers in 50%igem Glycerinwasser gewonnen, enthält die Bacillenleibessubstanz, nicht aber die von den Bacillen ausgeschiedenen Toxine. Um die Stoffe aus den Bacillenleibern zur Wirkung zu bringen, müssen die Bacillentrümmer vom Organismus aufgeschlossen, quasi parenteral verdaut werden.

Damit ist eine langsamere Wirkung toxischer Substanzen erreicht, die sich klinisch in weniger heftigen, dafür meist etwas länger anhaltenden Allgemeinreaktionen äußert. Die Bacillenemulsion eignet sich für die Behandlung der Lungentuberkulose besser als das Alttuberkulin. — Das gleiche Zurücktreten der Toxinwirkung wird dem KOCHschen albumosefreien Tuberkulin nachgerühmt, einem Alttuberkulin, bei dem der Nährboden der Kultur neben verschiedenen Salzen Asparagin und Glycerin enthält, aber keine Albumosen. Das Präparat zeigt eine schwächere Wirkung als die gleiche Dosis des Alttuberkulins, weil es nicht auf $^1/_{10}$, sondern nur auf $^1/_4$ des Volumens eingeengt ist; daß es im übrigen weniger heftige Allgemeinreaktionen hervorruft, können wir nach unseren Erfahrungen nicht bestätigen.

Eigene Erfahrungen über andere Tuberkulinpräparate haben keine wesentlichen Vorteile erkennen lassen. Das Tuberkulol LANDMANNS, durch fraktionierte Extraktion von Tuberkelbacillen bei 50—100° C gewonnen, entspricht in der Therapie ganz dem Alttuberkulin; die Anfangsdosis ist wegen des höheren Gehalts an Toxinen niedriger zu wählen. Daß die Erreichung der Höchstdosis Tuberkulol, die LANDMANN erstrebt und die etwa $^1/_4$ l Alttuberkulin entsprechen soll, therapeutische Vorteile bietet, ist nicht erwiesen. — DENYS vermeidet bei der Herstellung seines Tuberkulins das Kochen der Kulturen, verwendet also therapeutisch nur die von den Bacillen ausgeschiedenen, nicht aber die aus ihnen extrahierten Toxine; das Präparat wird keimfrei gemacht durch Filtrieren über Puckalfilter. Eine Überlegenheit gegenüber dem Alttuberkulin kann nicht bestätigt werden. — BERANEKs albumosefreies Tuberkulin wird von SAHLI warm gerühmt; wir haben keine Vorteile bei Verwendung dieses Präparates gesehen. — ROSENBACH läßt Tuberkelbacillen auf Glycerinbouillon durch das Trichophyton holosericum überwuchern und glaubt dadurch bei Erhaltung der wirksamen Substanz die Toxine zerstören zu können; unsere Erfahrungen mit dem Tuberkulin ROSENBACH waren vollkommen negativ. — Es erübrigt sich, noch weitere von uns geprüfte Tuberkuline aufzuführen; daß die Partigentherapie nach DEYCKE-MUCH keine Vorteile bietet, wohl aber den Nachteil stark protrahierter Reaktionen, wurde bereits erwähnt. Für die Behandlung der Drüsentuberkulose und der Skrofulose eignet sich neben dem Alttuberkulin das Ektebin von MORO. Alles in allem sind die alten KOCHschen Präparate bis heute nicht überholt.

Zur Technik der Tuberkulinanwendung ist zu sagen, daß es sich empfiehlt, tief in die Subcutis zu injizieren. Die von manchen Autoren immer wieder, speziell bei der Bacillenemulsion, erhaltenen schmerzhaften Infiltrate sieht man nie, wenn man nicht am Arm injiziert, wo wenig Unterhautzellgewebe vorhanden ist, sondern unter dem Schlüsselbein (MOHRENHEIMsche Grube) oder unterhalb des

Schulterblatts. Stichreaktionen erhält man nicht, wenn man die Kanüle unmittelbar vor der Injektion äußerlich von den Tuberkulinresten reinigt, die Kanüle ganz einsticht und nach der Injektion bei Druck auf die Einstichstelle die injizierte Flüssigkeit durch ziemlich kräftige Massage in der Richtung vom Einstichort fort verteilt. Schließlich ist zu beachten, daß man des Carbolzusatzes halber die Menge der zu injizierenden Flüssigkeit möglichst niedrig halten soll. Es empfiehlt sich, die im Handel befindliche Tuberkulinspritze zu benutzen, bei der jeder $^1/_{10}$ ccm in 5 Teile untergeteilt ist; man braucht mit ihr nicht mehr als jeweils 0,3 ccm Lösung zu injizieren, da man 0,4 schon gut in 0,04 ccm = 2 kleinen Teilstrichen der nächst höheren Konzentration geben kann. — Es ist zu beachten, daß eine Spritze, die für stärkere Konzentrationen gebraucht worden ist, vor der Verwendung für schwache Lösungen gründlichst ausgespritzt werden muß, da natürlich Spuren der starken Lösung sehr viel mehr Tuberkulin enthalten, als 1 ccm der schwachen Konzentration. — Das Ektebin wird in Mengen von 1 cm Salbenzylinder der 1 g-Tuben oder 0,5 cm der 5 g- und 10 g-Tuben etwa eine Minute in die Haut der Brust, des Rückens oder des Bauches (nicht der Arme!) auf einer Fläche von 5 cm Durchmesser kräftig eingerieben; Wiederholung der Einreibung nach völligem Verschwinden der aufgetretenen Knötchen.

Es sind zwar mehrere Tuberkuline fertig dosiert in zugeschmolzenen Ampullen im Handel. Aber einmal ist die Haltbarkeit der schwachen Tuberkulinlösungen, auch in Ampullen, zweifelhaft, sodann hat sich die Dosierung nicht nach der Vorschrift des Herstellers der Ampullen oder seines Beraters zu richten, sondern nach dem Krankheitsprozeß und seiner Reaktion, und endlich sind bei den mir bekannten fertigen Reihen die Dosierungen geradezu falsch. Es ist deshalb notwendig, die erforderlichen Verdünnungen selbst herzustellen, was gar keine Schwierigkeiten macht. Man benötigt eine Rekordspritze, $^1/_2$ Dutzend weithalsiger brauner Flaschen zu 10 ccm Inhalt mit Gummi- oder Glasstopfen, die vor dem Gebrauch ausgekocht werden, und physiologische Kochsalzlösung mit $^1/_2$% Carbolsäurezusatz in weithalsiger Flasche, die man sich aus abgekochtem destillierten Wasser selbst herstellt oder aus der Apotheke bezieht. Man stellt her:

Lösung I = 0,5 ccm Alttuberkulin + 4,5 ccm Kochsalzcarbollösung,
„ II = 0,5 „ Lösung I + 4,5 „ „
„ III = 0,5 „ „ II + 4,5 „ „

und so weiter bis Lösung VI. Um Irrtümer sicher auszuschließen, kommt auf die Etikette: I. 0,1 ccm = 10,0 mg Alttuberkulin oder II. 0,1 ccm = 1,0 mg Alttuberkulin usw. Die Bezeichnung nach mg ist der nach g vorzuziehen, da bei der letzteren die kleinsten Dosen unubersichtlich viele Nullen hinter dem Komma haben. — Von der Bacillenemulsion stellt man die Verdünnungen in der gleichen Weise her, nur ist darauf zu achten, daß sowohl die Stammlösung wie alle Verdünnungen vor der Verwendung kräftig zu schütteln sind; das gilt natürlich auch für den therapeutischen Gebrauch. Die Dosierung erfolgt nach mg der Emulsion, nicht der Bacillensubstanz; letzteres würde komplizierter, aber nicht besser sein. Alle Verdünnungen werden mit dem Datum des Herstellungstages ausgezeichnet, damit man ihr Alter kontrollieren kann; sie sind nur begrenzt haltbar und müssen längstens alle 14 Tage frisch bereitet werden. Benötigt man größere Mengen der Verdünnungen, so ist die Verwendung von Meßpipetten bequemer; man braucht eine Pipette von 0—1,0 ccm für die zu verdünnende Lösung und eine zweite von 0—10,0 ccm für die Kochsalzcarbollösung; die Pipetten werden wie alles Glas bei 160° C im Heißluftschrank sterilisiert.

Als Anfangsdosis gibt man vom Alttuberkulin und ebenso von der Bacillenemulsion je nach der Toxizität des tuberkulösen Prozesses 0,0001—0,001 mg, bei torpiden Tuberkulosen 0,001—0,01 mg. Höhere Anfangsdosen sind fehlerhaft, weil sie überraschende Reaktionen geben können; unbeabsichtigte Reaktionen kommen aber nicht nur zu ungelegener Zeit, sondern können auch sehr heftig und schädlich sein. Die Steigerung der Dosen erfolgt bei den fertigen Ampullen meist gedankenlos nach der Dezimalreihe, also 0,1, 0,2, 0,3 . . . . 0,9, 1,0, 2,0, 3,0 . . . . Von 0,9 auf 1,0 steigt die Dosis um $^1/_9$, von 1,0 auf 2,0 auf das Doppelte. Zeichnet man diese Dosierung in einer Kurve auf, so zeigt sich am Übergang zur nächsten Dekade ein scharfer Knick; bei dieser ruckartigen Steigerung erhält man natürlich oft unerwünschte Reaktionen. Die Steigerung der Dosen muß gleichmäßig um denselben Bruchteil der letzten Gabe erfolgen; der Bequemlichkeit halber wird auf Dezimalen oder doch auf die zweite Dezimale abgerundet. Zeichnet man diese Dosensteigerung als Kurve, so erhält man eine Parabel. Bei Drüsentuberkulose und bei Skrofulose, allenfalls auch bei geschlossenen atoxischen Lungentuberkulosen, kann man je um die Hälfte der letzten Dosis steigern. Es ergibt sich dann folgende Reihe: 0,01, 0,015, 0,02, 0,03, 0,045, 0,07, 0,1, die sich in jeder Dekade wiederholt. Bei Kranken mit schwereren Prozessen oder mit toxischen Erscheinungen, zum Beispiel labilen Temperaturen, geht man viel langsamer vor, etwa mit Steigerung um je $^1/_4$ der letzten Dosis: 0,0001, 0,00012, 0,00015, 0,0002, 0,00025, 0,0003, 0,00035, 0,0004, 0,0005, 0,0006, 0,0007, 0,0008, 0,001 und so weiter. Treten im Verlauf der Behandlung Störungen auf, die man auf das Tuberkulin bezieht, zum Beispiel kleine Temperatursteigerungen, Vermehruug von Husten und Auswurf und dergleichen, so bleibt man in größeren Abständen zeitweilig auf derselben Dosis und geht erst sehr langsam weiter, wenn solche Erscheinungen wieder ausgeblieben sind. Wünscht man aber eine Reaktion, so geht man aus der zunächst eingehaltenen Reihe zu größeren Steigerungen, zum Beispiel je um die Hälfte der Dosis oder mehr über, bis eine deutliche Reaktion eingetreten ist; diese Reaktion muß man abklingen lassen, zu welchem Zweck eine Pause von 10 bis 14 Tagen eingeschaltet wird, denn es besteht nach der Reaktion eine gewisse Überempfindlichkeit gegen Tuberkulin, die sich in Reaktion auf kleinere Gaben äußert. Nach dieser Pause wird die Behandlung mit $^1/_{10}$ der Reaktionsdosis und langsamer Steigerung wieder aufgenommen. Die Abstände zwischen den Injektionen richten sich im allgemeinen nach etwaiger Empfindlichkeit gegen das Tuberkulin; es empfiehlt sich als Regel in Abständen von 3—5 Tagen vorzugehen. Wenn manche Autoren diese oder größere Abstände als Prinzip aufstellen und zweitägliche oder tägliche Injektionen als fehlerhaft bezeichnen, so ist eine solche Kritik der kurzen Abstände nach unseren Erfahrungen nicht aus der praktisch geübten Therapie abzuleiten, sondern entspringt theoretischen, um nicht zu sagen spekulativen Erwägungen, wie denn uberhaupt auf diesem Gebiet bei der Unvollkommenheit gesicherter Erkenntnis die Bewertung ungeklärter Einzelheiten, die Überschätzung eigener und die Verwerfung fremder Beobachtungen, die Notreife spekulativer Betrachtungen und phantastisches Aufflattern vom Boden fester Tatsachen, von geschäftlichen Interessen nicht zu reden, die wunderlichsten Blüten treibt und allzu oft der Wunsch der Vater des Gedankens wird. Bei unseren nüchternen vergleichenden Untersuchungen waren die Resultate der Therapie gleich gut, oder wenn man will, gleich schlecht, bei wöchentlichen wie bei täglichen Injektionen; der einzige praktische Unterschied ist der, daß man unter sonst gleichen Bedingungen bei großen Abständen auch größere Steigerungen der Dosis vornehmen kann, bei täglicher Injektion aber recht langsam vorgehen muß.

Manche Autoren erstreben bei der Tuberkulinbehandlung eine mehr oder weniger bestimmte hohe Dosis. Nach den Betrachtungen im vorigen Kapitel ist der Vorteil der Gewöhnung an hohe Dosen weder theoretisch abzuleiten noch praktisch zu begründen. Man soll die Tuberkulinbehandlung abbrechen, wenn eingetretene Überempfindlichkeit immer wieder zu Störungen führt oder wenn irgendwelche Erfolge nicht erkennbar werden. Die Wiederaufnahme der Behandlung nach längerer Pause ist zu empfehlen.

Die ambulante Durchführung der Tuberkulintherapie stößt nach allem auf große Schwierigkeiten. Wenn der Kranke nicht gleichzeitig in eine strenge Allgemeinbehandlung genommen werden kann, stehe ich nicht an, die spezifische Therapie nicht nur als unnütz, sondern als schädlich zu bezeichnen. Dem Kranken zwischen Arbeit und Stammtisch eine Dosis Tuberkulin verabreichen, heißt dem Ernst der Situation nicht gerecht werden und stellt, gelinde gesagt, einen Selbstbetrug des Arztes, zugleich aber auch objektiv eine Täuschung des Kranken dar, der für seine Krankheit genug zu tun glaubt. Die Anforderungen, die an die Kunst des Arztes bei dieser Therapie zu stellen sind, beschränken sich nicht auf die Durchführung der zweckmäßigen Allgemeinbehandlung und der richtigen Technik der Injektionen, die ja schließlich leicht zu lernen ist, sondern die richtige Beurteilung des tuberkulösen Prozesses ist die wichtigste und zugleich schwierigste Vorbedingung des Erfolges. Die Durchführung einer vollständigen Tuberkulinkur nebst der unentbehrlichen Allgemeinbehandlung in ambulanter Praxis halte ich für so schwierig, daß ich der ambulanten spezifischen Therapie nur als Einleitung bis zum Beginn der Heilanstaltskur oder besser als Fortsetzung nach Abschluß der Anstaltsbehandlung das Wort reden möchte, wie ich selbst es im allgemeinen nicht anders zu halten pflege. Daß die spezifische Therapie sowohl den Kranken zur Einhaltung der ärztlichen Vorschriften, wie auch den Arzt zur genauen Kontrolle des Kranken führt, ist ein Nebenerfolg dieser Therapie; aber der ist so wichtig, daß die ambulante Einreibungsbehandlung mit Ektebin schon um deswillen nur ein Notbehelf sein kann, weil sie diesen Nebenerfolg nicht aufzuweisen hat.

3. Unspezifische Reizbehandlung der Tuberkulose.

Die Chemotherapie der Tuberkulose möchte sich gern die Abtötung der Bacillen im Organismus zum Ziel setzen. Aber der Verwirklichung dieses Gedankens stehen Schwierigkeiten entgegen, die größer sind als bei anderen akuten und chronischen Infektionen. Da ist einmal der natürliche Wachspanzer der Bacillen, zum andern die Lage der Bakterien inmitten eines zum Teil mortifizierten, an der humoralen Zirkulation nur sehr beschränkt teilnehmenden Gewebes und zum dritten die Abschließung dieses Gewebes durch die natürlichen Heilungsvorgänge, drei Momente, die das Heranbringen eines wirksamen Agens an die Bacillen ungemein erschweren. Dann könnte bei schwereren Erkrankungen die ungeheure Menge der im Organismus vorhandenen Tuberkelbacillen den Therapeuten vor seiner eigenen Courage bange machen, denn die Vernichtung dieser Bakterien auf einen Schlag müßte eine Endotoxinmenge frei machen, die dem Organismus zur größten Gefahr werden könnte (Tuberkulinschocktod!). Schließlich aber: würde diese Heilung nicht vielleicht ein Danaergeschenk sein, das wir dem Kranken, insbesondere dem Leichtkranken machen? Das einzige, was wir von der Immunität bei der Tuberkulose leidlich sicher wissen, ist ihre Bindung an das Vorhandensein lebender Bacillen im Organismus (NEUFELD, v. WASSERMANN). Der von der Tuberkulose „Geheilte“ würde der Neuinfektion, die ihn allerwärts bedroht, so schutzlos gegenüberstehen, wie der WASSERMANN-Negative der Reinfektion an Syphilis oder der Neger der Tuberkuloseansteckung; und es wäre doch wohl etwas fraglich, ob er immer wieder rechtzeitig geheilt würde. So ist bei dem heutigen Stande unseres Wissens das Unglück vielleicht nicht so groß, daß die Chemotherapie der Tuberkulose noch bei tastenden Vorversuchen und der Therapia sterilisans magna einstweilen recht fern ist. Systematische Untersuchungen, wie sie EHRLICH auf Grund bestimmter chemisch-bakteriologischer Vorstellungen und Beobachtungen in der Durchprüfung ganzer Reihen chemischer Substanzen bei der Suche nach einem starken Spirochätengift vornahm, sind bei der Tuberkulose noch nicht begonnen und die Geschichte der tierexperimentellen Chemotherapie ist zwar nicht nur eine Geschichte der Irrungen, wohl aber eine hohe Schule der Kautelen und Kontrollen, die eingehalten werden müssen, und der Fehlerquellen und Versager, mit denen zu rechnen ist.

Nach dem, was bis heute chemotherapeutisch erreichbar ist, erscheint es berechtigt, die Chemotherapie in die unspezifische Reiztherapie einzubeziehen und von ihren höheren Zielen praktisch-therapeutisch einstweilen abzusehen, ein Standpunkt, den übrigens auch Vertreter der experimentellen Chemotherapie einnehmen. Nun fragt es sich freilich, ist solch ein chemischer Reiz als ein spezifischer, wie der Tuberkulinreiz, oder als unspezifisch anzusehen. Die Spezifität hätte nicht nur zur Voraussetzung, daß Reaktionen am Krankheitsherd eintreten, sondern auch daß eine Reaktion nur bei tuberkulösen, nicht aber bei tuberkulosefreien Menschen und Tieren eintritt. Während Reaktionen am Krankheitsherd sowohl im Tierexperiment wie auch bei klinischer Beobachtung von einer Reihe von Autoren angegeben, von anderen freilich wieder in Zweifel gezogen werden, wird die zweite Forderung von den chemischen Heilmitteln nicht erfüllt, indem sie Lokal- und Allgemeinreaktionen auch geben, wenn keine tuberkulöse Infektion besteht. Eine strenge Spezifität, wie beim Tuberkulin, besteht also bei keinem dieser Heilmittel.

Es sind im wesentlichen zwei Gruppen von chemischen Substanzen, gewisse Schwermetallsalze und gewisse Farbstoffe, denen man, ausgehend von ihrer desinfektorischen Kraft, zunächst eine baktericide Wirkung gegenüber den Tuberkelbacillen zutraute; diese war zwar im lebenden Gewebe nicht zu erzielen, weil die erwähnte Absperrung der Bacillen vom Säfteaustausch trotz der angenommenen Affinität der Substanzen zu den Bakterien eine vom Organismus nicht zu ertragende Konzentration der Lösung erfordert hätte. Es wurden indessen nach der therapeutischen Anwendung solcher chemischen

Agenzien tierexperimentell wie klinisch Entzündungsvorgänge am Krankheitsherd festgestellt; die beobachteten Rückbildungserscheinungen und klinischen Besserungen werden nunmehr auf diese perifokalen Reaktionen, also auf eine chemische Reizung des Gewebes bezogen.

Von den Schwermetallsalzen wird den Kupferpräparaten (Lekutyl Bayer, 0,2—10,0 ccm 1—5%ige Lösung intravenös) sowohl nach dem Tierexperiment (Gräfin v. Linden), wie nach klinischer Erfahrung (Meissen) eine günstige Wirkung auf den tuberkulösen Prozeß nachgerühmt, während gewichtige Stimmen (Schröder, Junker, Schittenhelm, v. Hayek) der Kupfertherapie jeden Wert absprechen; eigene Erfahrungen stehen mir nicht zu Gebote.

Im Mittelpunkte des Interesses stehen heute die Goldpräparate; Feldt hat im Tierexperiment nach Goldbehandlung Gewichtszunahme, Lebensverlängerung und bindegewebige Vernarbung von Lungenherden beobachtet; klinisch wurden mit dem Krysolgan (Schering) gute Resultate bei Lungentuberkulose und besonders auch bei Kehlkopftuberkulose erzielt (Junker, Schittenhelm u. a.), auch wird die Kombination der Krysolgantherapie mit Röntgenbestrahlung und Tuberkulinbehandlung empfohlen (Schröder). Unsere eigenen Erfahrungen konnten indessen eine zweifelsfreie Einwirkung des Krysolgans auf den Ablauf der tuberkulösen Lungenerkrankung nicht feststellen. Bei der ursprünglichen Dosierung (0,05—0,25 g intravenös, Lösung der Substanz mit Aqua dest. in der Ampulle) haben wir recht häufig ziemlich heftige Allgemeinreaktionen mit Fieber bis über 39,0° C erlebt, die den Kranken erheblich belästigten, ohne einen erkennbaren Vorteil zu bringen. Mit der Reduktion der Dosen (0,01—0,1 g), die man neuerdings allgemein vornahm, werden zwar die Allgemeinreaktionen seltener und weniger heftig, aber sie kommen doch noch oft genug vor und sind auch unangenehm genug; anderweite schädliche Nebenwirkungen, insbesondere solche auf Nieren oder Darm haben wir indessen nicht wahrgenommen. Die Behandlung einer größeren Anzahl Kehlkopftuberkulöser ergab uns keine evidente Wirkung und von der Kombination der Krysolgantherapie mit der Tuberkulinbehandlung sahen wir auch dann keinen Vorteil, wenn wir Krysolgan nach deutlichen Tuberkulinreaktionen, das Tuberkulin gleichsam als Schrittmacher benutzend, injizierten. In letzter Zeit glauben wir mit einem neuen Goldpräparat Triphal (Höchst, 0,01 bis 0,1 g intravenös) etwas bessere Erfahrungen insofern gemacht zu haben, als die Allgemeinreaktionen stets milde blieben und die Kranken sich in bemerkenswert gleichmäßiger Weise im Allgemeinbefinden und im lokalen Befund besserten; ein abschließendes Urteil müssen wir uns freilich noch vorbehalten. Schließlich sei hervorgehoben, daß wir bei unseren Untersuchungen niemals sichere Herdreaktionen parallel mit den Allgemeinreaktionen oder unabhängig von diesen feststellen konnten; im Kehlkopf sind ja Herdreaktionen wegen der Abhängigkeit der Blutfüllung der Schleimhaut von äußeren Reizen überhaupt nicht einwandfrei festzustellen.

Außer den Kupfer- und Goldpräparaten sind Salze des Nickels, des Kobalts, des Silbers und Quecksilbers und verschiedener seltener Erdmetalle für die Tuberkulosebehandlung besonders von französischen Autoren therapeutisch erprobt und empfohlen, doch kommt diesen Präparaten kaum eine Bedeutung zu. Die Versuche, den Tuberkelbacillus oder doch den tuberkulösen Herd mit organischen Arsenverbindungen (Atoxyl, Salvarsan) anzugehen, haben keine greifbaren Resultate gezeitigt und die von manchen Autoren gerühmte Siliciumbehandlung der Tuberkulose steht nicht auf einem wissenschaftlich gegründeten Fundament. Den Kalksalzen schließlich kommt bei der Behandlung der Tuberkulose der im Kapitel X 1 und 2 erwähnte symptomatische Wert zu, aber die Allgemeinwirkung auf den tuberkulösen Prozeß ist problematisch.

Die EHRLICHschen experimentellen Untersuchungen über die Wirkung von Farbstoffen bei Protozoen gaben den Anreiz zu dem Versuch, auch der Tuberkulose im Tierversuch und klinisch-therapeutisch mit Farbstoffen beizukommen, aber im großen ganzen war das Ergebnis negativ. Auch der Gedanke, das große Diffusionsvermögen gewisser Farbstoffe in der Weise auszunutzen, daß man sie als Vehikel benutzte und mit bactericiden Substanzen (Jod, Schwermetallsalzen usw.) belud, führte bisher weder im Tierexperiment noch klinisch zu eindeutigen Resultaten.

Die Reiztherapie der Tuberkulose mit Proteinkörpern und mit kolloidalen Lösungen steht mit der Chemotherapie, was die Erfolge anlangt, auf gleicher Stufe. Eigene umfangreiche Versuche (Aolan, Caseosan, Milch, artfremdes Serum und Eigenserum, Elektrokollargol) haben zwar vielfach unspezifische Allgemeinreaktionen, jedoch keine sicheren Herdreaktionen und keinen erkennbaren Einfluß auf den klinischen Ablauf der Lungentuberkulose ergeben (Allgemeinzustand, Fieber, Auswurfmenge, Bacillenbefund, Lungenbefund usw.). Interessante Beobachtungen (eklatante Entfieberung!), wie sie zuerst von CZERNY berichtet sind, machten auch wir bei täglichen subcutanen Injektionen von Pferdeserum, jedoch nur bei sekundären peripheren Tuberkulosen der Knochen und Gelenke, während bei der Lungentuberkulose auch diese Versuche ohne Erfolg blieben.

Eine besondere Würdigung gebührt der Strahlenbehandlung der Tuberkulose als einer Therapie von großer Wirksamkeit und eigenartigem Charakter. Es ist zu unterscheiden zwischen

Allgemeinbestrahlung (Sonne und künstlicher Ersatz) und Herdbestrahlung (hauptsächlich Röntgenbestrahlung).

Seit BERNHARD-St. Moritz und ROLLIER-Leysin über glänzende Erfolge mit der Sonnenlichtbehandlung der Knochen- und Gelenktuberkulose berichten konnten, ist der therapeutische Schatz, der uns im Sonnenlicht zur Verfügung steht, aus Jahrhunderte langer Vergessenheit wieder zu Ehren gekommen und die Sonnenbestrahlung, die heute an erster Stelle der gesamten Lichttherapie steht, auf ein wissenschaftliches Fundament gestellt worden.

Abgesehen von einer mehr als ergänzende Wärmebestrahlung anzusehenden Herdbestrahlung bei der Knochentuberkulose wird die Sonnenlichtbehandlung als Allgemeinbestrahlung angewendet. Die Sonne ist für den Tuberkulösen, insbesondere den Lungenkranken, kein gleichgültiges Heilmittel. Als ein lungenkranker Soldat in einer Heilanstalt der Anordnung gemäß im Hochsommer auf einem nach Süden gelegenen Abhang von weißem Sand erstmalig stundenlang am Sonnenbad teilnahm, meinte er selbst, hier würde er sicher wieder eine Lungenblutung bekommen; am selben Abend erlag er einer tödlichen Blutung. Sicherlich war die unrichtige Verordnung bei einem ungeeigneten Kranken schuld an dem Unglücksfall. Ich habe selbst, wie andere Heilanstaltsärzte (BACMEISTER, KOCH) nicht selten erhebliche Schäden nach Sonnenbestrahlung entgegen ärztlicher Anordnung gesehen, darunter eine Anzahl zum Glück nicht schwerer Lungenblutungen.

Das Sonnenlicht setzt einen sehr intensiven Allgemeinreiz, der besonders bei Lungenkranken genauer Dosierung bedarf. Wir verfahren, ähnlich wie BERNHARD, KISCH und andere etwa nach folgendem Schema:

1.	Tag	3×5	Min.	Füße.			
2.	„	3×5	„	Unterschenkel, Vorderseite.			
3.	„	3×5	„	„	und 3×5	Min.	Rückseite.
4.	„	3×5	„	bis zur Hüfte Vorderseite,	ebenso Rückseite.		
5.	„	3×10	„	„ „ „ „	3×5	Min.	Rückseite.
6.	„	3×10	„	„ „ „ „	3×10	„	„
7.	„	3×5	„	„ Brust „	3×5	„	„
8.	„	3×10	„	„ „ „ „	3×5	„	„
9.	„	3×10	„	„ „ „ „	3×10	„	„
10.	„	3×5	„	„ zum Hals „	3×5	„	„
11.	„	3×10	„	„ „ „ „	3×5	„	„
12.	„	3×10	„	„ „ „ „	3×10	„	„
13.	„	3×15	„	„ „ „ „	3×15	„	„
14.	„	3×20	„	„ „ „ „	3×20	„	„
15.	„	3×25	„	„ „ „ „	3×25	„	„
16.	„	3×30	„	„ „ „ „	3×30	„	„
17.	„	3×40	„	„ „ „ „	3×40	„	„
18.	„	3×50	„	„ „ „ „	3×50	„	„
19.	„	3×60	„	„ „ „ „	3×60	„	„

Der Kopf bleibt immer beschattet, auch ist Kühlung mit feuchten Kompressen bei sehr intensiver Sonnenwirkung notwendig; Schutz der Augen gegen Blendung durch eine dunkle Brille ist bei empfindlichen Kranken erwünscht. Nach einstündiger Bestrahlung kommt der Patient regelmäßig für eine Viertelstunde in den Schatten.

Während die Vorzüge der Sonnenlichtbestrahlung im Verein mit der Wirkung des diffusen Tageslichtes und der Freiluftbehandlung des ganzen Körpers bei der Knochen- und Gelenktuberkulose offensichtlich sind, indem die im Sommer zu erzielenden Besserungen den Winterresultaten erheblich überlegen sind, begegnet die Bewertung der Sonnenbestrahlung bei der Lungentuberkulose größeren Schwierigkeiten. Wir haben indessen die Erfahrung, daß unsere für die Bestrahlung geeigneten Kranken unter dieser Behandlung in jeder Hinsicht besonders gute und zuverlässige Fortschritte zeigen und sind mit diesem Resultat zufrieden, da wir einstweilen nicht mehr erwartet haben; ein klinischer Beweis für die Wirksamkeit der Sonnenbestrahlung ist schwer zu erbringen.

Jede künstliche Bestrahlung ist ein kümmerlicher Ersatz der Sonnenwirkung; der Beweis ist bei der Behandlung der Knochen- und Gelenktuberkulose leicht erbracht. Daß die Quarzlampe mit ihrem Reichtum an ultravioletten Strahlen anderem Bestrahlungsgerät in der Heilwirkung überlegen sei, ist durchaus unbewiesen. Aber obwohl das Spektrum der Quarzlampe mit dem des Sonnenlichts gar keine Ähnlichkeit hat, erfreut sich die „künstliche Höhensonne" dank ihrer irreführenden Benennung und einer ausgiebigen und geschickten Reklame und dank des auffälligen Effektes der Pigmentierung bei Ärzten und Kranken einer Wertschätzung, die mindestens bei der Tuberkulose im krassesten Mißverhältnis zu ihrer Wirkung steht. Unsere Untersuchungen über die Wirkung der Quarzlampe (vorwiegend ultraviolette Strahlen), der Heliollampe (ungefähr Sonnenspektrum) und der Kischlampe (vorwiegend Wärmestrahlen) bei der Behandlung der Knochen- und Gelenktuberkulose hatten zum Ergebnis einen so geringen Effekt der Bestrahlung im Vergleich mit nicht bestrahlten Kindern, daß ein Unterschied zwischen den einzelnen Strahlungsarten nicht mehr festzustellen war; der Grad der Pigmentierung darf dabei natürlich nicht als Maßstab dienen.

Die künstliche Bestrahlung wird in der Hauptsache als Allgemeinbestrahlung angewendet. Man beginnt mit zweimal 5 Minuten (Vorder- und Ruckseite) aus 1 m Entfernung und steigert bei täglicher Bestrahlung im Laufe von 14 Tagen bis zu 2 × 40 Minuten aus 60 cm Entfernung. Ist der Bestrahlungsraum kühl, so empfiehlt sich bei Verwendung der Quarzlampe die gleichzeitige Anwendung eines Glühlampenringes um die Quarzlampe herum oder der Solluxergänzungslampe; beide Strahlungen sind reich an roten, also

Wärmestrahlen. Zur lokalen Bestrahlung finden von diesen Lampen nur Verwendung die Quarzlampe bei Hautkrankheiten, auch Lupus (30 cm Abstand, Tubus) und die Kischlampe zur lokalen Wärmeapplikation (Gelenke, Peritonitis tub.). Der Brenner der Quarzlampe hat eine Brenndauer von 800—1000 Stunden, doch läßt die Intensität der Strahlung schon vor Ablauf dieser Zeit erheblich nach, weshalb man nach Einsetzung eines neuen Brenners bei der Dosierung vorsichtig sein muß.

Bei der Lungentuberkulose betrachten wir den Einfluß der künstlichen Bestrahlung im wesentlichen als einen suggestiven; irgend eine zuverlässige Wirkung auf den Allgemeinzustand, das Symptomenbild, den lokalen Befund, das Blutbild haben wir bei zahllosen bestrahlten Kranken nicht feststellen können.

Die Röntgenbestrahlung nimmt unter den Methoden der unspezifischen Reizbehandlung eine Sonderstellung ein, da sie allein die Applikation des Reizes am Krankheitsherd und seine strenge Lokalisierung gestattet. Voraussetzung dieser Behandlung ist vollkommene Beherrschung der Bestrahlungstechnik, vor allem der Dosierung, die zuverlässig nur mit dem komplizierten Iontoquantimeter, vielleicht auch dem neuen Meßgerät von Siemens & Halske, vorgenommen werden kann, im allgemeinen aber vom Therapeuten auf Grund der Erfahrung an seinem Instrumentarium nach der Röhrenhärte, dem Milliamperemeterwert und der Zeit beurteilt werden muß. Es werden mit einem Filter von 5 mm Aluminium bei 30 cm Fokushautabstand Felder von 10×10 cm an der Brust, am Rücken, eventuell auch an der Seite bestrahlt, und zwar alle drei Tage ein Feld; die Zahl der Felder richtet sich nach der Ausdehnung des tuberkulösen Prozesses. Verabreicht wird je $^1/_5$—$^1/_3$ Hauterythemdosis, die naturlich für jede Röhre festgelegt sein muß. Nachdem alle Felder bestrahlt sind, wird der Turnus wiederholt, dann folgt eine Pause von vier Wochen, die nach Bacmeister zweckmäßig mit Quarzlampenbestrahlung ausgefüllt wird, dann nochmals die Bestrahlungsfolge wie anfangs. Daß der Röntgenbestrahlung die erforderliche Allgemeinbehandlung voraus und parallel gehen muß, sollte sich von selbst verstehen. Es sei ausdrucklich hervorgehoben, daß die Röntgenbestrahlung keineswegs die Vernichtung der Tuberkelbacillen oder auch nur, wie bei der Carcinombestrahlung, die Zerstörung des spezifischen Gewebes bezweckt. Speziell bei der Lungentuberkulose führt die rasche Nekrose tuberkulöser Herde infolge der Bestrahlung, wie uns eigene Beobachtung anderweitig bestrahlter Kranker lehrte, zu rapider Gewebseinschmelzung (Kavernenbildung), die unter foudroyanten Erscheinungen verläuft und weiterhin zu unaufhaltsamer Progredienz des Prozesses führt. Die Röntgenbestrahlung darf bei der Lungentuberkulose nur einen Gewebsreiz setzen, der zur Proliferation und Induration, nicht aber zur Mortifikation und Erweichung führt. Geeignet für die Bestrahlung sind daher nur die zur Induration neigenden Formen der produktiven Tuberkulose mäßiger Ausdehnung ohne größeren Zerfall; bei diesen Tuberkulosen sind aber auch, wie Bacmeister zeigen konnte, schöne Erfolge zu erzielen.

Was die Indikationen für die unspezifische Reizbehandlung aller Art betrifft, so ist vorauszuschicken, daß alle unter schwerer Toxinwirkung stehenden Kranken, also vor allem die, bei denen dauerndes höheres Fieber oder schon Kachexie besteht, für diese Art Therapie durchaus nicht in Frage kommen können, auch nicht für die mildesten Formen, weil jeder Reiz in neue Toxinproduktion und Propagation des tuberkulösen Prozesses umgesetzt wird. Es empfiehlt sich im übrigen, der Sensibilität des Kranken seiner Tuberkulose gegenüber die Reizstärken der einzelnen Verfahren anzupassen. Der Reizintensität nach können wir folgende Reihe bilden:

	Lokaler Reiz	Allgemeinreiz	Herdreiz
Röntgenbestrahlung . . .	fehlt	sekundär, mäßig stark	sehr stark
Sonnenbestrahlung	sehr stark	stark	deutlich
Goldbehandlung	fehlt	mäßig stark	nicht sicher nachzuweisen
Proteinkörpertherapie . . .	fehlt	deutlich	zweifelhaft
Künstliche Bestrahlung . .	stark	deutlich	nicht nachzuweisen

Je torpider der Krankheitsprozeß von vornherein ist oder im Laufe der Behandlung geworden ist, desto intensiver darf der allgemeine und schließlich auch der Herdreiz sein, von dem man eine günstige Wirkung erwarten kann; demgemäß wird man im Verlaufe einer längeren Behandlung in der obigen Reihe aufwärts steigen können und müssen.

XII. Die Kollapstherapie der Lungentuberkulose.

1. Das Wesen der Kollapsbehandlung. Indikationen und Kontraindikationen.

Die Kollapsbehandlung der Lungentuberkulose geht von völlig anderen Gesichtspunkten aus wie die spezifische Therapie, indem sie lediglich die lokalen Bedingungen für die Ausheilung des Krankheitsherdes zu verbessern sucht; sie entspricht der Ruhigstellung des an Tuberkulose erkrankten Gelenkes. Nachdem schon amerikanische Ärzte sich mit dem Gedanken der Ausschaltung der an Tuberkulose erkrankten Lunge von der Atmung beschäftigt hatten, war FORLANINI der erste, der dem Gedanken praktisch näher trat, BRAUER und SAUGMANN aber haben das Verdienst, die Behandlung zu einer klinisch so wichtigen wie brauchbaren Methode gestaltet zu haben.

Im Pleuraraum herrscht bekanntlich negativer Druck, der die Lunge entgegen ihrer Tendenz zum Kollabieren ausgespannt hält. Bei Eröffnung des Thoraxraumes von außen her sinkt die Lunge, wenn sie nicht mit der Thoraxwand verwachsen ist, zurück; sie wird damit gänzlich von der Atmung ausgeschaltet und zugleich werden die Zirkulationsverhältnisse in ihr derart geändert, daß eine erheblich langsamere Durchblutung, zugleich aber eine Stauung in diesem Abschnitt des kleinen Kreislaufs eintritt. Diese drei Momente des Lungenkollapses kommen der Heilung eines tuberkulösen Lungenprozesses entgegen. Daß die Ruhigstellung der Lunge günstig wirkt, bedarf keines Beweises; der Kollaps der Lunge schafft günstige Bedingungen für die narbige Schrumpfung, die bei der bindegewebigen Induration der tuberkulösen Herde eine große Rolle spielt, und daß die Stauung und langsamere Durchblutung im erkrankten Organ den Heilungsverlauf fördert, ist uns von der Beobachtung am tuberkulösen Gelenkherd her geläufig.

Wenn die Lunge mit der Thoraxwand nicht verwachsen ist, so kann der Kollaps unschwer erreicht werden, indem man von außen her auf den Pleuraspalt eingeht und Luft eindringen läßt. Ist die Lunge zum Teil mit der Brustwand verwachsen, so kann nur ein partieller Kollaps eintreten, von dessen Einfluß auf die erkrankten Lungenpartien es abhängen wird, ob dieser Kollaps therapeutisch genügt oder ergänzende Eingriffe nötig sind, die in einer Lösung der Verwachsungen, der künstlichen Lähmung des Zwerchfells durch Resektion des Nervus phrenicus oder in der Mobilisierung der Brustwand durch thorakoplastische Operationen bestehen können. Die gleichen Eingriffe werden immer nötig, um bei in toto mit der Brustwand verwachsener Lunge den Kollaps zu erzielen. Während die Ausschaltung der Lunge durch Lufteinlassen in den Brustraum und ebenso die Lösung der Lunge aus ihren Verwachsungen insofern reparable Eingriffe sind, als die Lunge nach beendeter Kollapstherapie sich wieder ausdehnen und den früheren Raum wieder einnehmen kann, schaffen die Resektion des Nervus phrenicus und die thorakoplastische Operation eine irreparable Raumeinengung für die Lunge. Ob die vorübergehende oder die dauernde Ausschaltung der Lunge vorzuziehen ist, hängt von der Ausdehnung und der Art der tuberkulösen Veränderungen ab, doch hat man, wenn ausgedehnte Verwachsungen vorhanden sind, gar nicht die Wahl der Methode.

Die Kollapsbehandlung der Lungentuberkulose kommt in Frage bei schwereren Erkrankungen einer Lunge bei praktisch gesunder anderer Lunge. Die Grenzen der Indikationen sind heute noch umstritten, was in der Hauptsache darin seinen Grund hat, daß die spezielle Diagnose auf der Ausdehnung des Krankheitsprozesses und den gröberen anatomischen Veränderungen, nicht aber auf der Erkennung des anatomischen Grundprozesses aufgebaut wird. Während die ältere Schule nur schwere Erkrankungen einer Seite bei intakter anderer Lunge behandelt wissen will, ja manche Autoren die Pneumothoraxtherapie erst anwenden, wenn auf andere Weise ein Erfolg nicht zu erzielen ist, also die Kollapsbehandlung als ein Ultimum refugium ansehen, geht man neuerdings in umgekehrter Richtung zu weit, indem man inzipiente Tuberkulosen mit der Ruhigstellung der erkrankten Lunge zu behandeln beginnt.

Der richtige Weg dürfte wie immer in der Mitte liegen. Wenn wir die Aussichten einer Kollapsbehandlung erwägen wollen, so ist zunächst zu überlegen, ob ein Kollaps möglich sein wird und zum Ziele führen kann. Sehen wir von der Verwachsung der Pleurablätter vorerst ganz ab, so ist Voraussetzung des Kollapses, daß Lungengewebe vorhanden ist, das sich retrahieren kann. Die durch sehr dicht stehende produktive Herde oder gar durch konfluierende Pneumonie prall infiltrierte Lunge kann nicht kollabieren, weil das spärliche respirierende Lungengewebe von starren Herden ummauert ist, die des geringen Druckes spotten, der angewendet werden kann. Man muß bei Autopsien oder bei Operationen solche derb infiltrierte Lunge in der Hand gehabt haben, um diese Verhältnisse richtig beurteilen zu können. Die Tendenz zur Schrumpfung im ganzen pflegt in den produktiven Herden solcher Art gering zu sein, in den pneumonisch infiltrierten Bezirken ganz zu fehlen. Eine solche Lunge kann man durch einen Mantelpneumothorax von der Brustwand abdrängen, wobei das Mediastinum nach der anderen Seite verdrängt wird, aber der klinische Effekt dieses Pneumothorax ist gleich Null; mit anderen Verfahren ist natürlich nicht mehr zu erreichen. Nicht viel besser steht es mit konfluierenden cirrhotischen Prozessen, deren große Herde aus starrem narbigem Bindegewebe, alten Käse- und Kreideherden, tuberkulösem Granulationsgewebe und atelektatischem Lungengewebe und alten starrwandigen tuberkulösen und bronchiektatischen Kavernen bestehen. Diese Herde sind nicht kollapsfähig, aber sie haben immerhin die Tendenz zu weiterer Schrumpfung und dieser Tendenz kommt die Therapie entgegen. — Kann die Kollapstherapie bei so beschaffenen Lungen aus mechanischen Gründen wenig oder gar nichts erreichen, so ist ihr Indikationsgebiet, rein physikalisch betrachtet, die disseminierte produktive und exsudative Tuberkulose mit oder ohne Kavernen; ja Kavernen, von den starrwandigen abgesehen, müssen als besonders wichtige Indikation angesehen werden, da sie ohne Kollapsbehandlung äußerst selten ausheilen.

Eine Nebenaufgabe rein mechanischer Art, aber eine nicht unwichtige, ist für die *Kollapstherapie* in der *Verhütung* des *vikariierenden Emphysems* gegeben, das bei stark schrumpfenden Phthisen zustande kommt und durch die funktionelle Schädigung des erhöht beanspruchten gesunden Lungengewebes fur den Kranken höchst nachteilig ist; hier ist eine nicht allzu erhebliche aber dauernde Einengung des Thoraxraumes angezeigt.

So weit die mechanischen Verhältnisse. Die Kollapsbehandlung kann nun zwar besten Falles die örtlichen Bedingungen für den Heilungsprozeß günstig gestalten; ihrer Technik nach eine mechanische Methode, kann sie in ihrem Effekt, der auf der Anderung der Zirkulationsverhältnisse, der Ruhigstellung der Lunge und der Ermöglichung der Schrumpfung beruht, vielleicht am richtigsten als eine Vorbereitung der Isolierung der tuberkulösen Herde charakterisiert werden, eine Unterstützung des Heilprozesses, die um so wertvoller ist, als gerade die Isolierung der Krankheitsherde die natürliche Art der Heilung der Tuberkulose darstellt; aber sie ist doch weit entfernt davon, eine kausale Therapie zu sein, und dem Organismus bleibt es schließlich überlassen, mit der Tuberkulose als Krankheit seinerseits fertig zu werden. Diese Überlegung liefert weitere Gesichtspunkte für die *Indikationsstellung.*

Die Kollapstherapie der weit vorgeschrittenen Phthisen kann nur bei chronischen indurierenden Prozessen in Frage kommen, die noch nicht zur Kachexie geführt haben, denn die Kachexie entwickelt sich nicht nur als Schwund des Fettgewebes, sondern beruht auf der toxischen Schädigung aller inneren Organe (Herz, Leber, Milz, Nieren), die wir als mehr oder minder irreparabel ansehen müssen. Es muß also mindestens eine gewisse Erholungsfähigkeit vorhanden sein, ein Ansprechen auf die immer zunächst einzuleitende Allgemeinbehandlung, mag sie sich nun in der Temperatur- oder Gewichtskurve, im Blut- oder Symptomenbild ausdrücken. Daß schwere Komplikationen, die an sich eine infauste Prognose geben, so die schwere Tuberkulose des Kehlkopfes oder gar die Darmtuberkulose oder die Amyloidose, eine Kollapstherapie illusorisch machen, versteht sich von selbst; das gleiche gilt vom schwereren Diabetes und von der chronischen Nephritis, wie denn überhaupt die Prognose des ganzen Falles bei der Indikationsstellung mitspricht.

Wenn für den Organismus die Erholungsfähigkeit als Kriterium der Aussichten einer eingreifenden Therapie zu gelten hat, so für den Krankheitsherd die Neigung zur bindegewebigen Induration, zur Spontanheilung. Die Entwicklungstendenz des tuberkulösen Herdes können wir nun zwar nicht direkt beobachten, aber hier zeigt sich der Nutzen der neueren verfeinerten Diagnostik. Bei der produktiven Tuberkulose kann ohne weiteres die Kollapsbehandlung als angezeigt gelten, wenn der Zustand der Lunge, das heißt der Grad der Infiltration, und der Allgemeinzustand des Kranken sie zulassen. Ganz anders bei der exsudativen Phthise. Es gibt Autoren, die bei ihr grundsätzlich von jeder Ruhigstellung der Lunge absehen. Das finde ich zu weit gegangen, da man — leider selten — schöne Erfolge erleben kann; aber ich muß gestehen, daß mich immer ein leises Grauen anwandelt, wenn ich mich in solchen Fällen zu dem Versuch einer Pneumothoraxbehandlung entschließen soll, die hier der Mißerfolge und der schweren Komplikationen nur zu viele hat.

Die perakute lobäre käsige Pneumonie ist fur die Kollapsbehandlung gänzlich ungeeignet, einmal weil sie gar keinen Kollaps der erkrankten Partie zuläßt, sodann aber auch, weil sie keinerlei Heilungstendenz besitzt; mit der konfluierenden käsigen Pneumonie steht es in beiden Hinsichten nicht viel besser und durchaus kontraindiziert ist die Ausschaltung einer Lunge bei den rasch abscedierenden Prozessen. Die lobuläre exsudative Phthise oder käsige Bronchopneumonie sowie besonders die sublobuläre oder acinöse Form bieten schon bessere Aussichten, doch bestehen auch hier große Unterschiede. Die von vornherein in der exsudativen Form auftretenden Phthisen der Jugendlichen (galoppierende Schwindsucht), haben häufig gar keine Heiltendenz und bieten auch für die Pneumothoraxtherapie kaum Aussichten; ebenso refraktär verhalten sich ähnliche Formen in höherem Lebensalter, die wohl auch dem Rankeschen Sekundärstadium zuzurechnen sind. Bessere Erfahrungen haben wir bei exsudativen Prozessen gemacht, die auf ältere produktive Phthisen aufgepfropft sind, wenn es sich um subakut auftretende abgegrenzte Herde handelt. Immer muß das klinische Gesamtbild des Kranken, insbesondere der Fieberverlauf und die Erholungsfähigkeit, berücksichtigt werden, aber durch den beschriebenen scheinbar günstigen Allgemeinzustand (s. Kap. VIII, 2) und das mitunter fast blühende Aussehen solcher Kranken darf man sich nicht zu optimistischer Auffassung der Prognose und zu voreiligem Versuch der Kollapsbehandlung verleiten lassen. Wichtig ist nach unserer Erfahrung die Untersuchung des weißen Blutbildes und die Feststellung der Blutkörperchensenkung, auch die laufende Beobachtung der Blutveränderungen. Bei den käsig-pneumonischen Prozessen ist auf das sorgsamste zu prüfen, ob exsudative Herde der anderen Seite vorhanden sind, die eine absolute Kontraindikation abgeben würden, da sie bei Überlastung dieser besseren Seite zu raschester Progredienz neigen. Es kann bei den exsudativen Phthisen nicht dringend genug vor dem Experimentieren gewarnt werden, da man gerade bei ihnen die fatalsten Komplikationen zu gewärtigen hat: raschester Zerfall auf der besseren Seite, tuberkulöses Empyem, Spontandurchbruch in den Pneumothorax mit Sekundärinfektion.

Bei den cirrhotischen Phthisen ist zu unterscheiden zwischen den herdförmigen Cirrhosen, die in diesem Sinne zu den produktiven Tuberkulosen und als für die Kollapsbehandlung besonders geeignet zu rechnen sind, und den konfluierenden Cirrhosen. Die letzteren Herde, bei Erwachsenen so gut wie ausschließlich in den Oberlappen lokalisiert, lassen einen Kollaps kaum zu, sind auch fast immer im Bereich des Herdes mit der Brustwand, oft sehr derb schwartig, verwachsen, was die Einwirkung eines Pneumothorax auf dem Hauptherd unmöglich macht oder doch stark behindert. Andererseits besteht bei diesen Cirrhosen stets eine starke Neigung zur Schrumpfung; diese Schrumpfung, die ja ein Heilungsvorgang ist, wird man zwar durch den künstlichen Pneumothorax zunächst unterstützen können, und es wird sich diese Art des Lungenkollapses dann empfehlen, wenn größere Kavernen im Oberlappen stärkere Schrumpfung wünschenswert erscheinen lassen oder progrediente produktive oder allenfalls auch disseminierte exsudative Herde im Unterlappen (käsige Aspirationspneumonie!) den Kollaps des Unterlappens nötig machen. Je stärker aber die Schrumpfung wird, desto größer wird auch, besonders wenn der Pneumothorax durch allmähliche Verwachsung eingeht — und dieser Vorgang ist gerade bei diesen Phthisen die Regel — die Gefahr des schweren sekundären Emphysems. Es wird deshalb bei den cirrhotischen Phthisen von vornherein die Frage der dauernden Einengung des Brustraums zu erwägen sein, die für die ganze Seite nur durch die Thorakoplastik zu erreichen ist, in mäßigen Grenzen aber, immerhin in einem bei Cirrhose des Oberlappens ausreichendem Grade, durch die Phrenicusexhairese erzielt werden kann.

Die untere Grenze der Indikation für die Kollapstherapie ist gegeben. Lungentuberkulosen, bei denen auch bei häufiger Untersuchung Tuberkelbacillen nicht gefunden werden, bedürfen der Ausschaltung der kranken Lunge nicht. Die Prognose dieser produktiven Formen ist nach allgemeiner Erfahrung bei ausschließlicher Allgemeinbehandlung so gut, daß wir der Unterstützung durch den Lungenkollaps entraten können. Tierexperimentelle Untersuchungen haben dargetan, daß der lange Zeit durchgeführte Kollaps der Lunge das Gewebe durch Kollapsinduration, die bei Wiederausdehnung der Lunge durch sekundäres Emphysem ausgeglichen wird, erheblich schädigt. Wenn wir einen solchen wesentlich funktionellen Schaden für die Ausheilung einer progredienten offenen Lungentuberkulose in Ansehung der Entbehrlichkeit der Höchstleistung der Lunge gern in Kauf nehmen können, so ist es doch ein Fehler, solche Schädigung ohne Not zu setzen; deshalb ist die Anlegung des künstlichen Pneumothorax bei geschlossenen Tuberkulosen im allgemeinen als nicht angezeigt anzusehen. Die offenen produktiven

Tuberkulosen geringer Ausdehnung (Stadium I—II) bedürfen der Kollapstherapie nur, wenn physikalisch oder röntgenologisch Zerfallsherde festzustellen sind oder diese Tuberkulosen auch nach langer Behandlung offen bleiben. Die dauernd offene Lungentuberkulose ist für den Kranken mit der Gefahr der überraschenden und deletären Propagation zum Beispiel nach Grippe oder durch eine Lungenblutung verbunden, außerdem gefährlich für seine Umgebung; es ist deshalb stets zu versuchen, sie durch Kollapsbehandlung zu einer geschlossenen zu machen, wozu recht gute Aussicht besteht, wenn der Kollaps im übrigen indiziert ist und auskömmlich erreicht wird.

Die obere Grenze für die Kollapstherapie wird durch den Zustand der anderen Seite festgelegt. Es entscheidet hier einmal der Umfang des erkrankten Bezirkes und die Größe und Dichte der Herde, dann aber vor allem der Charakter der tuberkulösen Veränderungen. Cirrhotische oder kalkimprägnierte Herde in der Spitze der besseren Lunge geben keine Kontraindikation; auch beginnende cirrhotische Phthisen im Oberlappen (streifige Zeichnung der Platte) sowie produktive Herde etwa bis zur zweiten Rippe lassen den Versuch der Kollapsbehandlung noch zu, während Zerfallsherde im allgemeinen, exsudative Herde unter allen Umständen sie ausschließen. Je nach dem Kräftezustand des Kranken und der Toxizität des Prozesses wird man die Grenzen enger oder weiter zu ziehen haben. Vor jeder Pneumothoraxanlegung, selbstverständlich erst recht vor jeder anderen Kollapsbehandlung, ist eine Röntgenaufnahme der Lunge zu machen, da gelegentlich eine nicht unerhebliche Aussaat kleiner Herde physikalisch keine deutlichen Erscheinungen macht, die Kollapstherapie aber mindestens vorläufig ausschließen muß; es ist als Kunstfehler anzusehen, wenn die Pneumothoraxanlegung ohne Kenntnis einer guten, zeitlich nicht lange zurückliegenden Röntgenaufnahme gemacht wird, es sei denn, daß eine schwere Lungenblutung zu raschestem Handeln zwingt.

Ergänzende Eingriffe bei der Pneumothoraxtherapie haben ihre besonderen Indikationen. In Frage kommt das Durchbrennen strangförmiger Verwachsungen der Lunge mit der Brustwand mit dem Thermokauter unter Leitung des Thorakoskops (nach Jacobaeus); die Stränge sind röntgenologisch und thorakoskopisch festzustellen. Das Durchbrennen ist nur möglich, wenn der Strang nicht allzu kurz ist, weil sonst die Gefahr des Anbrennens der kranken Lunge und damit der Sekundärinfektion des Pleuraraumes zu groß ist; auch muß der Strang mit dem Brenner gut und zweckmäßig erreicht werden können und seine Durchtrennung eine wesentliche Verbesserung des Lungenkollapses erwarten lassen, was bei gleichzeitigem Bestehen flächenhafter Verwachsungen meist nicht der Fall ist. Der Eingriff ist nicht schwer (Lokalanästhesie), aber wegen der Möglichkeit der Infektion der Pleura nicht ganz gefahrlos.

Ein weiterer ergänzender Eingriff bei der Pneumothoraxtherapie ist die komplette Lähmung des Zwerchfells auf der Pneumothoraxseite durch die Exhairese des Nervus phrenicus nach SAUERBRUCH. Diese Zwerchfellparese soll bei partiellem Pneumothorax durch das Höhertreten des Zwerchfells eine wesentlich bessere Schrumpfung der kranken Lunge ermöglichen; am günstigsten wirkt sie, wenn das Zwerchfell mit dem kranken Unterlappen flächenhaft verwachsen ist, der Pneumothorax also in der Hauptsache auf den Oberlappen wirkt. Es darf nicht vergessen werden, daß die Ausschaltung der Zwerchfellhälfte irreparabel ist, also bei nicht oder kaum erkranktem Unterlappen nicht in Frage kommen sollte; andererseits gibt gerade die bleibende Einengung des Thoraxraumes die Möglichkeit, bei stark schrumpfenden Phthisen der Entstehung des sekundären Emphysems durch die Lähmung des Zwerchfelles vorzubeugen und in dieser Indikation liegt auch eine selbständige Bedeutung der Phrenicusexhairese. Wieder eine andere Indikation für diese Operation stellt die SAUERBRUCHsche Klinik auf, indem die Exhairese als Vorbereitung der Thorakoplastik und als Belastungsprobe fur die bessere Lunge angesehen wird.

Bei partiellem Pneumothorax kommt schließlich als ergänzender Eingriff die Pneumolyse des nicht kollabierten Lungenabschnitts oder die partielle Thorakoplastik über diesem Abschnitt in Frage; hier gelten die Indikationen dieser großen Operationen.

Die extrapleurale Pneumolyse, also die manuelle Lösung der verwachsenen Lunge mitsamt der thorakalen Pleura von der Brustwand und vom Zwerchfell ist ein großer und schwieriger Eingriff, der mit der Möglichkeit der baldigen Wiederausdehnung und der erneuten und festeren Verwachsung der Lunge mit der Brustwand und dem Zwerchfell sowie mit der Gefahr der Sekundärinfektion der Brusthöhle infolge Durchwanderns von Keimen von der Lunge aus durch die verletzte Pleura zu rechnen hat. Zur Verhinderung der Ausdehnung der Lunge hat man den Brustkorbraum nach partieller Pneumolyse mit Paraffin gefüllt und mit diesem Verfahren sind gute und dauernde Erfolge erzielt worden. Die Pneumolyse hat vor der Thorakoplastik den Vorzug, daß eine Entstellung des Brustkorbs ganz vermieden wird; auch kann sich die Pneumolyse mit Plombierung auf den Abschnitt beschränken, der zum Kollaps zu bringen ist und unter diesen Umständen ist sie der wesentlich kleinere Eingriff, zumal die Operation allenfalls auch in Lokal- oder Leitungsanästhesie ausgeführt werden kann.

Die Ausschaltung der schwerkranken Lunge, die durch Pneumothorax wegen totaler Verwachsung mit der Brustwand nicht möglich *ist, kann schließlich erzwungen* werden durch die extrapleurale Thorakoplastik, die zu diesem Zweck den Brustkorb durch zweck-

Indikationen der Pneumothoraxtherapie.

	A. Absolute Indikation			B. Relative Indikation			C. Kontraindikation
	kranke Seite	bessere Seite	Komplikationen	kranke Seite	bessere Seite	Komplikationen	
produktive Tuberkulose	Stad. II—III mit oder ohne Kavernen	Stad. I	—	wie A, evtl. mit exsudativen Herden	produktive Tuberkulose bis Stad. II, ohne Kaverne	leichtere Kehlkopftuberkulose	dichte konfluierende Infiltration der kranken Seite, Kachexie
cirrhotische Phthise	Stad. II—III mit Kavernen oder produktiver Tuberkulose im Unterlappen	Stad. I	—	wie A, evtl mit exsudativen Herden	produktive Tuberkulose bis Stad. II, ohne Kaverne	leichtere Kehlkopftuberkulose	dichte konfluierende Infiltration der kranken Seite, Kachexie
exsudative Phthise	—	—	—	disseminierte Herde, Stad. II—III, ohne oder mit kleinen Kavernen	intakt oder produktive Tuberkulose der Spitze (Stad. I)	—	konfluierende Herde, alle Komplikationen
	für die Pneumolyse und die Thorakoplastik gelten nur die Indikationen unter A.						

entsprechende Rippenresektionen mobilisiert. Nach mannigfachen thorakoplastischen Versuchen werden heute im wesentlichen zwei Operationsmethoden geübt, die Sauerbruchsche paravertebrale Resektion und die BRAUERsche subscapular-paravertebrale Resektion. SAUERBRUCH reseziert paravertebral von der ersten bis elften Rippe je einige Zentimeter; bei bestehendem partiellen Pneumothorax macht er entsprechende Teilplastiken. Das Resultat der vollständigen Plastik nach SAUERBRUCH ist eine starke Einengung des Brustkorbs, die jedoch die Lunge nicht zu vollständigem Kollaps bringen kann. BRAUER reseziert ebenfalls paravertebral, jedoch von der einzelnen Rippe erheblich mehr, namentlich von den mittleren und unteren Rippen; er erzielt damit natürlich einen stärkeren, fast vollständigen Kollaps der kranken Lunge. Welches dieser Operationsverfahren im Einzelfall den Vorzug verdient, ist nach dem Zustand der Lunge zu entscheiden; sind keine größeren Zerfallsherde vorhanden, so wird die einfachere Resektion nach SAUERBRUCH genügen, bei größeren Kavernen ist aber immer ein möglichst vollständiger Kollaps der Lunge anzustreben und deshalb besser nach BRAUER zu operieren.

Die Thorakoplastik ist immer ein großer Eingriff, der an den Kräftezustand des Kranken und besonders an das Herz große Anforderungen stellt und nicht als gefahrlos bezeichnet werden kann, auch wenn die Operation größtenteils oder ganz in Lokalanästhesie und, was immer vorzuziehen ist, zweizeitig vorgenommen wird, das heißt in der ersten Sitzung für die 11 bis 6., in der zweiten, etwa drei Wochen später, für die 5. bis 1. Rippe. Als Indikationen gelten für die Thorakoplastik nur die absoluten Anzeigen der Pneumothoraxtherapie mit der Einschränkung, daß der Allgemeinzustand des Kranken, eventuell zufolge vorheriger Allgemeinbehandlung, sehr gut und das Herz auch funktionell ganz intakt ist; auch dürfen die Kavernen nicht allzu groß oder doch nicht in akutem Zerfall begriffen sein, da große Sekretmengen (über 30—40 ccm Sputum pro Tag) durch den plötzlichen Kollaps die Gefahr der Aspiration nach der gesunden Lunge bringen. Komplikationen von seiten anderer Organe schließen die Thorakoplastik meist aus.

Sowohl die Pneumolyse wie die Thorakoplastik können wie die Pneumothoraxtherapie schwere einseitige Lungentuberkulosen zum dauernden Stillstand, also zur klinischen Ausheilung bringen. Wenn nach allgemeiner Erfahrung nur etwa 3% aller Lungentuberkulosen sich im Laufe ihres Fortschreitens für die Pneumothoraxbehandlung eignen, so muß nach Ausfall der erfolgreich mit Pneumothorax behandelten Kranken der Prozentsatz für die Thorakoplastik sehr klein sein; dazu kommt, daß recht viele Kranke sich zu dem großen und immerhin entstellenden Eingriff nicht entschließen, zumal die Wiederherstellung für schwere Arbeit ihnen nicht in Aussicht gestellt werden kann. Die Thorakoplastik kann für den Einzelfall ein lebensrettender und segensreicher Eingriff sein; für die Bekämpfung der Lungentuberkulose als Volkskrankheit wird sie nie eine Rolle spielen.

2. Technik der Pneumothoraxbehandlung.

Während Brauer ursprünglich zur Ausschaltung der Gefahren der Luftembolie die operative Freilegung der Pleura costalis und deren stumpfe Durchstoßung mit einem kleinen Katheter für nötig hielt, ist man, seit Saugmann Brauers Quecksilbermanometer durch das Wassermanometer ersetzte und damit eine exaktere Druckbeobachtung möglich machte, zur Forlaninischen Stichmethode als dem für Arzt und Patienten sehr viel einfacheren Verfahren zurückgekehrt; bei sicherer Beherrschung der Technik ist die Methode gefahrlos.

Zur Ausführung der Pneumothoraxanlegung bedarf man eines besonderen Instrumentariums, das man sich auch allenfalls selbst

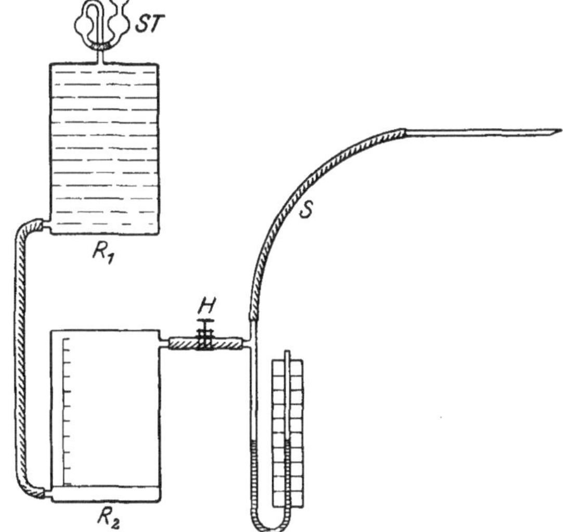

Abb. 61. Schematische Darstellung des Pneumothoraxapparates. ST Sicherheitstrichter, durch den Außenluft einstreichen kann. R_1 Rezipient 1, mit Wasser gefüllt. R_2 Rezipient 2, mit Luft gefüllt, graduiert H Hahn. S Schlauch zur Pneumothoraxnadel. Das Wassermanometer rechts unten ist verkürzt gezeichnet

zusammenstellen kann, und einer geeigneten Punktionsnadel, die mit dem Apparat durch einen Schlauch verbunden wird. Es sind im Laufe der Jahre weit über ein Dutzend mehr oder minder brauchbare Pneumothoraxapparate angegeben worden, dazu zahlreiche Modifikationen der Punktionsnadel. Weder auf die Art des Apparates noch der Nadel kommt es an, sondern einzig und allein auf die sichere Beherrschung des Instrumentariums und der Technik, die auf der genauen Kenntnis der Druckverhältnisse und der Art, wie sie sich am Manometer ausdrücken, sowie auf dem sorgsamen Vorgehen beim Einführen der Nadel in den Pleuraraum beruht. Beides lernt sich nur durch große Erfahrung; auch leidlich geübte Ärzte machen immer noch wieder Fehler.

Das Prinzip des Apparats beruht auf dem Austreiben der Luft in einem Rezipienten durch den zur Punktionsnadel führenden Schlauch, das durch Einfließen von Wasser in den Rezipienten bewirkt wird; im Nebenschluß wird dem Schlauch ein Wassermanometer zur Druckbeobachtung angefügt. In einfachster übersichtlicher Form zeigt das umstehende Schema die Anordnung des Apparats. Wird bei offenem Hahn H der zur Pneumothoraxnadel N führende Schlauch S zugeklemmt, so zeigt das Wassermanometer WM die Niveaudifferenz der Wasserspiegel in den beiden Rezipienten R 1 und R 2 an. Wird der Schlauch nunmehr geöffnet, so fließt das Wasser aus R 1 nach R 2 und die Luft aus R 2 durch die Punktionsnadel N nach außen ab. Dabei fällt das Manometer um etwa ein Viertel der bisher angezeigten Höhe und dieser Abfall gibt den Druck an, unter dem die Luft aus der Nadel ausströmt, während der Druck, der noch angezeigt bleibt, zur Überwindung des Reibungswiderstandes in der engen Nadel dient. Diese Beobachtung lehrt, daß bei dem Wasserdruck, der gewöhnlich angewendet wird, das Einströmen des Gases in den Pleuraraum immer nur unter einem geringen Druck stattfindet; zunehmender Druck im Pleuraraum kann gleichwohl überwunden werden, indem das Einströmen sich verlangsamt und damit der Reibungswiderstand abnimmt. Während des Abfließens des Wassers aus R 1 strömt Außenluft in diesen Rezipienten durch den aufgesetzten Sicherheitstrichter ST ein, was die Beobachtung der Strömung erleichtert; die aus R 2 ausströmenden Gasmengen werden an der Skala dieses Rezipienten abgelesen. Wird der Hahn H geschlossen, so ist die Punktionsnadel nur mit dem Wassermanometer in offener Verbindung. Liegt die Öffnung der Nadel im Pleuraraum, so zeigt jetzt das Mano-

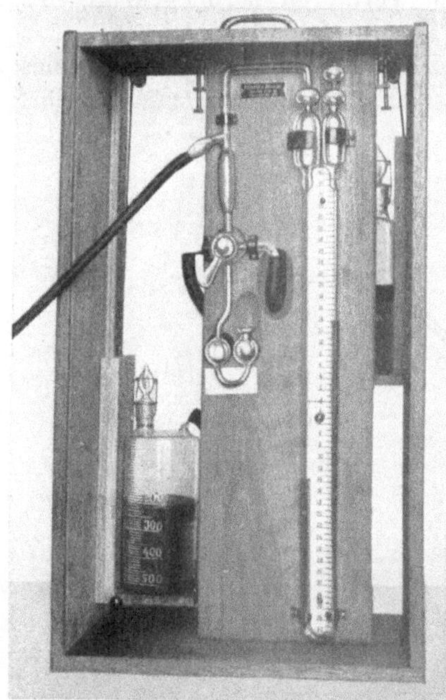

Abb. 62. Pneumothoraxapparat nach Grass[1]). Bei dieser Hahnstellung ist der untere Rezipient mit dem Schlauch zur Punktionsnadel und mit dem Wassermanometer, der obere über den Sicherheitstrichter (unter dem Hahn) mit der Außenluft verbunden.

[1]) Zu haben bei Hauff und Buest, Berlin NW 6, Luisenstr. 67.

meter den dort herrschenden Druck und bei Atmungsbewegungen die dabei entstehenden Druckschwankungen an.

Alle Pneumothoraxapparate beruhen in ihrer Konstruktion auf dieser einfachen Anordnung; von der Beschreibung der einzelnen Typen kann daher Abstand genommen werden. Das bei uns seit fünf Jahren ausschließlich gebrauchte Instrumentarium, das von dem früheren Oberarzt Dr. H. GRASS konstruiert ist, macht bei Verwendung von Kohlensäure, die im Apparat entwickelt wird, zur Erstanlegung und von Luft zur Nachfüllung von Gasbomben unabhängig, ist bei nur einem Hahn so einfach in der Handhabung, daß es auch ohne Assistenz benutzt werden kann, dabei betriebssicher und bequem zu transportieren. In einem Schränkchen, das durch zwei Schiebetüren verschlossen werden kann, sind die beiden Rezipienten an einem über Rollen laufenden Riemen aufgehängt; sie können alternierend gebraucht werden, indem sie abwechselnd hoch und tief gestellt werden: durch einen Schlauch, der dicht über dem Boden angebrachte seitliche Tubus verbindet, zirkuliert das Wasser. Der Luftraum beider Rezipienten ist von je einem oben angebrachten Tubus durch Schläuche mit dem Hahn verbunden, an den nach unten der Sicherheitstrichter, nach oben der Ansatz für den Schlauch zur Punktionsnadel und zugleich im Nebenschluß das Wassermanometer angeschlossen ist. Dieser Vierwegehahn ist geschlossen, wenn der Griff des Hahnes senkrecht nach unten steht; zeigt der Griff, wie in der Abb. 62 nach links unten, so ist der linke Rezipient, zeigt er nach rechts unten, der rechte Rezipient mit der Pneumothoraxnadel verbunden; der Hahn verbindet zugleich, wie aus der Abb. 64 hervorgeht, den Luftraum jeweils des anderen Rezipienten über den Sicherheitstrichter, der bequemlichkeitshalber auf dem Manometerbrett montiert ist, mit der Außenluft. Steht der Rezipient, dessen Luftraum mit der Nadel verbunden ist, mit Luft gefüllt unten, so fließt die Luft

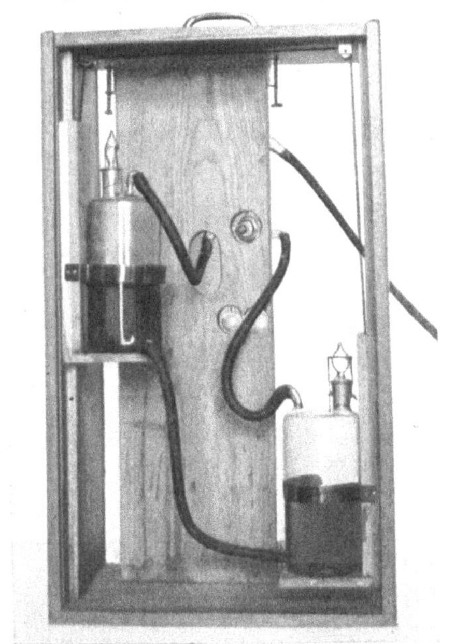

Abb. 63. Pneumothoraxapparat. Rückseite.

durch die Nadel ab; steht er mit Wasser gefüllt oben, so saugt der Apparat Luft durch die Nadel.

Als Punktionsnadel benutzen wir ausschließlich die DENECKEsche Nadel, die vorn verschlossen, kurz abgeschliffen, also halbstumpf, und mit seitlichem Schlitz versehen ist. Die Einwendungen gegen diese Nadel sind ungerechtfertigt. Wir haben bei weit über 400 Erstanlegungen und mehreren tausend Nachfüllungen, die von 25 verschiedenen Ärzten selbständig vorgenommen sind, niemals ernstliche Zwischenfälle erlebt.

Fur die Erstanlegung ist die Benutzung der Kohlensäure zu empfehlen. Sollte bei der Anlegung Gas in ein Blutgefäß eindringen, so wird es mit dem Blutstrom in die Lungenvenen, also in das arterielle Blut gelangen, das immerhin eher CO_2 als O_2 oder gar Luft absorbiert. Die Kohlensäure wird im GRASSschen Apparat in folgender Weise entwickelt. Der Hahn ist geschlossen, die Glasstopfen beider Rezipienten werden abgenommen; der untere mit Wasser gefüllte Zylinder wird durch einen Trichter mit 7,0 g Natrium bicarbonicum und darauf mit 6,0 g Acidum tartaricum beschickt und schnell geschlossen. Die sich entwickelnde CO_2 treibt das Wasser in den oberen Zylinder, der nach Abschluß der Entwicklung ebenfalls verschlossen wird. Zur Prüfung des Apparates auf Dichtigkeit, die vor jeder Neuanlegung vorzunehmen ist, um Fehlbeobachtungen am Manometer zu vermeiden, wird die seitliche Öffnung der fest auf den Konus des Schlauchansatzes aufgesetzten Punktionsnadel zugehalten und der Hahn geöffnet, also schräg nach dem unteren Rezipienten gerichtet. Dabei strömt in den unteren Zylinder zunächst etwas Wasser ein, bis das Manometer die Niveaudifferenz der Wasserspiegel anzeigt, dann aber steht die kleine Wassermenge im Sicherheitstrichter still, wenn der Apparat dicht ist; streicht aber dauernd langsam Luft durch den Sicherheitstrichter ein, so ist der Apparat undicht und es müssen nunmehr alle Verschlüsse und Verbindungen auf Dichtigkeit untersucht werden: Stopfen der Zylinder, Hahn, Nadelansatz, alle Schlauchverbindungen. Das gilt natürlich für alle Pneumothoraxapparate, die aber meist sehr viel mehr Verbindungsstellen haben; eine tüchtige Schwester hat ihren Apparat stets in Ordnung. Strömt bei der Prüfung etwa Luft durch den Sicherheitstrichter aus,

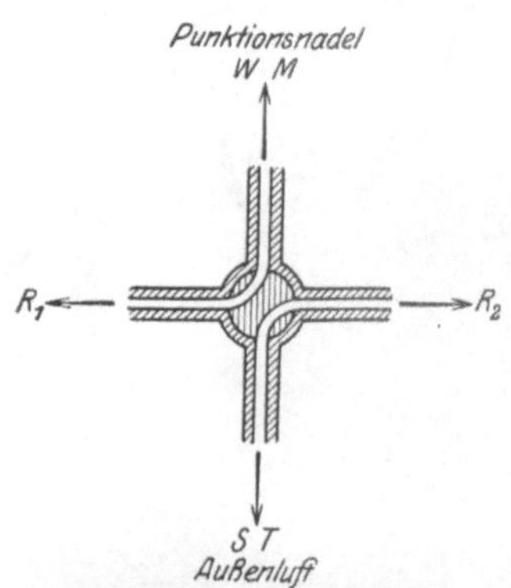

Abb. 64. Querschnitt des Hahnes des Pneumothoraxapparates nach GRASS.
WM Wassermanometer R_1 Rezipient 1 R_2 Rezipient 2 St Sicherheitstrichter.

so ist die CO_2-Entwicklung noch nicht ganz abgeschlossen, was nichts zu bedeuten hat. Nun erst wird die Punktionsnadel sterilisiert, am besten trocken; wird sie ausgekocht, so muß das mit Mandarin geschehen, damit sich die Nadel nicht mit Wasser füllt, was die Manometerbeobachtung sehr stören kann, auch müssen alle Wasserreste durch Abtupfen und Schleudern der Nadel sorgfältig entfernt werden. Die Nadel wird wieder auf den Schlauchansatz gesetzt und das ganze System wird jetzt bis zur Nadelspitze mit CO_2 gefüllt, indem man den Hahn öffnet und so viel Gas ausströmen läßt, daß noch 200 ccm CO_2 im Rezipienten bleiben. Der Apparat ist nunmehr gebrauchsfertig. Für Nachfullungen mit Luft ist das Instrumentarium natürlich stets gebrauchsfertig, nur muß man sich von der Dichtigkeit des ganzen Systems öfter uberzeugen.

Weder durch die physikalische Untersuchung noch durch die Röntgendurchleuchtung kann man feststellen, ob und wo ein freier Pleuraspalt vorhanden ist; auch die vorausgegangene abgeheilte Pleuritis exsudativa schließt den freien Pleuraspalt nicht völlig aus. Man ist also auf den Versuch angewiesen und wählt für diesen eine Stelle, an der wenig und nur kleine tuberkulöse Herde pleuranahe liegen; das ist meist in den unteren lateralen Partien der Fall und hier röntgenologisch am besten festzustellen. In der Regel wird man die Anlegung zunächst an typischer Stelle, nämlich im 7. oder 8. Intercostalraum in der vorderen Axillarlinie vornehmen. Der Kranke erhält eine halbe Stunde vor dem Eingriff 0,01 bis 0,015 g Morphium innerlich, wenn er sehr ängstlich oder unruhig ist, subcutan; er liegt am besten im Bett, weil dann nach der Anlegung jede Bewegung des Kranken vermieden werden kann, auch wird das Hemd nur hochgestreift, nicht ausgezogen. Nach Desinfektion der Einstichstelle mit Jodtinktur in Talergröße wird örtlich betäubt, indem man mit $^1/_2$ %iger Novocainlösung eine pfenniggroße Hautquaddel setzt und nun 3—5 ccm Lösung unter langsamem Vorgehen mit der Kanüle bis in die Nähe der Pleura einspritzt. Streng aseptisches Vorgehen ist selbstverständlich notwendig; Händedesinfektion des Operateurs, sterile Mäntel und Tücher sind aber bei rein instrumentellem Arbeiten überflussig, ja eine halbe Desinfektion ist schlimmer als gar keine. Die Haut und die Unterhautfascie werden mit dem FRANKschen Schnepper durchschlagen, um die Pneumothoraxnadel ganz leicht einführen zu können. Die beiden Rezipienten werden so gestellt, daß der Spiegel des Wasserreservoirs etwa 10 ccm höher steht als der des Kohlensäurebehälters; der Hahn ist geschlossen. Ist die Nadel so weit eingeführt, daß der seitliche Schlitz nicht mehr zu sehen ist, so wird der Hahn geöffnet — Drehung des Griffes um 45° nach dem CO_2-Behälter hin — und sogleich wieder geschlossen. Dabei ist das Manometer auf etwa $+10$ cm gestiegen, was einen minimalen Druck bedeutet; beim Absinken dieses Druckes auf 0 strömen etwa 2 ccm CO_2 aus der Nadel, die belanglos sind, selbst wenn sie in ein Blutgefäß einströmen würden. Nunmehr wird die Nadel bei geschlossenem Hahn unter ständiger Beobachtung des Manometers und bei ganz ruhiger Atmung des Kranken ganz langsam, Millimeter für Millimeter vorgeschoben, bis das Manometer fällt. Schlägt das Manometer mit einem Ruck von positiv auf negativ, also von etwa + 5 auf etwa — 4—8, so ist der Schlitz der Nadel im freien Pleuraraum. Man wiederholt das Spiel, indem man den Hahn für einen Moment öffnet: positiver Druck — und sogleich wieder schließt: negativer Ausschlag; nach einigen erfolgreichen Proben ist man sicher, im freien Pleuraraum zu sein und kann nun bei offenem Hahn unter langsamem Höherschieben des Wasserbehälters 200 ccm CO_2 einströmen lassen. Atemschwankungen sind am Manometer in der Regel zunächst nicht zu beobachten, weil die kleine Gasblase, die in den Pleuraraum eingeflossen ist, nicht vor der Nadelspitze stehen bleibt, sondern in der Richtung der stärksten Retraktion der Lunge entweicht. Die Beobachtung von Atemschwankungen in diesem Moment durch Ermahnung des Kranken zu tiefer Atmung zu erzwingen, ist fehlerhaft, weil die Nadelspitze die Pleura der Lunge noch eindrückt und bei forcierter Atmung verletzen würde; die Feststellung des negativen Ausschlags allein genügt auch vollkommen Sind 200 ccm CO_2 glatt eingeströmt und ist der Druck im Pleuraraum noch negativ, so geht man zur Weiterfüllung mit Luft uber, indem man bei geschlossenem Hahn die Stellung der Rezipienten wechselt, so daß der jetzt mit Wasser gefüllte Behälter oben steht, und den Hahn nach dem tief stehenden Behälter öffnet. Nach je 100 ccm Einfüllung wird der intrapleurale Druck unter Schließen des Hahnes ermittelt. Es treten nunmehr die typischen großen Atemschwankungen von etwa — 8 cm inspiratorisch bis — 4 cm exspiratorisch bei ruhiger Atmung auf; tiefe Atmung ist auch jetzt überflüssig, ja störend, weil sich dabei die Lage der Nadel leicht verschiebt. Solange der exspiratorische Manometerausschlag negativ bleibt, kann die Lufteinfüllung fortgesetzt werden, doch soll man bei der Anlegung auch bei großen kräftigen Patienten in der Regel nicht über 200 ccm CO_2 + 500 ccm Luft hinausgehen. Zum Schluß wird der inspiratorische und der exspiratorische Druck notiert, die Nadel rasch herausgezogen und die Einstichstelle noch einmal mit Jodtinktur betupft; der Verschluß mit Heftpflaster oder mit Mastisol ist überflüssig.

Tritt bei dem Vorschieben der Nadel zwar ein Absinken vom positiven Manometerstand auf 0 ein — meist ganz langsam —, aber keine negative Schwankung, so befindet sich der Nadelschlitz nicht im freien Pleuraraum, sondern im lockern subpleuralen oder intrapleuralen Gewebe, oder schon im Lungengewebe; im letzteren Falle treten meist kleine Manometerschwankungen um 0 herum auf, etwa von — 1 bis + 1, die nicht für Atemschwankungen bei freiem Pleuraraum gehalten werden dürfen. Die Nadel ist bei dieser Beobachtung um einige Zentimeter zurückzuziehen, durch Öffnen des Hahnes für einen Moment wird wieder ein schwach positiver Druck hergestellt und nun wird die Nadel abermals langsam vorgeschoben. Wiederholt sich das gleiche Manometerspiel, so ist an dieser Stelle kein freier Pleuraspalt vorhanden und der Versuch ist hier abzubrechen. Ist die Lunge bei diesem Versuch wirklich verletzt worden, so ist das bei verwachsenen Pleurablättern belanglos, doch treten mitunter kurz nachher Blutfasern im Auswurf auf, worauf man den Kranken zweckmäßig vorher aufmerksam macht. — Wir pflegen nach dem negativen ersten Ergebnis sogleich in derselben Höhe in der hinteren Axillarlinie den zweiten Anlegungsversuch zu machen, bei negativem Ausfall für diesen Tag den Versuch zu beenden und nach 2—3 Tagen an mehreren Stellen vorn und hinten nach einem freien Pleuraspalt zu suchen; man hat indessen bei diesen vielfachen Versuchen selten noch Erfolg, und der etwa noch zu erzielende Pneumothorax bleibt in der Regel klein, wenn nicht gar bedeutungslos.

Gibt das Manometer überhaupt keinen Ausschlag, wenn man nach der Tiefe der Nadeleinführung den Pleuraspalt erreicht haben sollte, so kann die Nadel verstopft sein. Das passiert bei Verwendung der vorn verschlossenen Deneckenadel nur, wenn es beim Durchschlagen der Haut mit dem Schnepper blutet und man diese kleine Blutung nicht gestillt hat, sollte also eigentlich nicht vorkommen. Es wäre ein Fehler, bei solcher Beobachtung die Nadel noch weiter vorzuschieben. Man muß vielmehr die Nadel ganz herausziehen, feststellen, ob bei offenem Hahn Gas abfließt, und mit der sicher freien Nadel genau im gleichen Stichkanal nochmals eingehen; nunmehr ist die Manometerbeobachtung sicher zuverlässig.

Während des Einströmens des Gases zeigt das Manometer, das ja stets in Verbindung mit dem System bleibt, einen Druck an, der der Niveaudifferenz der beiden Wasserspiegel in den beiden Rezipienten vermindert um das Gefälle durch das Ausströmen des Gases entspricht. Diesem Druck sind kleine Schwankungen, der Atmung synchron, aufgesetzt; gelegentlich sieht man, besonders bei linksseitiger Einfüllung, daneben noch kleinere Schwankungen, die dem Puls synchron und durch die Herzbewegung hervorgerufen sind. Setzen die kleinen Schwankungen des Manometers aus oder bleibt die kleine Wasserblase im Sicherheitstrichter stillstehen, so ist die Nadelspitze nicht mehr frei, was durch ein geringes Zurückgleiten der Nadel bei Unruhe des Kranken oder des Arztes oder durch Vorlagerung der Lunge, besonders wenn man gerade am Interlobärspalt eingegangen ist, verursacht sein kann. Bei dieser Störung schließt man sogleich den Hahn, zieht die Nadel um einige Zentimeter zurück und schiebt sie langsam wieder vor, bis einwandfreie Manometerschwankungen beobachtet werden; dann kann man wieder einströmen lassen.

Gelegentlich fließen nach vermeintlicher Auffindung des freien Pleuraspaltes 100 oder 200 ccm Gas ein, aber sogleich zeigt das Manometer bei geschlossenem Hahn zwar große Atemschwankungen, aber bei positivem Druck an. Man fühlt sich dann leicht versucht, in der Freude über den Erfolg diesen kleinen Pneumothorax zu forcieren; das kann man meist ganz gut, da der Druck infolge des Nachgebens des lockeren Gewebes rasch abzusinken pflegt und man bei immer wieder erneuter Druckerhöhung schließlich einige Hundert ccm Gas einströmen lassen kann. Aber man erzwingt damit nichts weiter, als ein Schwartenemphysem, das sich den Intercostalraum entlang zum Mediastinum und dann im lockeren Mittelfellgewebe zur Supraclaviculargrube hinzieht, wo es als subcutanes Emphysem palpabel wird. Eine Ablösung der Lunge von der Thoraxwand wird auf diese Weise kaum jemals erzielt und der nicht ungefährliche Versuch ist am besten zu unterlassen.

Nach Beendigung der ersten Einfüllung bleibt der Patient eine halbe Stunde in vollkommen ruhiger Rückenlage und im übrigen für den Rest des Tages im Bett. Außer etwas Spannungsgefühl und etwa einer kleinen Temperaturerhöhung treten zunächst keine klinischen Erscheinungen auf. Sollte freilich bei der Einführung der Nadel die Lunge nennenswert verletzt und dann gar bis zu positivem Druck Gas eingelassen worden sein, so kann sich unter diesem Druck die Verletzungsstelle dehnen, und wenn eine Verletzung eines Lungengefäßes stattgefunden hat, nachträglich Gas in das Gefäß gepreßt werden und zu einer Luftembolie führen; eine Luftembolie tritt wohl kaum jemals dadurch ein, daß Gas direkt von der Nadel aus in ein Gefäß einfließt, vielmehr regelmäßig durch Ansaugen oder Einpressen der Alveolar- oder Pneumothoraxluft in das Gefäß. Treten Erscheinungen von Luftembolie ein: Unruhe, dann plötzliches Erblassen und Aufseufzen des Kranken, Ohnmacht, halbseitige und weiter allgemeine klonische und tonische Krämpfe, Aussetzen der Atmung und Atemstillstand, Aussetzen des Pulses, so kann nur sofortiges energisches Eingreifen Rettung bringen, das in künstlicher Atmung, Anwendung großer Dosen von Campher und Äther subcutan, Strophantin intrakardial besteht; zugleich muß das Gas schleunigst mit dem Pneumothoraxapparat oder mit einer großen Spritze, eventuell bei großem Druck auch durch offene Punktion herausgelassen werden. Die Lungenfistel muß durch Einlassen von physiologischer Kochsalzlösung in den Pneumothoraxraum unter Wasser gesetzt werden, um das weitere Eindringen von Luft in das Gefäßsystem zu verhindern.

— Wenn bei der Verletzung der nicht mit der Thoraxwand verwachsenen Lunge durch die Nadel ein Gefäß nicht verletzt wurde, so kann doch ein bedrohlicher Zustand dadurch entstehen, daß Luft aus der Lunge in den Pneumothoraxraum gepreßt wird und ein großer Spannungspneumothorax zustande kommt, der durch die Verdrängung der Nachbarorgane lebensgefährliche Erscheinungen machen kann (siehe Kapitel XIII, 1, Spontanpneumothorax). Die ärztliche Hilfe besteht in sofortigem energischem Absaugen von Gas, das zu wiederholen ist, wenn sich wieder Druckerscheinungen zeigen sollten; die Lungenfistel ist wie oben unter Wasser zu setzen, da sie sich unter dem Druck des Wassers am ersten schließt.

3. Technische Durchführung der Pneumothoraxtherapie und klinische Beobachtungen während der Behandlung.

Da das in den Pleuraraum zur Erzielung des Lungenkollapses infundierte Gas seitens der Pleura allmählich absorbiert wird, muß zur Erhaltung des Kollapses von Zeit zu Zeit Gas nachgefüllt werden. Bei der Anlegung des Pneumothorax wird der bestmögliche Lungenkollaps noch nicht herbeigeführt, um die Umstellung im kleinen Kreislauf nicht gar zu plötzlich vorzunehmen; die erste Nachfüllung hat daher noch die Aufgabe, den Kollaps zu vervollständigen und zu ermitteln, ob der Lungenkollaps vollständig oder nur partiell möglich ist. Da die Absorption des Gases im Pleuraraum zunächst ziemlich rasch von statten geht, wird die erste Nachfüllung des Pneumothorax am nächsten oder übernächsten Tag vorgenommen und zwar mit Luft. Gasanalysen der Pneumothoraxluft, die bei uns vorgenommen wurden, haben bestätigt, daß das Gasgemisch im Pleuraraum, gleichgültig, ob Luft oder Stickstoff zur Einfüllung benutzt wurde, sich durch Gasabsorption und Gasausscheidung bereits nach einer halben Stunde entsprechend dem Partialdruck der Gase im Lungengewebe eingestellt hat; das Gemisch enthält konstant 90% Stickstoff, 6% Kohlensäure und 4% Sauerstoff. Es ist also praktisch belanglos, ob man Luft oder Stickstoff verwendet. Das Filtrieren der Luft durch ein Gazefilter ist, ganz abgesehen von der zweifelhaften Wirkung des Filters, nach unserer vieltausendfachen Erfahrung uberflüssig, da eine Infektion der Pleura nicht vorkommt; sie ist auch nach den Erfahrungen an der Pleura und am Peritoneum bei Operationen gar nicht wahrscheinlich.

Bei Nachfüllungen, das gilt besonders für die Manometerbeobachtung, ist die gleiche Sorgfalt anzuwenden wie bei der Anlegung des Pneumothorax; es sind bei Nachfüllungen nicht weniger Unglücksfälle durch sicher vermeidbare Luftembolie vorgekommen als bei Anlegungen. Die Grenzen des Pneumothoraxraumes können auch mit der Durchleuchtung nicht ganz exakt bestimmt werden. Die Abb. 65 und 66 zeigen, daß die Nadel an der Einführungsstelle eben noch den freien Pleuraspalt erreicht hat, während bei der nächsten Nachfüllung die Lunge sich an dieser Stelle bereits wieder angelegt haben kann, so daß die Nadel bei etwas forschem Vorgehen durch den Pleuraspalt hindurch in die Lunge eindringen würde; solche Verletzungen der Lunge sind aber im Gegensatz zu denen durch den verwachsenen Pleuraspalt hindurch gefährlich, weil das Pneumothoraxgas durch die Lungenwunde in ein etwa verletztes Gefäß hineingepreßt werden kann, wie im vorigen Kapitel beschrieben ist. Die Nadel ist deshalb auch hier mit großer Vorsicht, Millimeter für Millimeter, einzuführen und die Lufteinfüllung darf erst beginnen, wenn einwandfrei große Atemschwankungen beobachtet werden.

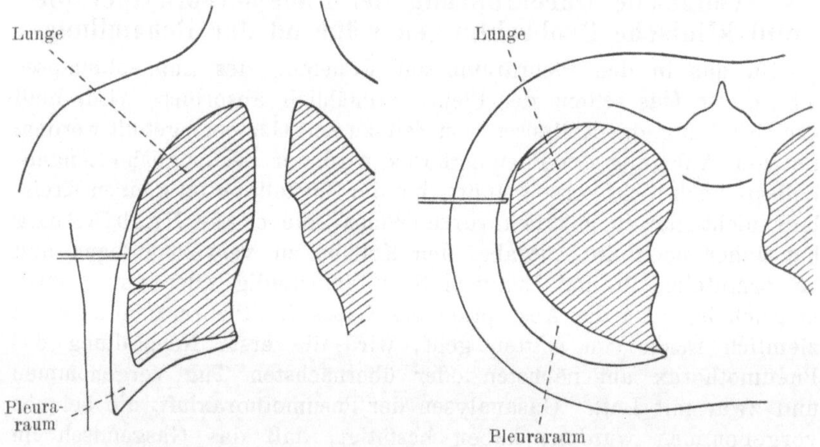

Abb. 65 und 66. Gefahren der Pneumothoraxnachfüllung. Spitze der Punktionsnadel in einem schmalen Pleuraspalt.

Die Menge der einzufüllenden Luft richtet sich ausschließlich nach dem Manometerstand. Bei der ersten Nachfüllung soll keinesfalls ein positiver Druck gesetzt werden; wenn also das Manometer einen auch nur um 1 cm höheren exspiratorischen Druck anzeigt, als es inspiratorisch negativ ausschlägt, so ist die Einfüllung zu beenden. Freilich stören ängstliche Kranke gern die Manometerbeobachtung durch ungleichmäßige Preßatmung; dem ist aber leicht abzuhelfen, indem man den Kranken einige Male recht tief und dann wieder ruhig atmen läßt, und die Beobachtung nun wieder gleichmäßige Werte zeigt. Bei den weiteren Nachfüllungen hängt es von der Große des Pneumothorax, aber auch von der Empfindlichkeit des Kranken gegen Druck ab, wieviel Luft eingefüllt werden darf, das heißt bei welchem Druck mit der Füllung aufzuhören ist. Bei komplettem Pneumothorax, bei dem die Lunge vollkommen frei im Thoraxraum an der Lungenwurzel hängt, soll auch der exspiratorische Druck stets 0 oder wenig darüber bleiben, weil positiver Druck das Mediastinum nach der anderen Seite drängen und damit nur schaden würde; das gleiche gilt, wenn nur Spitzenverwachsungen vorhanden sind. Ist der Pneumothorax nur partiell, so wird ein exspiratorisch bis etwa + 5 cm gehender Druck keinen Schaden anrichten, bei kleinem Pneumothorax ist sogar ein hoher Druck bis + 30 ccm meist unschädlich. Indessen ist, wie gesagt, die Empfindlichkeit des Kranken

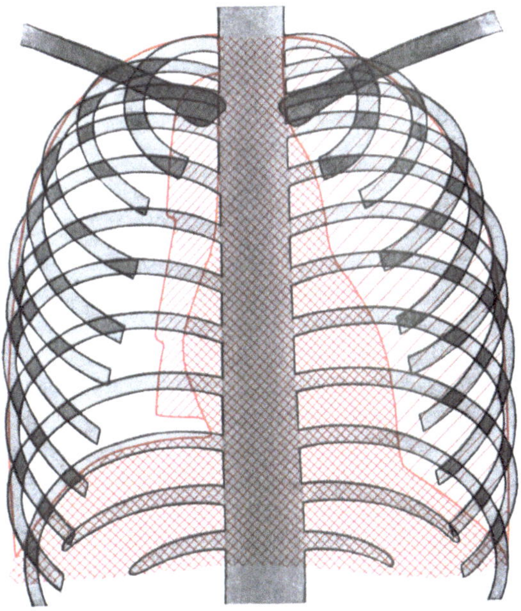

Abb. 67. Kompletter Pneumothorax.
Lungenlappengrenzen als Schattenstufen erkennbar.

gegen Druck zu berücksichtigen. Damit ist weniger die Empfindlichkeit gegen die schmerzhafte Spannung als gegen die Zirkulationsänderungen gemeint; nicht wenige Kranke bekommen nach Anwendung auch nur leicht positiven Druckes für 24—36 Stunden hohes Fieber und gelegentlich bleiben subfebrile Temperaturen länger bestehen, bei anderen tritt infolge der Herzverdrängung starke Tachykardie und unverhältnismäßige Dyspnoe auf, die zwar vorübergehen, aber den Kranken stark belästigen. Da im voraus nicht zu übersehen ist, wie die Kranken auf größere Einfüllungen reagieren, ist es notwendig, für jeden Kranken den für ihn optimalen Druck zu ermitteln und bei der Durchführung der Behandlung einzuhalten. Es sei aber bemerkt, daß die Anwendung eines hohen Druckes, zu der man sich immer wieder leicht verführen läßt, gerade bei den Fällen nicht zum Ziele zu führen pflegt, bei denen er gut vertragen wird; es sind das meist kleine Restluftblasen bei schon lange bestehendem Pneumothorax, deren Wände starr und unnachgiebig geworden sind und gerade deshalb den hohen Druck zulassen. In der Regel ist die Anwendung eines hohen Druckes zwecklos; wenn sie aber zur Sprengung von Verwachsungen versucht werden soll, so ist der Druck vor Beendigung der Einfüllung durch Absaugung wieder herabzusetzen. Verklebungen und Verwachsungen lösen sich aber viel besser allmählich durch die Atembewegung des Kranken, als durch die einmalige oder mehrmalige Anwendung eines hohen Druckes.

Die zweite Nachfüllung des Pneumothorax pflegen wir nach weiteren 5 Tagen, die dritte nach weiteren 8 Tagen vorzunehmen. Weitere Nachfüllungen finden dann möglichst alle 14 Tage statt, um der Lunge nicht zu viel Zeit zur Wiederausdehnung zu lassen, also den Kollapszustand möglichst konstant zu erhalten. Bei ambulanter Behandlung ist allerdings für die Festsetzung der Nachfüllungstermine der Zeit- und Kostenaufwand des Kranken zu berücksichtigen und danach muß man sich oft mit Nachfüllungen alle 3—4 Wochen begnugen. Besteht der Pneumothorax schon langere Zeit, so pflegt die Gasabsorption allmählich langsamer zu werden und zwar infolge chronischer proliferierender Pleuritis, die zur Verlegung der Stomata lymphatica der Pleura fuhrt; gelegentlich sieht man bei Autopsien, auch bei Thorakoskopien, die Wand eines alten Pneumothorax vollkommen mit einer derben Schwarte ausgekleidet. Im Laufe längerer Pneumothoraxbehandlung kommt es von selbst zur Einhaltung größerer Abstände der Nachfullungen, da die Durchleuchtung erkennen läßt, daß die Lunge sich sehr langsam wieder ausdehnt und dementsprechend bei häufigeren Einfüllungen nur sehr wenig Luft eingelassen werden kann. Ist nach längerer Behandlung bereits eine stärkere Schrumpfung der kranken Lungenpartien eingetreten, so kommt der Kranke zuweilen von selbst in bestimmten Abständen mit der Bitte um Nachfüllung, weil er Schmerzen in der Brust hat, die nach seiner Erfahrung nach der Nachfullung verschwinden. Wir haben in solchen Fällen gelegentlich einen negativen Manometerausschlag von — 28 ccm Wasser gefunden, was die Schmerzen, die bei der Nachfüllung prompt verschwinden, sicherlich veranlaßt; dieser starke Schrumpfungszug macht sich zum Teil durch Verziehung des Mediastinums auf der anderen Lunge geltend, und da er hier zur Entstehung eines vikariierenden Emphysems führt, also exquisit schädlich ist, muß ihm durch entlastende Eingriffe auf der kranken Seite — Phrenicusexhairese oder Thorakoplastik — rechtzeitig begegnet werden.

Für die Kontrolle der Lage der Lunge und der übrigen Verhältnisse im Pleuraraum, die außerordentliche Verschiedenheiten zeigen können, ist die Untersuchung am Röntgenschirm unentbehrlich. Wenn der Pneumothorax neu angelegt ist, so ist die Durchleuchtung nach jeder Nachfullung notwendig, weil sich die Ausdehnung des Pneumothorax und die Lage der Lunge, eventuell auch der Mittelfellorgane, immer wieder ändert; nach längerem Bestehen des Lungen-

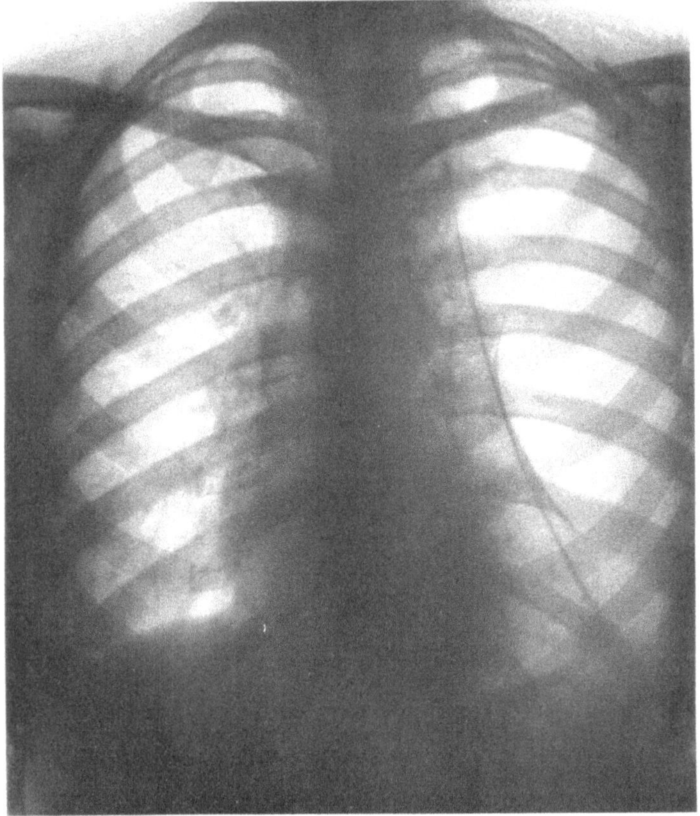

Abb. 68. Fast kompletter Pneumothorax im Röntgenbild. Unterlappen mit dem Zwerchfell flachenhaft verwachsen.

kollapses pflegen die Verhältnisse stabiler zu werden und dann genügen Durchleuchtungen im Abstand von 2—3 Monaten, doch muß man bei Verdacht auf Exsudatbildung lieber einmal mehr nachsehen. Es empfiehlt sich, den am Schirm gefundenen Situs im Pleuraraum in der Weise, wie es die Abb. 67, 69—71, 76, 77, 80, 86, zeigen, in ein Brustkorbschema einzuzeichnen. Das für diese Abbildungen verwendete Schema eignet sich besser als das Schema der Abb. 14 und 15, weil es nicht wie dieses die äußerlich sichtbaren und fühlbaren Rippen wiedergibt, sondern die vorderen und hinteren Rippenbogen, wie sie im Durchleuchtungsbild erscheinen, also eine exaktere Wiedergabe des Schirmbildes ermöglicht; Pneumothoraxröntgenaufnahmen werden bei Herstellung solcher Skizzen, die alles Wesentliche zeigen, nur in besonderen Fällen notwendig. Wenn die Lage der Lunge und die Größe des Pneumothorax sich im Laufe der Behandlung ändern, oder wenn ein Exsudat auftritt, so ist eine neue Skizze anzufertigen; ganz besonders wertvoll sind diese Zeichnungen bei Überweisung

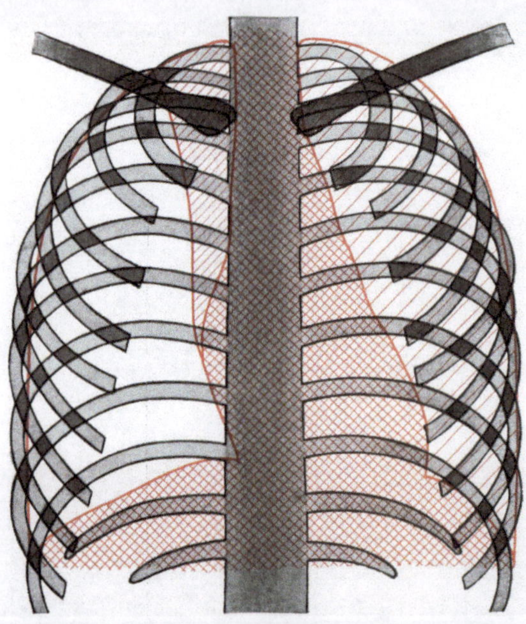

Abb. 69. Großer Pneumothorax. Lungenspitze angewachsen; gute Wirkung, da die Lunge sich ungehindert nach median und oben retrahieren kann.

eines Kranken mit Pneumothorax zur Weiterbehandlung an einen anderen Arzt.

Nur bei regelmäßiger Durchleuchtung ist ein Urteil darüber zu gewinnen, ob der gesetzte Pneumothorax einen ausreichenden Kollaps der Lunge, namentlich der kranken Partien und vor allem etwaiger Kavernen herbeiführt. Nur der komplette Pneumothorax, bei dem die Lunge sich, wie Abb. 67 zeigt, ganz von der Brustwand abgelöst hat, schafft ideale Verhältnisse für die beabsichtigte Schrumpfung der Lunge, doch kann auch in solchem Fall noch die pralle Infiltration der Lunge und die starre Resistenz von Kavernenwandungen einen ausreichenden Kollaps verhindern. Ist nur die Lungenspitze in der Pleurakuppel fest angewachsen, wie das häufig der Fall ist, so hängt es von der Art der tuberkulösen Herde im Spitzenteil ab, wie der Pneumothorax sich lokal und klinisch auswirkt; nach der Abb. 70 wird die Schrumpfung der großen Oberlappenkaverne durch die Spitzenverwachsung verhindert, während die Abb. 74 und 75 erkennen lassen, daß auch riesige Kavernen bei freiem Pleuraspalt ganz beträchtlich schrumpfen können. Bei ausgedehnteren strangförmigen und flächenhaften Verwachsungen der Lunge mit der Brustwand kann eine genügende Schrumpfung der tuber-

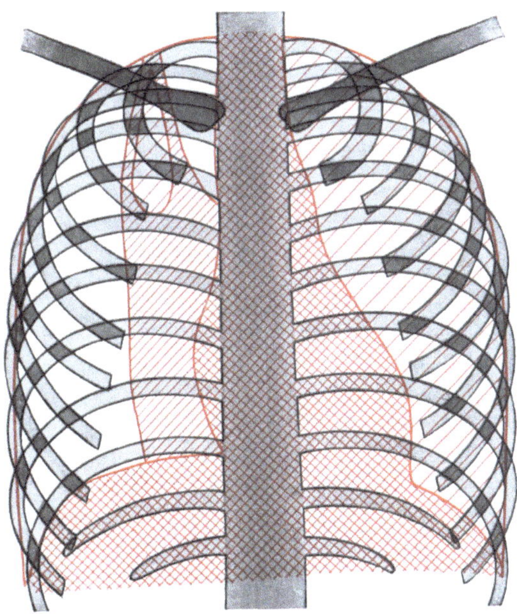

Abb. 70. Großer Pneumothorax von ungenügender Wirkung; die riesige Oberlappenkaverne kann nicht ausreichend schrumpfen, zumal der Unterlappen breit am Zwerchfell fixiert ist.

kulösen Herde noch möglich werden, wenn die Lunge ihrerseits in der Richtung der Verwachsungsstelle hinreichend nachgeben kann und daran nicht durch entgegengesetzte, zum Beispiel basale Verwachsungen gehindert wird; die Wirkung eines Pneumothorax kann nur von Fall zu Fall nach dem Durchleuchtungsbild und dem klinischen Verlauf beurteilt werden und Grundregeln lassen sich da nicht aufstellen. Leider muß es als eine Crux der Pneumothoraxtherapie bezeichnet werden, daß der Prozentsatz der Fälle, bei denen ein voller oder auch nur befriedigender Erfolg wegen ausgedehnter Verwachsungen der Lunge nicht erreicht wird, recht groß ist.

Klinisch zeigt sich die Wirkung des Pneumothorax bei fieberfreien Fällen zuweilen anfangs in Temperatursteigerungen, die meist nur geringfügig sind und immer rasch vorübergehen. Bestand vor der Einleitung der Kollapsbehandlung Fieber, so sieht man nicht selten nach vorübergehender Steigerung lytischen Abfall und völlige Entfieberung; ob freilich dieser glänzende Anfangserfolg anhält, hängt nicht von der Pneumothoraxbehandlung, sondern von dem Charakter des tuberkulösen Prozesses ab. Durch den Kollaps der erkrankten Lunge, zumal wenn er leidlich vollständig ist, wird die Durch-

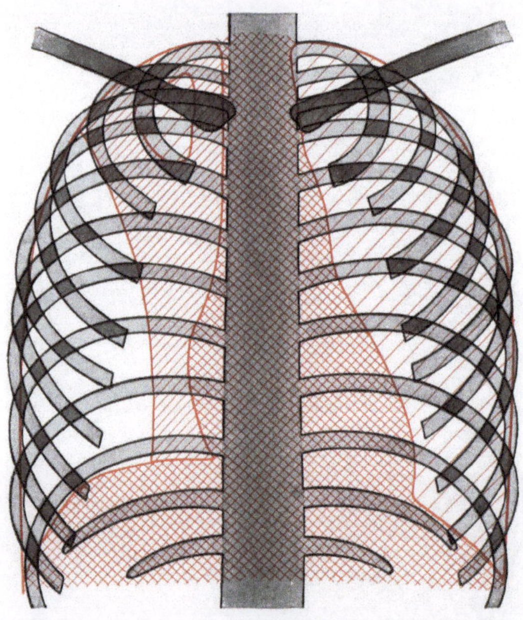

Abb. 71. Mittelgroßer Pneumothorax von ungenügender Wirkung. Ausreichende Schrumpfung des Oberlappens und der großen Oberlappenkaverne nicht möglich, teils wegen ausgedehnter flächenhafter Verwachsung des Oberlappens, teils wegen der Verwachsung des Unterlappens mit dem Zwerchfell.

blutung dieser Lunge und ebenso die Lymphzirkulation erheblich verlangsamt und damit die Resorption fiebererzeugender Toxine gesperrt; aber der Einfluß auf die Tuberkulose bleibt ein rein örtlicher und wenn auch für den Organismus damit Zeit gewonnen wird, sich der Krankheit zu erwehren, so hängt doch der endgültige Ausgang des Kampfes schließlich von der Widerstandskraft des Organismus ab. Wir erfahren also auch hier wieder, daß wir mit unseren therapeutischen Maßnahmen in diesem Kampf im Sinne einer Unterstützung der Abwehrkräfte eingreifen können — in diesem Falle lediglich örtlich

— daß aber von einer kausalen Umstimmung nie und nirgends gesprochen werden kann und allzu oft unsere Abriegelungsversuche der Vehemenz des feindlichen Angriffs gegenüber sich als ohnmächtig erweisen. Wir werden noch sehen, daß wir sogar nicht selten eine örtliche Abheilung der Tuberkulose erreichen ohne verhindern zu können, daß sie an entfernter Stelle ungehemmt fortschreitet. Gerade die bösartigsten exsudativen Prozesse, bei denen die morphologische Gewebsreaktion keine Heilungsvorgänge erkennen läßt, können zwar auf den örtlichen Eingriff mit der scheinbar eminent günstigen Entfieberung reagieren; aber nach kürzerer oder längerer Pause tritt mit dem Fortschreiten des Prozesses in der kollabierten Lunge, meist auch bald in der anderen Lunge, das Fieber wieder auf und die endgültige Niederlage des Organismus wird evident. Der Entfieberung nach der Pneumothoraxanlegung ist bei den exsudativen Prozessen mit Mißtrauen zu begegnen und die infauste Prognose bleibt allzu häufig zu Recht bestehen.

Regelmäßig pflegen nach Einleitung der Pneumothoraxtherapie die Sputummengen anfänglich anzusteigen, um dann bei genügendem Kollaps ebenso regelmäßig langsam abzusinken und zwar oft ganz erheblich, auf $^1/_5$ oder gar $^1/_{10}$ der früheren Menge, ja bei nicht allzu großen Tagesmengen (etwa bis 60 ccm) bis zum völligen Verschwinden des Auswurfs. Der größte Wert ist bei der klinischen Beurteilung auf das Verschwinden der Tuberkelbacillen zu legen, ja der positive oder negative Sputumbefund kann als Kriterium gelten, ob von einem vollen Erfolg der Kollapstherapie gesprochen werden kann. Solange Bacillen im Sputum gefunden werden, sind ulceröse Prozesse in der Lunge in offener Verbindung mit dem Bronchialbaum, ist der Kranke der Gefahr nicht nur des Wachstums dieser Herde und der Kavernenbildung, sondern auch der intrakanalikulären Ausbreitung, der Blutung usw. ausgesetzt, und die Prognose solcher offenen Phthisen kann besten Falles als dubia ad bonum vergens bezeichnet werden; da kann also von einem vollen Erfolg der Therapie nicht wohl die Rede sein.

Das Körpergewicht pflegt in den ersten Wochen nach der Pneumothoraxanlegung etwas zurückzugehen, vielleicht infolge einer gewissen vorübergehenden Herabsetzung der Oxydationsvorgänge, um bei günstiger Wirkung des Kollapses weiterhin gleichmäßig anzusteigen.

Nach neueren Erfahrungen kann auch speziell bei der Pneumothoraxbehandlung die laufende Beobachtung der Blutkörperchensenkung als ein wichtiges Moment fur die Beurteilung der Wirkung gelten. Eigene Erfahrungen haben uns gezeigt, daß mit der günstigen Wendung im Krankheitsbild, die oft ganz auffallend ist, und parallel dem oben geschilderten Verhalten der Krankheitssymptome die

Senkungsprobe einen sehr beträchtlichen Rückgang der vorher gefundenen Beschleunigung anzeigt, zum Beispiel von 40 auf 5 mm in der Stunde, somit erkennen läßt, daß der gesamte Organismus auf die eingeleitete Therapie in günstigem Sinne reagiert. Damit in Übereinstimmung steht eine oft zu beachtende günstige Entwicklung des weißen Blutbildes, also der Rückgang der Neutrophilie und die Zunahme der Lymphocytose und der Eosinophilie.

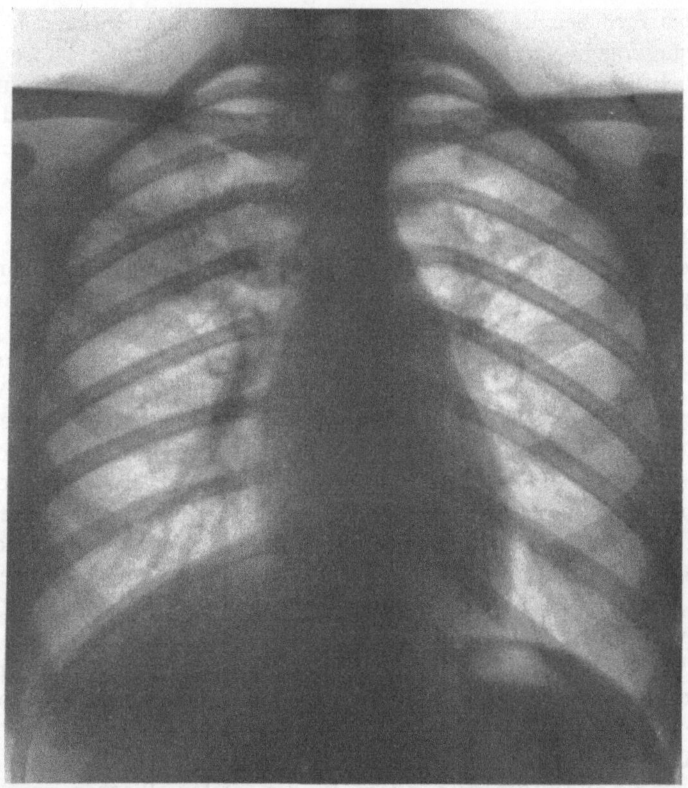

Abb. 72. Großer Infiltratschatten im rechten Ober- und Mittelfeld mit zentraler Aufhellung (Kaverne); offene Lungentuberkulose.

Die Frage, wie lange die Pneumothoraxbehandlung bei der Lungentuberkulose durchgeführt werden soll, ist nicht leicht und sicherlich nicht einheitlich zu beantworten. Ich habe in einer Reihe von günstig liegenden Fällen, und zwar von offenen produktiven Tuberkulosen nicht allzu großer Ausdehnung ohne Kavernen und ohne Komplikationen klinische Heilung nach dreijähriger Pneumothoraxbehandlung erzielt und möchte diesen Zeitraum als die Mindestdauer der Behandlung ansehen. Die Abb. 72 zeigt ein großes produktiv-tuberkulöses Infiltrat mit zentraler Kaverne, das nach dreijähriger Behandlung bis auf geringfügige, wahrscheinlich bindegewebige Reste zuruckgebildet ist (Abb. 73); die Patientin ist zwei Jahre nach Abschluß der Behandlung bei angestrengter beruflicher

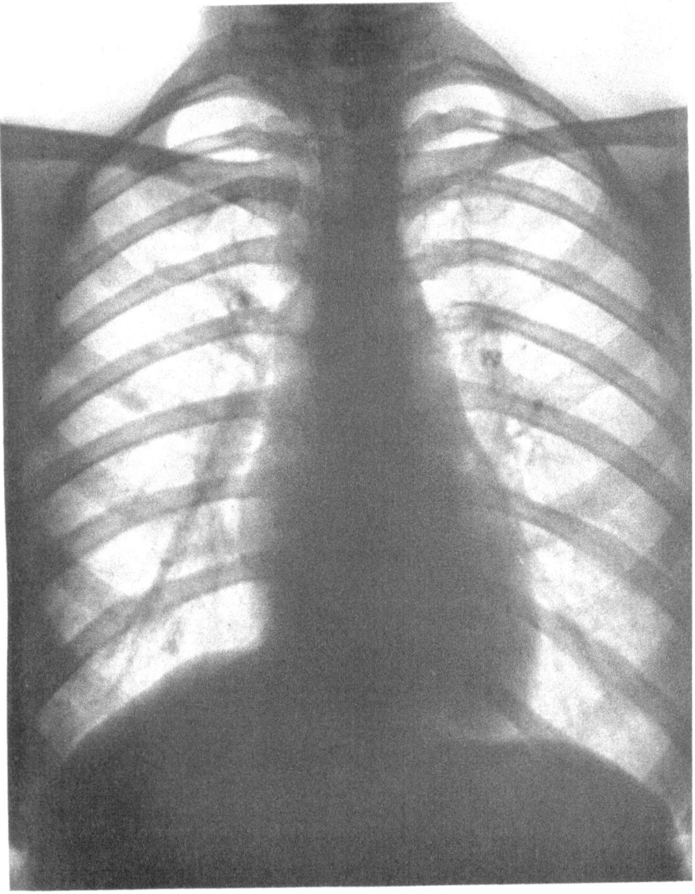

Abb. 73. Derselbe Fall wie Abb. 72 nach dreijähriger Pneumothoraxbehandlung. Infiltrat nebst Kaverne bis auf geringen Rest (Schatten im 1. Intercostalraum) verschwunden. Klinische Heilung.

Tätigkeit vollständig gesund und in glänzendem Zustand. Dagegen zeigt Abb. 74 eine Riesenkaverne mit Sekretspiegel, die sich nach zweijähriger Pneumothoraxbehandlung zwar ganz erheblich zurückgebildet hat (Abb. 75), aber ohne Zweifel noch eine Weiterbehandlung durch eine Reihe von Jahren nötig gemacht hätte; leider ist der Fall infolge von Komplikationen ungünstig ausgegangen. Die Frage des Kranken, ob die Behandlung endlich abgeschlossen werden kann, beantwortet sich von selbst, wenn klinische Symptome für eine Fortsetzung der Kollapstherapie sprechen; sie ist recht unbequem, wenn das nicht eindeutig der Fall ist, und wird dann am besten ehrlich dahin beantwortet, daß man Experimente vermeiden muß, mit anderen Worten, daß man wohl weiß, wie es dem Kranken bei Fortsetzung der Behandlung gehen wird, nicht aber, wie sich

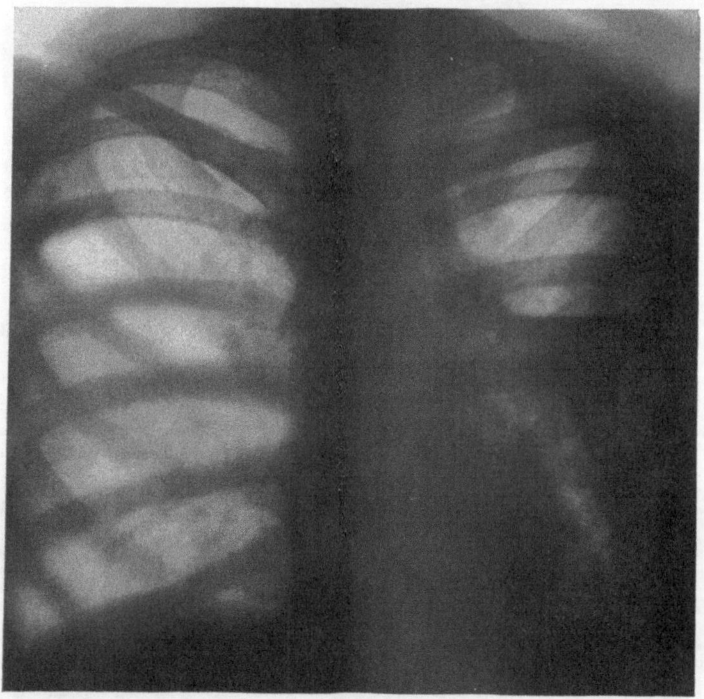

Abb. 74. Riesenkaverne des linken Oberlappens mit großem Sekretspiegel; produktive Tuberkulose im linken Unterlappen.

das Bild beim Eingehen des Pneumothorax gestalten wird. Man wird also die Behandlung auch bei ganz günstigem Verlauf, bei klinischer Latenz der Lungentuberkulose, lieber zu lange fortsetzen, als vorzeitig abbrechen. Allzu häufig wird man an der Beantwortung dieser Frage dadurch enthoben, daß der Pneumothorax nach kürzerem oder längerem Bestehen durch Verwachsung der Pleurablätter immer kleiner wird und schließlich vor Erreichung des vollen klinischen Erfolges eingeht. Sehr ernsthaft ist in diesem Fall zu prüfen, ob es notwendig ist, den Kollaps nunmehr auf chirurgischem

Wege (Pneumolyse, Plastik) zu erzwingen, doch entgeht man auch dieser schwierigen Frage recht häufig, indem der Kranke bei der ersten Berührung des Gegenstandes mit Entschiedenheit jede Operation ablehnt. — Im Verlaufe der Behandlung wird man häufig vor die Frage gestellt, ob bei unvollständigem Pneumothorax die Behandlung zum Ziele führen kann oder ergänzende Operationen (Exhairese des

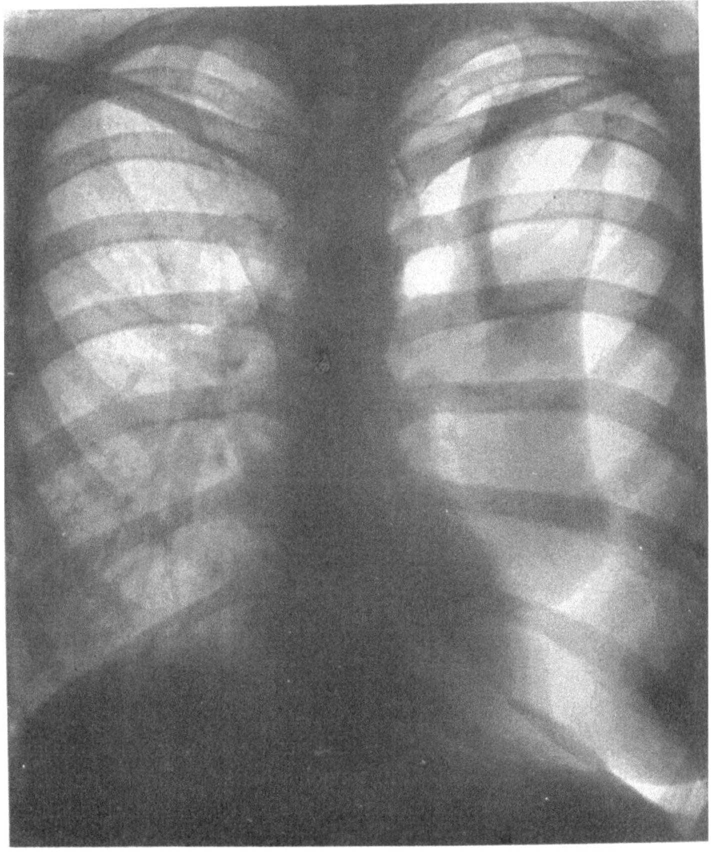

Abb. 75. Derselbe Fall wie Abb. 74. Kaverne ganz erheblich kleiner; Unterlappen völlig kollabiert.

Nervus phrenicus, Durchbrennung von Verwachsungssträngen, partielle Pneumolyse oder Plastik) zur Verbesserung des Kollapses, zum Beispiel bei Oberlappenkavernen mit Oberlappenverwachsungen, notwendig sind. Schließlich ist vor Abschluß der Behandlung zu überlegen, ob die geschrumpfte Lunge nach Wiederausdehnung den Thoraxraum wird ausfüllen können, ohne emphysematös überdehnt zu werden oder zu starker Verziehung des Mediastinums und vikariierendem Emphysem der anderen Lunge zu färben; In diesem Falle wäre die Frage der dauernden Einengung des Thoraxraumes (Phrenicusexhairese, partielle Plastik) zu ventilieren.

4. Komplikationen im Verlauf der Pneumothoraxbehandlung, ergänzende Operationen.

Die häufigste und wichtigste Komplikation des künstlichen Pneumothorax ist das Exsudat, das nach den Angaben in der Literatur in durchschnittlich 50% der Fälle auftritt, doch werden zum Teil erheblich höhere, zum Teil auch niedrigere Prozentzahlen angegeben. Die Häufigkeit der Exsudate hängt vom Krankenmaterial ab; bei weit vorgeschrittenen Tuberkulosen, ganz besonders aber bei den exsudativen Prozessen, tritt so gut wie regelmaßig Exsudatbildung ein, während sie bei produktiven Tuberkulosen mäßiger Ausdehnung meist ausbleibt.

Die klinischen Erscheinungen der Exsudate sind sehr verschieden; man kann drei Gruppen ziemlich scharf voneinander trennen. Die erste Gruppe bilden die kleinen Exsudate, die keine nennenswerten klinischen Erscheinungen machen und die Zwerchfellkuppe nicht wesentlich übersteigen; dem Kranken werden sie nur bewußt durch das Plättschergeräusch bei Lagewechsel. Diese Exsudate sind belanglos und bedürfen keiner Behandlung; sie verschwinden fast immer so schnell, wie sie gekommen sind. Zur zweiten Gruppe gehören die Exsudate, deren Auftreten zwar nur von geringfügigen, klinischen Erscheinungen begleitet ist, insbesondere von geringen Schmerzen und rasch vorubergehenden subfebrilen Temperaturen, die aber groß werden und lange bestehen bleiben; sie können durch ihre Größe Verdrängungserscheinungen machen, gehen nicht selten in ein echtes tuberkulöses Empyem über und erfordern häufig Behandlung. Die dritte Gruppe sind die Exsudate, die unter dem Bilde der exsudativen Pleuritis auftreten, also mit recht erheblichen Schmerzen und wochenlang anhaltendem, ziemlich hohem Fieber und mehr oder minder schwerer Prostation des Kranken. Diese Exsudate sind recht fatal wegen ihres ungünstigen Einflusses auf den Allgemeinzustand des Kranken und weil der Kranke für diese üble Zugabe dem Arzt sehr wenig dankbar ist; sie verhalten sich im weiteren Verlauf wie die Exsudate der zweiten Gruppe.

Die Exsudatbildung bietet insofern gewisse Vorteile, als das Exsudat die kranke Lunge gut komprimiert und die Nachfüllungen seltener notwendig werden. Die Exsudate enthalten regelmäßig Tuberkelbacillen, meist so spärlich, daß sie nur im Tierversuch nachzuweisen sind, da allerdings zu 100%, gelegentlich aber reichlich, ja zuweilen so massenhaft, daß sie schon im Ausstrich leicht, fast in Reinkultur, gefunden werden. In diesen Fällen muß auch ein reichlicher Gehalt des Exsudats an Toxinen angenommen werden, doch ist ein Einfluß dieser Toxine auf den Krankheitsverlauf, insbesondere auf die Fieberkurve, nicht zu erkennen, und die Notwendigkeit der Exsudatentleerung kann daher aus dem Bacillen- und Toxingehalt kaum abgeleitet werden. Auch wenn die Exsudate allmählich zellreicher werden und schließlich den Charakter tuberkulöser Empyeme an-

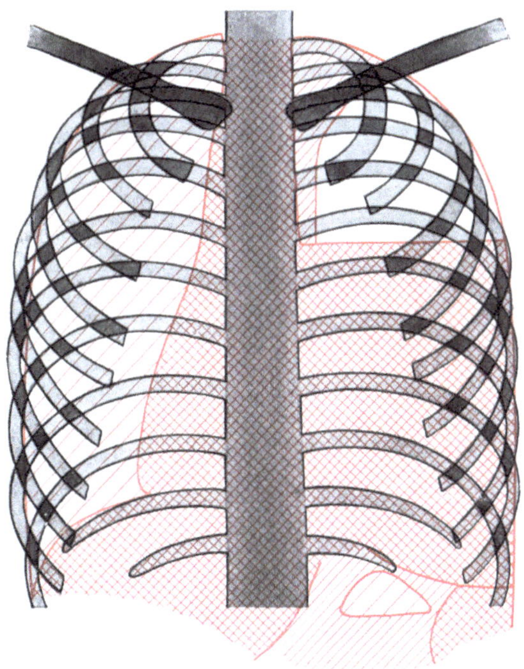

Abb. 76. Großes Exsudat im Pneumothoraxraum links. Herz stark nach rechts, linkes Zwerchfell stark nach unten verdrängt. Rechts unten im Bilde Magenblase und Milzschatten.

nehmen, brauchen die allgemeinen Krankheitserscheinungen durch sie keine deutliche Änderung zu erfahren. Dagegen kann die Größe der Exsudate die Entleerung notwendig machen. Das Exsudat drängt durch seine Schwere das Zwerchfell stark nach unten (Abb. 76) und behindert dadurch die Zwerchfellexkursionen nicht nur der Pneumothoraxseite, sondern in erheblichem Grade auch der gesunden Seite. Linksseitige Exsudate lasten gelegentlich so schwer auf dem Magen, daß die Nahrungsaufnahme und die Verdauung behindert wird. Das Exsudat kann auch das Mittelfell so stark nach der gesunden Seite drängen, daß die andere Lunge aufs schwerste behindert wird und bedrohliche dyspnoische Zustände entstehen.

Ein zweiter Grund, das Exsudat zu entleeren, ist sein oft reichlicher Gehalt an Fibrin, das sich flockig und in Form von Belägen der Pleuren niederschlägt; diese Beläge organisieren sich und kleiden den Pneumothoraxraum mit einer dicken Schwarte aus Wir haben gelegentlich bei Autopsien fingerdicke Fibrinniederschläge auf den Pleuren gefunden. Diese Schwartenbildung hat den Nachteil, daß sie

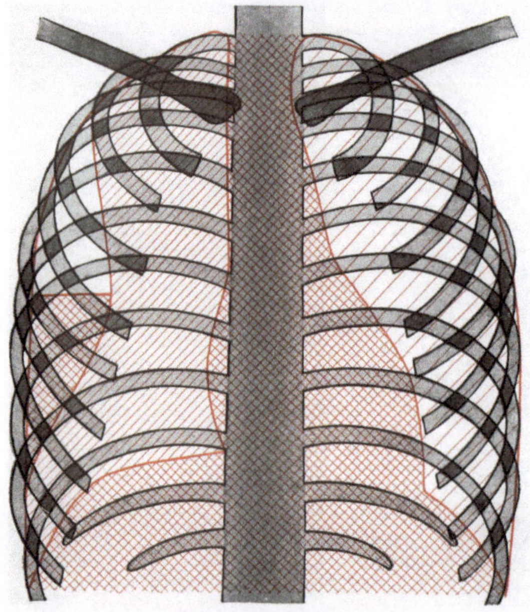

Abb. 77. Aufwärts kriechende Verwachsung der Pleurablätter bei Pneumothoraxexsudat.

den Pneumothorax vorzeitig und zwar ziemlich rasch verkleinert, indem die Lunge zunächst mit dem Zwerchfell verwächst und dann die Verwachsung vom Phrenikocostalwinkel aus nach oben kriecht (Abb. 77). Damit wird die Wirkung des Pneumothorax illusorisch.

Exsudate, die Verdrängungserscheinungen machen oder sehr fibrinreich sind, müssen abgesaugt werden; wir pflegen in der Indikationsstellung zur Entleerung nicht engherzig zu sein, da die Nachteile zumal älterer Exsudate die Vorteile erheblich überwiegen und der kleine Eingriff keine nennenswerten Beschwerden macht; bei ambulanter Behandlung soll man aber konservativ verfahren, so lange es angeht.

Wir benutzen zum Absaugen eine Wulffsche Flasche, die durch

eine Wasserstrahlpumpe evakuiert wird; alle Schlauchverbindungen müssen mit sehr dickwandigen Schläuchen hergestellt werden, die bei dem starken Saugen nicht kollabieren. Ein Quecksilbermanometer neben der Pumpe gestattet die Kontrolle der Saugwirkung (Abb. 78). Mit solcher Vorrichtung, die eine völlige Evakuierung der Saugflasche gestattet, kann man dickflüssige Exsudate mit einer ziemlich dunnen Nadel rasch entleeren. Einfacher kann man das Instrumentarium herrichten, indem man sich statt der Wasserstrahlpumpe einer Handpumpe bedient (Abb. 79); auch hier empfiehlt sich die Anfugung eines gekurzten Quecksilbermanometers.

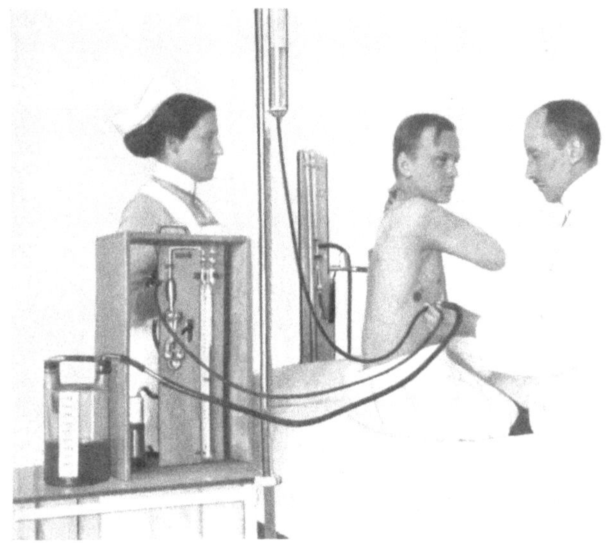

Abb. 78. Absaugung eines Pneumothoraxapparates, Auswaschen des Pleuraraumes, Anfüllen mit Luft Auf dem Tisch links WULFFsche Flasche, die einerseits mit der Wasserstrahlpumpe, andererseits mit der Punktionsnadel verbunden ist, daneben Pneumothoraxapparat; an der Tischecke rechts Ständer mit Irrigator. Hinten Wasserstrahlpumpe mit Quecksilbermanometer.

Bei der Absaugung sind vier Punkte zu beachten. Erstens soll die Punktionsstelle möglichst tief gewählt werden, um das Exsudat völlig entleeren zu können; man bestimmt sie am besten vor dem Röntgenschirm und überzeugt sich durch Probepunktion, ob man noch in das Exsudat kommt. Zweitens soll nicht hinten, sondern möglichst weit vorn punktiert werden. Über der hinten liegenden Punktionsstelle würde beim liegenden Kranken der Exsudatrest stehen; es bildet sich alsdann leicht eine Fistel, die schlecht heilt und für den Kranken wegen des fortwährenden Nässens sehr lästig und wegen der Möglichkeit der Mischinfektion des Exsudats nicht ungefährlich ist.

Drittens ist das Exsudat zum Teil durch Luft zu ersetzen, um eine zu plötzliche Verlagerung der Organe und eine zu rasche Entlastung des kleinen Kreislaufs zu vermeiden. Man verbindet die Punktionsnadel durch einen Dreiwegehahn einerseits mit der Saugflasche, andererseits mit dem Pneumothoraxapparat (Abb. 78); es werden abwechselnd 500 ccm Exsudat abgesaugt und 250 ccm Luft eingelassen. Viertens muß während des Absaugens der Stand des Exsudats durch öftere Perkussion verfolgt werden. In dem Moment nämlich, in dem die Nadelspitze nicht mehr im Exsudat liegt, wird aus dem Pneumothorax mit großer Vehemenz Luft abgesaugt, was dem Patienten einen plötzlichen heftigen Schmerz verursacht, den man ihm durch rechtzeitiges Schließen des Hahnes leicht ersparen kann. Der letzte Rest

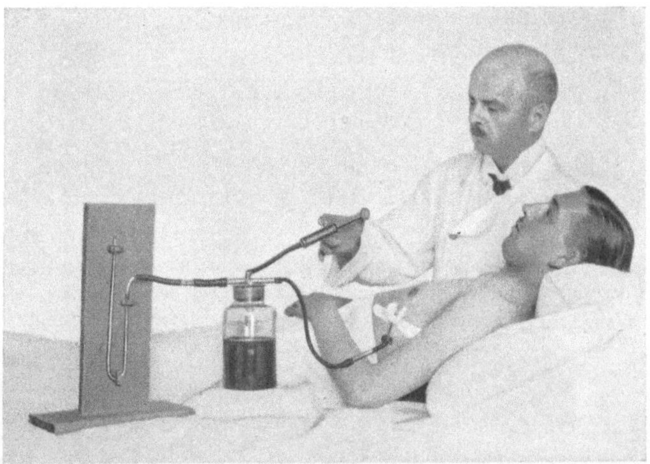

Abb. 79. Kontinuierliche Empyemabsaugung. Saugflasche mit Handpumpe und gekürztem Quecksilbermanometer.

des Exsudates wird bei starker Seitenneigung des Kranken abgesaugt, wobei natürlich wieder auf die Luftabsaugung zu achten ist. Schließlich wird mit Hilfe des Pneumothoraxapparates der Enddruck um 0 herum durch Einfüllen oder Absaugen von etwas Luft hergestellt. Daß man eine halbe Stunde vor der Exsudatpunktion 0.01 bis 0.015 g Morphium subcutan gibt und die Punktion in Lokalanästhesie macht, ist von jeder Pleurapunktion her bekannt.

Die Entleerung fibrinreicher Exsudate bietet zuweilen große Schwierigkeiten, weil die Gerinnsel auch ziemlich weite Kanulen oder Troikare trotz der starken Saugwirkung immer wieder verstopfen. Wir haben uns früher zu helfen gesucht, indem wir durch Spülung die Kanüle wieder frei machten; aber die unaufhörliche Verlegung der Kanüle ist für den Kranken wie für den Arzt höchst lästig. Eine ausgezeichnete Abhilfe bietet da die Verdauung des Fibrins nach dem Vorgang der SAUERBRUCHschen Klinik bei Empyemen. Es werden morgens 400 ccm einer Lösung: Pepsin 20,0, Acid. mur. und Acid. carbol. āā 2,0, Aq. dest. ad 400,0 in das Exsudat eingelassen. Nach 8 Stunden ist das Fibrin völlig verdaut und man kann nunmehr das dünnflüssige Exsudat leicht entleeren.

Hat sich das Exsudat in ein tuberkulöses Empyem umgewandelt, so ist die gründliche Entfernung des Eiters durch Spülung angezeigt. Wir benutzen zur Spülung des Pleuraraumes einen Troikar mit drei Schlauchansätzen mit Hähnen (Abb. 80), von denen einer mit der Saugflasche, der zweite mit dem Irrigator, der dritte mit dem Pneumothoraxapparat verbunden wird (Abb. 78). Irrigator und Irrigatorschlauch werden mit ausgekocht; zum Spulen wird gewöhnlich körperwarme sterilisierte weinrote Lösung von Kalium hypermanganicum benutzt, bei mischinfizierten Empyemen (siehe unten) Vuzin 1 : 1500. Der Troikar wird wie zur Exsudatentleerung nahe dem Zwerchfell eingestochen. Nach Absaugung des Empyems und Ersetzung durch die halbe Menge Luft werden etwa $^3/_4$ l (= 3 der verwendeten Irrigatorzylinder) Spülflüssigkeit eingelassen und wieder abgesaugt; die Lösung fließt zunächst trübe braun verfärbt, also reduziert, ab. Das Einlassen und Absaugen wird so lange fortgesetzt, bis die Lösung klar weinrot wieder abfließt, wozu 4—8 l Spülflüssigkeit verbraucht werden. Zum Schluß wird mit dem Pneumothoraxapparat der gewünschte Innendruck hergestellt.

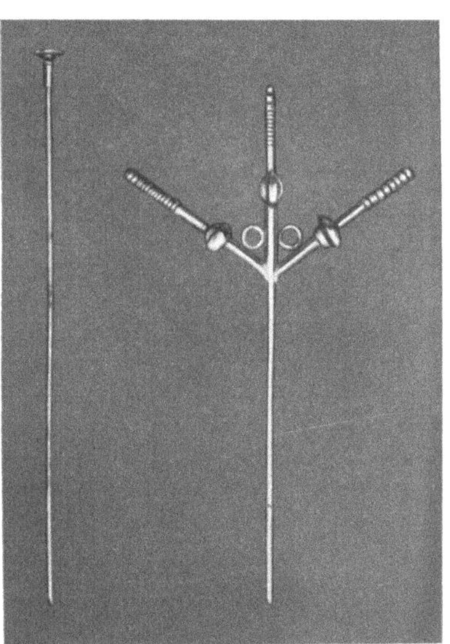

Abb. 80. Dreiwegetroikart mit Mandrin[1]).

Einer der unangenehmsten Zufälle im Verlaufe der Pneumothoraxbehandlung ist die Entstehung einer Lungenfistel durch Perforation eines pleuranahen erweichten tuberkulösen Herdes; sie kommt nach unserer Erfahrung nur bei abscedierenden exsudativen Phthisen vor, die sich zur Pneumothoraxtherapie nicht eignen. Die klinischen Erscheinungen dieses fatalen Ereignisses richten sich nach der Art und der Größe der entstandenen Lungenfistel; sie entsprechen den

[1]) Zu haben b. d. Centrale f. ärztlichen u. Hospitalbedarf, Berlin NW, Karlstr. 36.

Symptomen des Spontanpneumothorax (siehe nächstes Kapitel; dort auch die Therapie).

Ist der Pneumothorax unvollkommen, ist insbesondere die Wirkung über den erkrankten Lungenpartien unzureichend, so muß das Ziel der Behandlung sein, den Kollaps zu verbessern. Sieht man auf dem Röntgenschirm, besser noch auf einer Röntgenaufnahme, strangförmige Verwachsungen, die Teile der Lunge ausgespannt halten (Abb. 81), so empfiehlt sich nähere Untersuchung mit der Thorakoskopie nach Jacobaeus (Instrumentarium Abb. 82). Das dem

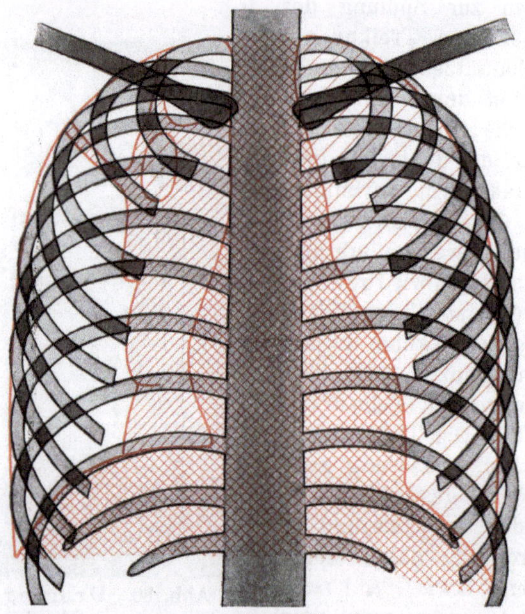

Abb. 81. **Verwachsungsstränge des Oberlappens in rechtsseitigem großem Pneumothorax, die ausreichenden Kollaps der Oberlappenkaverne verhindern.**

Cystoskop nachgebildete Thorakoskop trägt an der Spitze ein Glühlämpchen und oberhalb desselben ein kleines Prisma, mit dessen Auge man rechtwinkelig vom Rohr aus seitwärts blickt. Am Kopf befindet sich die Lupe und ein seitlicher Knopf zeigt an, nach welcher Richtung das Auge schaut; unterhalb des Kopfes wird der Schleifring des Schwachstromkabels angelegt, an dem sich ein Stromschalter befindet. Der Strom der üblichen Anschlußapparate wird zweckmäßig durch einen vorgeschalteten Widerstand gedrosselt. Das Thorakoskop wird in einer Lage eingeführt, die gestattet, aus nicht zu großer Entfernung (5—10 cm) den Strang zu übersehen. Der Kranke erhält eine halbe Stunde zuvor 0,01—0,015 g Morphium subcutan; in dem geeigneten Intercostalraum wird nach Tiefenanästhesie mit 10 ccm $^{1}/_{2}\,^{0}/_{0}$iger Novocainlösung die Haut und Unterhautfascie mit einem schmalen spitzen Messer durchstoßen, wobei nennenswerte Gefäße nicht verletzt werden können, wenn man sich in der Mitte des Intercostalraums hält. Nunmehr wird mit Hilfe des Stiletts der Troikart für das Thorakoskop langsam drehend eingestoßen, was gar keine Schmerzen zu machen braucht; fühlt man keinen Widerstand mehr, so ist man im Pneumothoraxraum. Das Stilett wird herausgezogen, wonach sich eine in den Troikart eingebaute selbsttätige Klappe schließt und das Entweichen der Pneumothoraxluft verhindert. Das Thorakoskop, durch einstündige Aufbewahrung in $90\,^{0}/_{0}$igem Alkohol sterilisiert, wird nach Ausprobierung des zweckmäßigen Helligkeitsgrades der Lampe eingeschoben. Nun pflegt zunächst das Fenster des Apparats zu beschlagen und man muß ein Weilchen warten, bis es sich angewärmt hat. Die Untersuchung ist im verdunkelten Raum leichter, aber auch bei Tageslicht möglich. Durch Drehen, Vorschieben, Zurückziehen und seitliches Neigen kann man sich in der Regel den ganzen Pleuraraum gut sichtbar machen. Liegt die Lunge der Brustwand sehr nahe, so gestaltet man sich die Übersicht durch Nachfüllen besser. Das Thorakoskop wird entfernt, ein zum Apparat gehöriges Röhrchen mit Schlauchansatz mit dem Pneumothoraxapparat verbunden und in den Troikart eingeschoben. Nun wird nachgefüllt, bis der Kranke Druck empfindet; die Übersicht ist jetzt meist wesentlich besser. Die Orientierung im Brustraum erfordert einige Übung, weil man immer nur einen kleinen Abschnitt übersieht und die Organe zum Teil stark verkleinert erblickt; sie gelingt aber unschwer. Das thorakoskopische Bild ist nicht nur interessant und überraschend

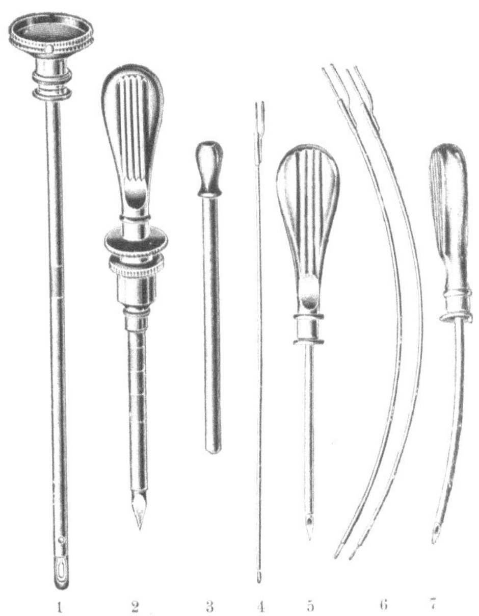

Abb. 82. Instrumentarium zur Thorakoskopie nach JACOBAEUS-UNVERRICHT[1]). 1 Thorakoskop 2 Troikart für das Thorakoskop mit selbsttätigem Verschluß 3. Luftungsröhrchen für diesen Troikart 4 Gerader Brenner. 5 Troikart hierfür. 6. Gebogene Brenner. 7 Gebogener Troikart

[1]) Zu haben bei Georg Wolf, G. m. b. H., Berlin NW 6, Karlstr. 28.

14*

schön, sondern instruiert auch aufs beste über die Verhältnisse im Pneumothorax. Die Thorakoskopie wird beendet, indem man mit dem Pneumothoraxapparat wie beschrieben den Druck um 0 herum einreguliert, den Troikart schnell herauszieht, die kleine Wunde mit einer Klammer schließt und leicht verbindet. Es tritt meist etwas Hautemphysem auf, das stets harmlos bleibt; weitere Nachteile haben wir bei zahlreichen Thorakoskopien nicht beobachtet.

Ist auch thorakoskopisch ein Strang zu sehen, der die Lunge partiell ausgespannt hält und sich seiner Lage und Länge nach zur kaustischen Durchtrennung eignet, so wird an sorgfältig zu überlegender Stelle nach Anästhesierung ein zweiter dünnerer Troikart durch die Brustwand gestoßen, durch den nunmehr der durch ein

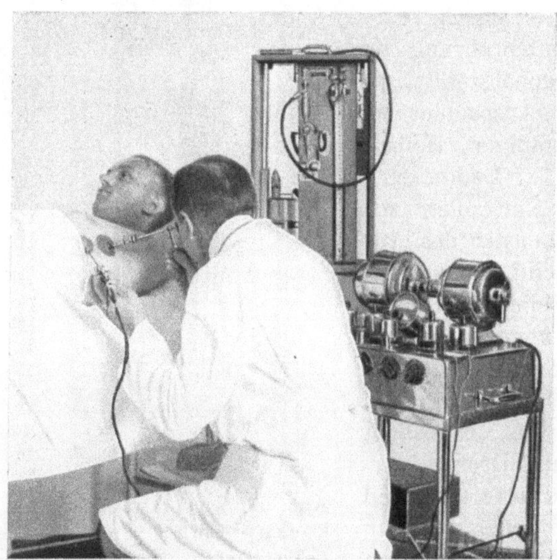

Abb. 83. Strangdurchbrennung nach JACOBAEUS. Heranführen des Brenners an den Strang.

kaustisches Kabel mit dem Anschlußapparat verbundene, auf helle Rotglut einregulierte Brenner (Abb. 83) eingeführt wird. Der Brenner wird mit der Brennschneide an den Strang angelegt und zwar nahe de̲r Brustwand senkrecht zu dem Strang, diesen ein wenig anhebend, was wiederum einige Übung erfordert. Nun wird der Strom eingeschaltet und das Durchbrennen beginnt; dabei erweist sich der Strang nicht selten als mehr oder weniger breites Band, anfangs von der Kante gesehen, was das Durchbrennen recht schwierig gestalten kann. Kommt man dabei der Brustwand zu nahe, so wird das Kauterisieren für den Kranken höchst schmerzhaft, kommt man der

Lunge zu nahe, so wächst die Gefahr des Anbrennens ausgezogener Kavernenzipfel und damit der Mischinfektion der Pleura. Ist der Strang so kurz, daß man ganz nahe der Brustwand abtrennen muß, so ist Leitungsanästhesie des entsprechenden Intercostalraumes erforderlich. Nach längerem Brennen trübt sich das Bild durch Rauchschwaden bis zur Unkenntlichkeit; dann muß man lüften, indem man den Troikart für das Thorakoskop, wie beschrieben, mit dem Pneumothoraxapparat verbindet und Luft einströmen und durch den anderen Troikart entweichen läßt. Die Operation kann sich zumal wenn mehrfach gelüftet werden muß, über ein bis zwei Stunden hinziehen; der Kranke muß oft noch einmal Morphium erhalten. Auch zum Schluß muß gelüftet werden.

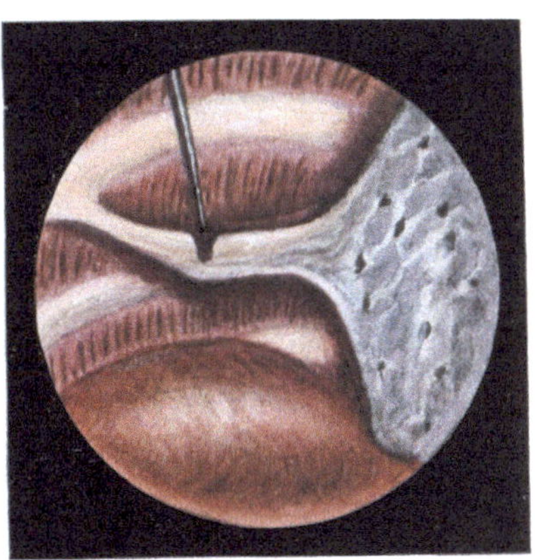

Abb. 84. Strangdurchbrennung nach JACOBAEUS. Der sehr derbe Strang geht vom Unterlappen zur hinteren Thoraxwand. Unten Zwerchfellkuppe.

Die Strangdurchbrennung verbessert in einzelnen Fällen den Kollaps der Lunge und damit die Heilungsaussichten wesentlich. Den fast immer auftretenden blutig-serösen Erguß kann man in Kauf nehmen, auch wenn er ziemlich groß ist, da außer vorübergehendem meist leichtem Fieber weitere Nachteile nicht erkennbar werden. Schwerer wiegen schon größere Blutungen, selten durch Verletzung von Intercostalgefäßen, öfter aus dem Durchbrennungsstumpf, die bis etwa 1 l betragen können, aber nach unserer Erfahrung schließlich stets von selbst stehen. Mischinfektionen der Pleura, die nicht häufig, aber kaum ganz sicher zu vermeiden sind, stellen eine höchst fatale Komplikation dar (Behandlung siehe nächstes Kapitel). Jedenfalls soll man Strangdurchbrennungen nur vornehmen, wenn man den nicht zu kurzen Strang mit dem Brenner ganz günstig erreichen kann; in der Thoraxkuppe, wo strangförmige Verwachsungen am häufigsten sind, ist das meist nicht der Fall.

Als zweite Operation zur Verbesserung des Lungenkollapses ist die Exhairese des Nervus phrenicus zu nennen. Die Operation ist nicht so schwierig, daß sie nicht auch von einem Arzt ausgeführt werden könnte, der nicht Fachchirurg ist, und möge deshalb hier kurz beschrieben werden.

Der Nervus phrenicus wird an typischer Resektionsstelle freigelegt. Der Kranke bekommt eine Stunde vor der Operation 0,01 bis 0,02 g Morphium subcutan, wenn er sehr ängstlich oder sehr unruhig ist, mit 0,0003 Scopolamin. Oberflächliche und tiefere Anästhesie mit etwa 40 ccm ½%iger Novocainlösung in der Gegend des seichten Grübchens, das sich zwei Querfinger oberhalb der Clavicula am hinteren Rande der Clavicularportion des Sternocleidomastoideus befindet. Schnitt längs dieses Hinterrandes, etwa 6—8 cm lang, durch Haut, Unterhautfascie und Platysma. Der Rand des

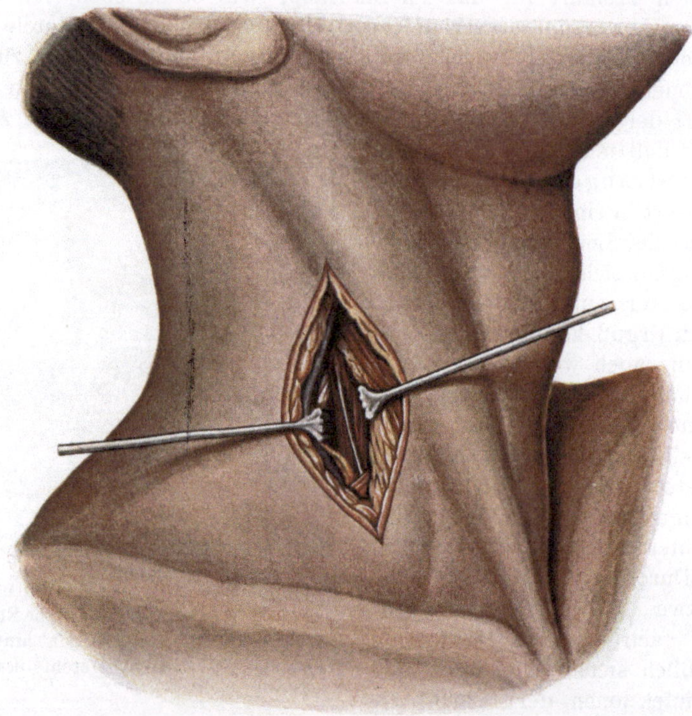

Abb. 85. **Exhairese des Nervus phrenicus.** Rechts lateraler Rand des Musculus sternocleidomastoideus, im unteren Wundwinkel quer der obere Rand des Musculus omhyoideus, links Vena jugularis externa. In der Mitte der Musculus scalenus anterior, über den etwas schräg der Nervus phrenicus verläuft. Oben zwischen Vena jugularis externa und Musculus scalenus anterior ein kurzes Stückchen des Plexus cervicalis.

Sternocleidomastoideus wird stumpf freigelegt und der Muskel medianwärts beiseite gezogen; lateral von ihm zieht die Vena jugularis externa, die schonend lateralwärts gezogen wird. Im unteren Wundwinkel geht man bis zum quer verlaufenden Musculus omohyoideus. Man kommt nun beim stumpfen Tiefergehen auf ein sogenanntes Fettträubchen, das mit dem Messer gespalten wird. Unter ihm wird der Musculus scalenus anterior sichtbar. Steil schräg über ihn hinweg zieht der Nervus phrenicus in Richtung auf die Thoraxapertur; eine Verwechselung mit dem weiter lateralwärts und tiefer liegenden, nach dem Arm hinziehenden Cervicalgeflecht ist bei einiger Aufmerksamkeit nicht möglich. Der Nerv wird mit einer Klemme gefaßt und oberhalb von ihr durchschnitten. Meist wird er nun mit der THIERSCHEN Nervenzange langsam aufgerollt. Wir ziehen es vor, ihn allmählich aus der Brusthöhle zu extrahieren, indem wir an ihm

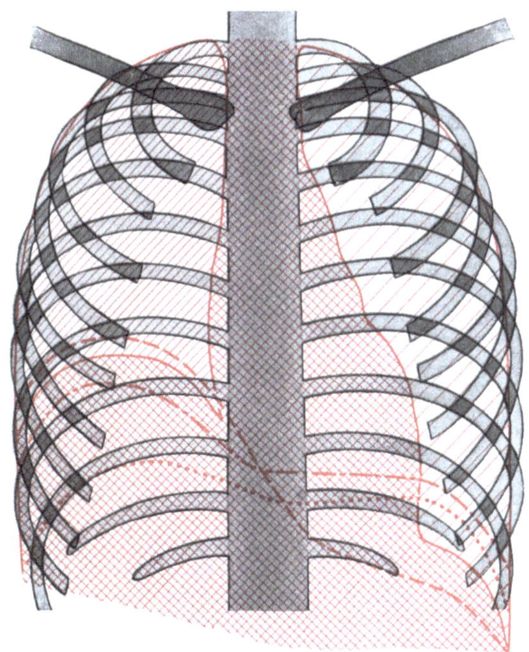

Abb. 86. Zwerchfellstand und paradoxe Zwerchfellbewegung nach rechtsseitiger Phrenicusexhairese.

normaler Zwerchfellstand
——— — mittlerer Zwerchfellstand } nach der Exhairese
- - - - - - Stand im Inspirium } nach der Exhairese
—·—·—· Stand im Exspirium } nach der Exhairese

bei leisem Zug eine Klemme vor die andere setzen und die Nervenscheide immer wieder zurückstreifen. Das Herausziehen ist für den Kranken mit unangenehmen Sensationen in der Brust, kaum mit eigentlichen Schmerzen verbunden; schließlich reißt der Nerv mit einem Ruck durch. Es gelingt auf diese Weise meist über 20, mindestens 12, höchstens 35 cm Nerv herauszuziehen. Zwei Catgutmuskelnähte, Wundschluß mit Klammern, leichter Druckverband. Irgendwelche Nachteile, außer rasch vorübergehendem leichtem Fieber, haben wir bei etwa 50 Phrenicusexhairesen nicht gesehen.

Während die einfache Resektion des Nerven nicht zur vollständigen Lähmung der zugehörigen Zwerchfellhälfte führt, weil in den Nerv unterhalb der typischen Resektionsstelle Nebenwurzeln aus dem Cervicalgeflecht und dem Nervus subclavius eintreten, führt die Exhairese, wenn es gelungen ist, mindestens 10 cm Nerv zu resezieren, stets zur kompletten Lähmung, weil alsdann alle Nebenwurzeln abgerissen sind. Am Röntgenschirm sieht man das Zwerchfell auf der gelähmten Seite höher als vorher und bei ruhiger Atmung still stehen. Bei tiefer Atmung tritt das Phänomen der paradoxen oder Wagebalkenbewegung auf, indem die gelähmte Zwerchfellhälfte dem inspiratorischen negativen Druck nachgebend höher steigt, während die nicht gelähmte Hälfte sich anspannt, also tiefer tritt; exspiratorisch kehrt sich das Spiel (Abb. 86) um. Bei fortschreitender Schrumpfung der kranken Lunge wird die gelähmte Zwerchfellhälfte immer mehr in den Brustkorb hineingezogen, bis zu 10 cm und mehr über den normalen Stand, so daß eine recht beträchtliche dauernde Einengung des Thoraxraumes, insbesondere der gleichen Seite zustande kommt. So günstige klinische Resultate, wie man sie bei der Pneumothoraxtherapie so häufig sieht, haben wir mit der Phrenicusexhairese allein nicht erreicht; immerhin ist der günstige Einfluß auf die Lungentuberkulose doch häufig deutlich. Die wesentliche Bedeutung der Exhairese dürfte in der Ergänzung des unvollständigen Pneumothorax, der Verhutung des sekundären Emphysems, vielleicht auch der Vorbereitung der Thorakoplastik zu erblicken sein.

Die Technik und die Erfolge der weiteren Operationen zu schildern, der Pneumolyse und der Thorakoplastik, die sowohl als Ergänzung bei unvollständigem Pneumothorax als auch selbständig zur Erzielung partiellen oder totalen Kollapses der kranken Lunge ausgeführt werden, würde über den Rahmen dieses Buches hinausführen. Sie sind in ihrer Technik, ihrem klinischen Bild und ihren Erfolgen eingehend dargestellt von Sauerbruch in seiner Chirurgie der Brustorgane und von Brauer im zweiten Band des Handbuches der Tuberkulose von Brauer, Schröder, Blumenfeld (3. Auflage), sowie von Brunner in der Tuberkulose-Bibliothek der Zeitschrift für Tuberkulose, Nr. 13.

Die Erfolge der Pneumothoraxtherapie sind trotz zahlloser Publikationen über diesen Gegenstand nicht einheitlich darzustellen, weil die Indikationen allzu verschieden gestellt werden; die beste Zusammenstellung über Dauerheilungen hat Saugmann gegeben, der sein aus einem kleinen Bezirk (Dänemark) stammendes Krankenmaterial der gebildeten Stände gut überblicken und verfolgen konnte. So viel geht aus allen Veröffentlichungen hervor, daß wir in der Pneumothoraxtherapie eine Methode zur Behandlung einseitiger schwerer Lungentuberkulose besitzen, die bei sonst meist verlorenen Fällen noch häufig lang anhaltenden, wenn nicht dauernden Stillstand des

Leidens herbeiführt. Den Röntgenbildern von der Rückbildung tuberkulöser Herde (Abb. 72—75) kann ich eine Reihe ähnlicher Doppelaufnahmen von Pneumothoraxfällen an die Seite stellen, aber nur ganz einzelne ohne Kollapsbehandlung.

XIII. Komplikationen der Lungentuberkulose.

1. Pleuritis exsudativa. Spontanpneumothorax.

Die Pleuritis exsudativa als Komplikation der Lungentuberkulose bietet in ihrem klinischen Verlauf im allgemeinen keine wesentliche Abweichung von dem bekannten typischen Bilde; es kann deshalb von einer systematischen Darstellung der Diagnostik, der Klinik und der Therapie hier abgesehen werden. Dagegen sei diagnostisch wie therapeutisch auf einige Punkte hingewiesen, die nicht allgemein genug bekannt sind oder doch nicht genug gewürdigt werden.

Während in der Regel der Fieberverlauf der exsudativen Pleuritis die bekannte mittelhohe remittierende Kontinua durch etwa zwei bis drei Wochen zeigt, um dann lytisch remittierend abzufallen, gibt es abgekürzte Verlaufsweisen mit kürzerer Dauer und geringerer Höhe des Fiebers. Ja es kommen auch Formen vor, die man als abortiv bezeichnen könnte; ihre Fieberkurve gleicht etwa der der Angina. Schließlich sei als Rarität erwähnt, daß eine Pleuritis exsudativa ohne jedes Fieber ablaufen kann. Die Größe der Exsudate hat mit dem Fieberverlauf übrigens nichts zu tun. Während der pleuritische Erguß, der als erste Manifestation einer Lungentuberkulose auftritt, durch seine Größe lebensbedrohend werden kann, ist das bei den Pleuritiden im Verlauf einer manifesten Lungentuberkulose meist nicht der Fall, sicherlich weil schon vorhandene Verwachsungen, meist im Bereich des Oberlappens, den vollständigen Kollaps der Lunge verhindern, wie wir das bei der Pneumothoraxtherapie ja so oft beobachten; bei diesen Exsudaten kommt also die Indicatio vitalis für ihre Entleerung kaum jemals vor, wenigstens nicht in dem Sinne, daß die Verdrängungserscheinungen bedrohlich werden.

Die Entleerung der Exsudate ist auch heute noch eine umstrittene Frage, aktueller geworden, seit man zum Ersatz der Flüssigkeit durch Luft übergegangen ist. Man hat geglaubt, durch die Absaugung den Verlauf der Pleuritis abkürzen zu können; das ist aber nach unseren Erfahrungen nicht der Fall. Auch die Verhinderung der Verwachsung der Pleurablätter erreicht man durch die Lufteinblasung in der Regel nicht, da die entzündete Pleura eine besonders große Neigung zur Verwachsung zeigt und sich daher von den Rändern her die Vereinigung der Pleurablätter konzentrisch vorschiebt, um schließlich zur Verödung des Pleuraraumes zu führen. Ist der Pleuraraum anfänglich noch in großer Ausdehnung frei, so kann es allerdings gelingen, den erzielten Pneumothorax über den Entzündungszustand der Pleura hinaus zu erhalten und damit die Verwachsung zu verhindern. Die Absaugung der Exsudate bietet aber andere Vorteile. Wenn auch die Verdrängungserscheinungen in der Regel nicht bedrohlich werden, so kann doch die Größe des Exsudates an sich dem Kranken sehr erhebliche Druckbeschwerden und Dyspnoe verursachen; und es ist ein leichtes, ihn davon zu befreien. Ja die Dyspnoe kann bedrohlich werden, wenn die andere Lunge durch den Krankheitsprozeß in größerem Umfange zerstört oder aber künstlich ausgeschaltet ist; wir verloren unlängst um ein Haar eine Patientin, die seit langem eine große Paraffinplombe in der rechten Thoraxhälfte trägt. und bei der ein kleines Exsudat (800 ccm) im linken Pleuraraum plötzlich heftigste Dyspnoe und Herzschwäche verursachte, so daß wir mit der Absaugung fast zu spät kamen. — Sodann haben die Exsudate nach längerem Bestehen die Neigung, durch Eindickung sehr fibrinreich zu werden und das Fibrin in dicken Belägen auf der Pleura niederzuschlagen; dann kommt es weiterhin nicht nur zur Verwachsung der Pleurablätter, sondern zur Bildung einer dicken derben Pleuraschwarte, die gleichsam die Lunge in einen Panzer kleidet und dadurch funktionell aufs schwerste schädigt. Auch gehen alte Exsudate gern in tuberkulöse Empyeme mit ziemlich dünnem, aber doch sehr fibrinreichem grünlichem Eiter über, die zwar an Bakterien nur Tuberkelbacillen zu enthalten pflegen und verhältnismäßig harmlos sind, insbesondere nicht zur Rippenresektion fuhren (nicht operiert werden dürfen!), aber durch hartnäckige kleine Fieberbewegungen und durch Schwartenbildung schädlich sein können. Wir pflegen mit der Absaugung der Exsudate, die, richtig und schonend ausgeführt, einen unschädlichen und für den Kranken geringfügigen Eingriff darstellt, nicht lange zu warten und haben nie Nachteile davon gesehen.

Die Punktion der Exsudate nehmen wir in derselben Weise vor wie bei den Pneumothoraxexsudaten; die Technik ist im vorigen Kapitel eingehend beschrieben. Für die hausärztliche Behandlung ist die sogenannte offene Punktion als einfach und zweckmaßig zu empfehlen. Man lagert den Kranken über zwei im Abstand von etwa 20—30 cm stehende Betten oder in ähnlicher Weise zunächst auf den Rücken, sticht den Troikart an der ausgesuchten Stelle ein, dreht den Kranken auf die kranke Seite und zieht das Stilett heraus. Das Exsudat fließt zunächst kontinuierlich ab; bei nachlassendem Druck aber wird inspiratorisch Luft angesaugt, exspiratorisch Flüssigkeit ausgetrieben. Auf diese Weise kann man das Exsudat unbedenklich völlig entleeren. Eine Probepunktion ist jeder Punktion unbedingt vorauszuschicken; wir geben auch ausnahmslos eine halbe Stunde vorher 0,01—0,015 g Morphium innerlich oder subcutan und führen die Punktion in Lokalanästhesie aus.

Eine Katastrophe im Verlauf der sonst meist ereignisarmen chronischen Lungenphthise bedeutet die Entstehung eines Spontanpneumothorax. Die Symptome können überaus stürmisch sein: die Todesangst des Kranken, der verfallen und in kalten Schweiß gebadet nach Luft ringt, charakterisiert den furchtbaren Zustand, der schon an dem Symptomenbild sofort erkannt werden muß. Zum Untersuchen bleibt meist nicht viel Zeit; immerhin können die Auftreibung der Pneumothoraxseite und ihr auffälliger Stillstand bei dem angestrengt atmenden Kranken, die Verstreichung der Intercostalräume auf derselben Seite im Gegensatz zu den Intercostalräumen der anderen Seite, die infolge der meist schon vorhandenen Kachexie eingesunken sind, die tiefe sonore Tympanie und das Fehlen des Atem- und der Rasselgeräusche über dem Pneumothorax, der maximale Tiefstand des Zwerchfells und die enorme Verdrängung des Herzens in wenigen Minuten festgestellt werden[1]).

Der Zustand des Kranken erfordert momentanes Eingreifen: Absaugen oder Ablassen der Luft, Anwendung von Morphium und von Cardiacis subcutan. Sind die Erscheinungen so stürmisch, wie oben geschildert, so ist stets erheblicher Überdruck im Pneumothorax vorhanden, in den inspiratorisch noch Luft einströmt, — je heftiger der Kranke atmet, um so mehr auch gegen den Überdruck —, während exspiratorisch der höher werdende Druck die Ränder der Fistel in die Lunge hineinpreßt und damit aneinander drückt, so daß keine Luft ausstreichen kann; die Fistel wirkt also als Ventil und man spricht nach dem Effekt mit Recht von einem Ventilpneumothorax. Es genügt bei stärkerem Überdruck, den Pneumothorax zunächst zu punktieren und die Luft ausströmen zu lassen. Wir haben gelegentlich die ausströmende Luft über Wasser aufgefangen und dabei festgestellt, daß nach Entweichen von 600 ccm Luft der Überdruck beseitigt war, spontan keine Luft mehr ausströmte und der Kranke sich fast momentan erholte. Freilich ist dann immer noch sehr viel Luft im Pleuraraum und es besteht die Gefahr, daß sich der Zustand durch den weiteren Zustrom von Luft alsbald wieder verschlimmert. Es muß deshalb mit dem Pneumothoraxapparat oder der Saugflasche, allenfalls auch mit einer großen Spritze möglichst viel Luft abgesaugt werden, und da auch das nur vorübergehend helfen würde, ist zu versuchen, die Fistel zum Verschluß zu bringen, indem man sie durch Einbringen einer größeren Menge steriler Kochsalzlösung unter Wasser setzt und dadurch einen dauernden Druck gegen die Fistelstelle ausübt. Es gelingt mitunter auf diese Weise, eine Verklebung der Fistel zu

[1]) Ungemein charakteristisch, ja pathognostisch für den offenen Pneumothorax ist ein musikalisch klingender, an die Harfe erinnender Ton im Inspirium.

erreichen; der Hydropneumothorax kann dann allmählich durch Resorption der Luft und des Wassers eingehen. Häufiger aber schließt sich die Fistel nicht und es bleibt dann nichts anderes übrig, wie den Pneumothorax immer wieder zu punktieren, solange die Erscheinungen von Überdruck sich wieder einstellen. Die Mischinfektion der Pleura vom Bronchialbaum aus bleibt in solchen Fällen nur ausnahmsweise aus. Häufig wird die Fistel allmählich größer und dann wirkt sie nicht mehr als Ventil, sondern gestattet der Luft auch das Entweichen nach dem Bronchialbaum hin; es resultiert dann ein nach innen kontinuierlich offener Pneumothorax, der regelmäßig zur Mischinfektion der Pleura, zum heißen Empyem führt. Auch jetzt braucht noch nicht alles verloren zu sein; durch fortschreitende Verwachsung der Pleurablätter kann sich die Fistel von selbst wieder schließen und es kann dann möglich werden, das Empyem durch regelmäßige Spülungen mit Vuzin 1 : 1500 zur Ausheilung zu bringen; nach unserer allerdings nicht sehr großen Erfahrung gelingt das bei Infektion mit Pneumokokken, nicht aber bei Infektion mit Streptokokken oder Staphylokokken[1]). Meist bleibt die Lungenfistel offen und die Behandlung muß sich darauf beschränken, den Eiter von Zeit zu Zeit abzupunktieren; der unglückliche Kranke, durch das vorausgegangene Siechtum ohnehin schon sehr geschwächt, erliegt meist sehr bald der neuen Infektion. Wird die Fistel sehr weit, so kann der höchst fatale Zustand eintreten, daß der Kranke den Eiter des Empyems — Hunderte von Kubikzentimetern auf einmal — aushustet. Wir haben in einem solchen Fall dem Kranken helfen müssen durch Anlegen einer Dauerdrainage mit einem Troikart, der eine tägliche Entleerung des Eiters gestattete, während er im übrigen durch einen aufgesetzten Schlauch mit Klemme verschlossen wurde, um dem Kranken das Aushusten seines Sputums zu ermöglichen.

Nicht so selten sind die Erscheinungen des Spontanpneumothorax viel weniger stürmisch; ja es kann sogar die Diagnose Schwierigkeiten machen und nur am Durchleuchtungsschirm sicher möglich sein, wenn bei ausgedehnten Verwachsungen der Pleurablätter der Pneumothorax nur klein ist. Die Therapie geht in solchen Fällen denselben Weg, doch sind die Aussichten viel besser, daß es zur Verlegung der Fistel und zur Verödung des entstandenen Pneumothorax kommt, weil sich die bei der Pneumothoraxtherapie so hinderliche fortkriechende Verwachsung der Pleurablätter hier als sehr nützlich erweist.

[1]) Nach neuester Erfahrung ist die Ausheilung von Streptokokkenempyemen durch Spülungen mit Rivanol möglich.

2. Kehlkopftuberkulose.

a) Pathogenese und pathologische Anatomie.

Die Kehlkopftuberkulose ist so gut wie ausnahmslos eine Begleiterscheinung der Lungentuberkulose. Die primäre Tuberkulose ist so selten (5 einwandfreie Fälle in der Literatur), daß sie praktisch keine Rolle spielt; dagegen kommt es nicht selten vor, daß der Kranke zuerst auf Erscheinungen von seiten des Kehlkopfs aufmerksam wird, die Untersuchung auf die wahre Natur des Leidens führt und nun erst die in der Regel schon ziemlich ausgedehnte Tuberkulose der Lunge festgestellt wird.

Wie der sekundäre Charakter der Erkrankung, so kann auch der Infektionsweg als festgestellt angesehen werden. Schon daß die Kehlkopferkrankung sich fast regelmäßig erst im Stadium der offenen Lungentuberkulose entwickelt, weist auf das Sputum als Quelle der Infektion hin; dazu kommt die Erfahrung, daß einerseits im sekundären Stadium der lymphogenen und hämatogenen Ausbreitung der Tuberkulose Kehlkopftuberkulose kaum jemals beobachtet wird, daß aber andererseits im tertiären Stadium der isolierten Organtuberkulose, dem die Erkrankung des Kehlkopfs sich hinzuzugesellen pflegt, die Ausbreitung des tuberkulösen Prozesses außer durch Appositionswachstum in der Hauptsache im Kanalsystem des erkrankten Organs fortschreitet, schließlich daß im Kehlkopf gerade die Hinterwand und die Stimmbänder Prädilektionssitz der tuberkulösen Erkrankung sind, die mit dem bacillenhaltigen Sputum am häufigsten und intensivsten in Berührung kommen. Auch läßt sich pathologisch-anatomisch der Beweis für eine vorwiegend lymphogene oder hämatogene Entstehung der Kehlkopftuberkulose, die immerhin vorkommen mag, nicht erbringen.

Die Kehlkopftuberkulose wird intra vitam bei 10—30%, pathologisch-anatomisch bei 30—50% der Lungentuberkulosen gefunden; wir selbst fanden bei 1700 offenen Lungentuberkulosen 415 = 24,4% Kehlkopftuberkulosen und bei 425 Sektionen bei Lungentuberkulose 224 = 52,7% Kehlkopftuberkulosen. Die berufliche und außerberufliche Malträtierung der Schleimhaut der oberen Luftwege bei den Männern bringt es mit sich, daß diese doppelt so oft an Kehlkopftuberkulose erkranken wie die Frauen. Nach unserer Erfahrung dürfte der chronischen Schädigung der Kehlkopfschleimhaut durch den Husten und besonders durch das zähe Haften des Sputums eine erhebliche Bedeutung zukommen, da die Kehlkopftuberkulose ungleich häufiger eine Begleiterscheinung der chronischen, vor allem der exquisit chronischen Lungentuberkulose ist, als der akuten Formen, was mit dem Bacillengehalt des Sputums eigentümlicherweise in einem reziproken Verhältnis steht.

Die ersten Tuberkel des Kehlkopfs entwickeln sich

subepithelial, unter und zwischen den Drüsen der Schleimhaut; multipel treten solche Tuberkel bei den akuten käsig-pneumonischen Phthisen sub finem als direkte Fortsetzung der käsigen Bronchitis und Tracheitis auf. Die Schleimhant ist über den Tuberkeln zunächst intakt, doch geht mit der Rundzelleninfiltration im submucösen Gewebe häufig eine mäßige Wucherung der Schleimhaut parallel, und zwar unter Vermehrung der Schichten des Plattenepithels, Ersetzung des Cylinderepithels durch Plattenepithel uud Tiefenwucherung.

Die weitere Entwicklung dieser submucösen Herde hängt von der Tendenz des tuberkulösen Prozesses ab, das heißt von dem Vorwiegen der Neigung zur fibrösen Induration einerseits, zur konfluierenden Verkäsung und Erweichung andererseits. Im ersteren Falle kommt es zur weiteren Ausdehnung, teilweise auch zur bindegewebigen Umwandlung des Rundzelleninfiltrates, das die Tuberkel umgibt und die Räume zwischen den Schleimhautdrüsen füllt und zur Proliferation des fixen Bindegewebes; es bildet sich eine tuberkulöse infiltrative Wucherung, die einen größeren Abschnitt des Kehlkopfs, zum Beispiel ein Taschenband diffus durchsetzen oder sich auf eine umschriebene Stelle beschränken, aber auch tumorartig, ja gestielt ins Kehlkopfinnere vorwölben kann. Überwiegt die Neigung zur konfluierenden Verkäsung und Erweichung, so wird die Schleimhaut über dem Krankheitsherd in den nekrotisierenden Vorgang einbezogen und es entsteht das typische tuberkulöse Geschwür mit schmierigem Grunde und überhängenden Rändern, die vielfach Wucherung der Epithelschicht, gelegentlich papillomartig, zeigen. Diese Geschwüre können oberflächlich bleiben, dabei allmählich an Größe zunehmen, auch multipel, zum Beispiel symmetrisch an den Stimmbändern (Kontaktinfektion) auftreten; geht der zerstörende Prozeß in die Tiefe, so entstehen kraterartige zerfressene stark sezernierende Geschwüre, die wohl immer mischinfiziert sind, schließlich den Knorpel erreichen und hier zu der gefürchteten Perichondritis führen, gefürchtet nicht nur wegen der Schwere der Erkrankung an sich, sondern auch wegen des kollateralen Ödems. Es kann durch diese Perichondritis zur Nekrose und völligen Auslosung des ganzen Knorpels, zum Beispiel zur Selbstamputation der ganzen Epiglottis oder zur Ausstoßung eines Aryknorpels kommen. Die geschilderten Vorgänge können sich mannigfaltig kombinieren, indem die Verkäsung und Erweichung dem infiltrativen chronisch entzündlichen Prozeß folgt, der aber selbst an anderer Stelle, oft tumorartig, weitergeht. Tritt noch Ödem hinzu, so kann das Bild auch rein anatomisch sehr kompliziert werden. Die schweren tuberkulösen Erkrankungen des Kehlkopfs gehen in der weit überwiegenden Mehrzahl der Fälle tödlich aus, doch kommen auch nach Ausstoßung ganzer Knorpel noch spontane Heilungen, wenn auch höchst selten, vor.

b) Symptomatologie. Technik der Untersuchungen.

Man kann die Symptome der Kehlkopftuberkulose fast als für die Diagnose nebensächlich bezeichnen. Das für die Therapie wichtigste Stadium der beginnenden Erkrankung ist häufig völlig symptomlos oder doch von geringfügigen uncharakteristischen Störungen begleitet: leichte Ermüdung und Klanglosigkeit der Stimme, Kitzel im Halse und dergleichen, die ebensowohl bei der Lungentuberkulose allein wie bei der Kehlkopftuberkulose vorkommen. Es kann nicht eindringlich genug darauf hingewiesen werden, daß es unbedingt notwendig ist, bei jedem Lungenkranken, insbesondere bei offener Lungentuberkulose, die oberen Luftwege auf komplizierende Erkrankungen und namentlich den Kehlkopf auf Tuberkulose sorgfältig zu untersuchen, wie das in den Lungenheilanstalten ganz allgemein geschieht. Nur auf diese Weise werden die geringeren tuberkulösen Erkrankungen im Larynx regelmäßig rechtzeitig festgestellt, die ein so dankbares Feld der Therapie sind und deren Heilung für den Kranken zur Verhütung der schweren Kehlkopftuberkulose mit all ihren Qualen so außerordentlich wichtig ist. Im weiteren Verlauf der Kehlkopftuberkulose kommt es zu den bekannten klinischen Erscheinungen: der Heiserkeit (Erkrankung der Stimmbänder, ausgedehnte Infiltration der Taschenbänder, Infiltrate der Hinterwand, die einen exakten Glottisschluß verhindern), den Schmerzen beim Sprechen und Husten (Tuberkulose der Stimmbänder und Taschenbänder), dem Schluckschmerz (Geschwüre der Hinterwand), der sich bei Perichondritis der Aryknorpel, der Epiglottis, des Ringknorpels usw. zur qualvollsten Dysphagie steigern kann; durch ausgedehnte Infiltration und Ödem kann es bei der Perichondritis auch zur schwersten Dyspnoe kommen.

Zur Technik der Untersuchung sei bemerkt, daß neben der Verwendung der üblichen Kehlkopfspiegel, die, wenn versilbert und wasserdicht eingekittet, das Auskochen in Sodalösung vertragen, die Benutzung des anastigmatisch vergrößernden Kehlkopfspiegels nach Brünings warm zu empfehlen ist, während das Laryngoskop von Hays zwar gute Übersicht gestattet, aber fur operative Verwendung nicht zu brauchen und deshalb entbehrlich ist. Die Binokularlupe nach v. Eicken bietet bei sehr gut beleuchtetem, etwas vergrößertem Kehlkopfbild den für operative Eingriffe wichtigen Vorteil des plastischen Sehens; sie ermöglicht außerdem, das Untersuchungsbild wie den therapeutischen Eingriff zwei Beobachtern zu demonstrieren, die infolge der im Apparat befindlichen Prismen von der Seite her fast genau dasselbe Bild, nur seitenverkehrt, erblicken, wie der Operateur.

Die Untersuchung der hinteren Kehlkopfwand ist in Killianscher Stellung vorzunehmen: der Arzt sitzt tief oder kniet vor dem mit vorgebeugten Kopf vor ihm stehenden Kranken; er sieht bei dieser Stellung die Hinterwand nicht wie gewöhnlich senkrecht von oben, sondern schräg von vorn oben. — Die stark hinten überhängende Epiglottis und ihre infantile oder Ω-Form beschränken oft stark den Einblick in den Kehlkopf. Der REICHERT sche Haken, mit seinem abgebogenen flachen eingekerbten Ende zwischen Kehldeckel und Zunge eingesetzt und stark nach vorn gedrückt, richtet die Epiglottis genügend auf; bei operativen Eingriffen muß das in den Kehlkopf eingeführte Instrument zugleich den Kehldeckel aufrichten, oder wenn das nicht genügt, die den Spiegel haltende Hand mit einem Faden, der mit Klammer am Kehldeckel befestigt wird, den Kehldeckel zurückziehen.

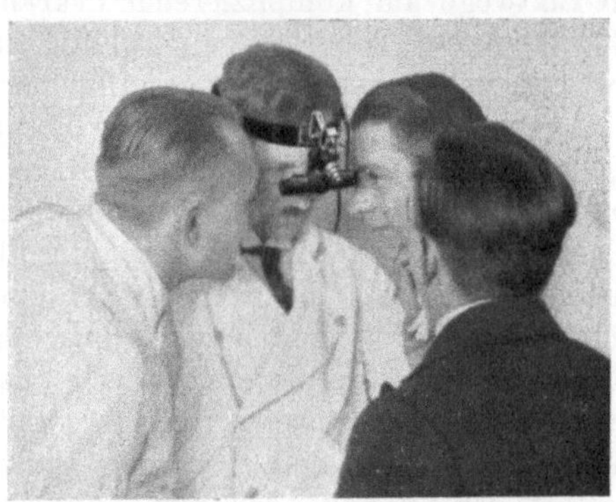

Abb. 87. Kehlkopfuntersuchung mit der Binokularlupe nach v. EICKEN. Demonstration für zwei Beobachter.

Die direkte Laryngoskopie nach KIRSTEIN, verbessert von KILLIAN und BRÜNINGS, bietet zwar die großen Vorteile des direkten und nahen Bildes und des operativen Arbeitens mit geraden Instrumenten bei direktem Sehen, aber die Nachteile der erheblichen Belästigung des Kranken durch die notwendige Cocainisierung und durch den Druck des starren Rohres bei sehr unbequemer Stellung, des kleinen Gesichtsfeldes und schließlich der Unmöglichkeit der Ausführung bei manchen Kranken mit gedrungenem kurzen Hals. Die tuberkulösen Herde bevorzugen im Kehlkopf die hinteren Abschnitte, so daß sie der Untersuchung und dem Eingriff bei der indirekten Beobachtung meist gut zugänglich sind; dazu kommt, daß man des öfteren, wenn wirklich einmal die direkte Untersuchung oder Operation vorzuziehen ist, den hinfälligen Kranken die weit größeren Anstrengungen, die mit diesem Eingriff verbunden sind, nicht zumuten kann. Wir haben bei vielen Hunderten von Kehlkopftuberkulosen kaum ein dutzendmal Anlaß und Möglichkeit gehabt, die direkte Laryngoskopie anzuwenden, und ich möchte daher auf ihre etwas umständliche Darstellung verzichten und auf die Fachbücher verweisen (zum Beispiel sehr gut bei BRÜNINGS in DENKER und BRÜNINGS Krankheiten des Ohres und der Luftwege).

c) Diagnostik.

Da die Diagnose sich fast ausnahmslos auf die Besichtigung der erkrankten Teile stützt, außerdem aber ebenso regelmäßig die manifeste Lungentuberkulose, die meist sogar offen ist, zur Voraussetzung hat, sollte sie keine wesentliche Schwierigkeiten bieten. Das ist auch meist nicht der Fall, doch erfordert die Frühdiagnose wegen der Geringfügigkeit der Veränderungen schon recht gründliche Untersuchung, während andererseits ausgedehnte Erkrankungen höchst komplizierte, schwer zu deutende Bilder bieten können, und schließlich die Differentialdiagnose zwischen spezifischen und unspezifischen Erkrankungen, welch letztere bei der Lungentuberkulose nicht selten vorkommen, für den Untersucher gelegentlich nicht ganz einfache Situationen schafft.

Die ersten Veränderungen, die subepithelialen Tuberkel, sind nur unter besonders günstigen Bedingungen sicher zu erkennen, zum Beispiel am Epiglottisrande oder auf dem weißen Stimmbande durch die kollaterale Hyperämie (Abb. 88). Besser sind die erwähnten multiplen Tuberkel bei exsudativen Phthisen zu sehen, da sie infolge der raschen Verkäsung gelblich durch die Schleimhaut schimmern. Die Anwendung des Vergrößerungsspiegels erleichtert die Erkennung dieser stecknadelkopfgroßen Knötchen wesentlich.

Die tuberkulösen Infiltrate, überwiegend zuerst an der Hinterwand auftretend, können die verschiedensten Formen haben. Die feinen Fältelungen der Schleimhaut, die auch bei maximaler Öffnung der Glottis nicht verschwinden, sind die ersten Anzeichen der submukösen Infiltration an der Hinterwand. Größere Infiltrate, oft durch graue Verfärbung auffallend, präsentieren sich als flache, meist höckerige Verdickungen, als zackige, mitunter kegelförmige Wucherungen, als kolbige oder auch blumenkohlartige oder gestielte Efflorescenzen (Abb. 89) oder als leistenförmige oder wulstige Vorsprünge und Kombinationen dieser Formen nehmen zuweilen die ganze Breite der Hinterwand in beträchtlicher Tiefe ein. Immer sieht man diese Gebilde bei der üblichen Spiegeluntersuchung nur im Profil und die Untersuchung in KILLIAN'scher Stellung ist daher zur Vervollständigung des Bildes unentbehrlich. Größere Infiltrate der Stimmbänder, meist zunächst einseitig, sind ebenso leicht zu erkennen wie eine partielle Verdickung oder Wucherung am Kehldeckel. Infiltrate der Taschenbänder und an den aryepiglottischen Falten gehen oft von vornherein mit etwas Ödem einher und zeigen deshalb mehr glatte Formen diffuser Verdickungen (Abb. 95).

Die Diagnose der tuberkulösen Geschwüre macht an der Hinterwand insofern Schwierigkeiten, als man bei der üblichen Untersuchung nur den oberen Rand des Geschwürs sieht, allenfalls auch vorspringende Zacken des seitlichen oder unteren Randes (Abb. 90).

Die Untersuchung in KILLIANscher Stellung zeigt aber den schmierig-grauen Grund des Ulcus inmitten der überhängenden, zum Teil papillomartig wuchernden Ränder. Kleine lentikuläre Geschwüre an den Stimmbändern sind nur mit dem Vergrößerungsspiegel zu er-

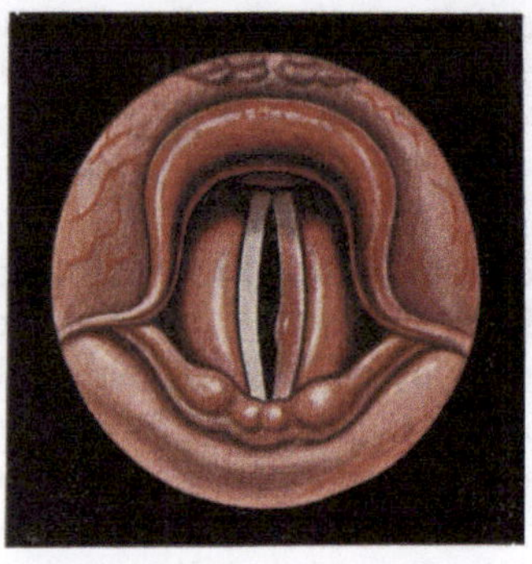

Abb. 88[1]). Tuberkulöses Infiltrat am linken Stimmband.

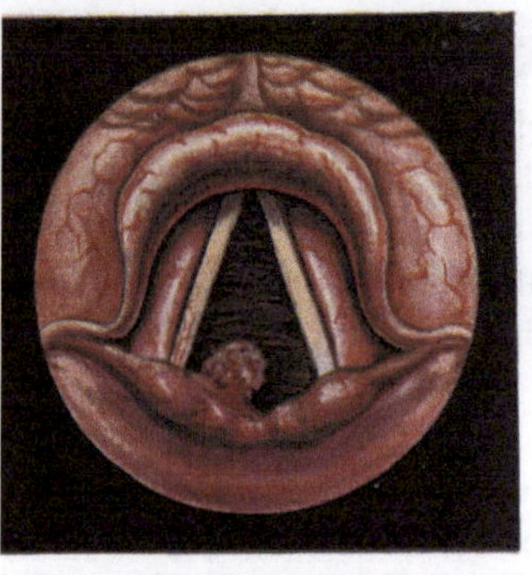

Abb. 89. Blumenkohlartige tuberkulöse Wucherung an der Hinterwand.

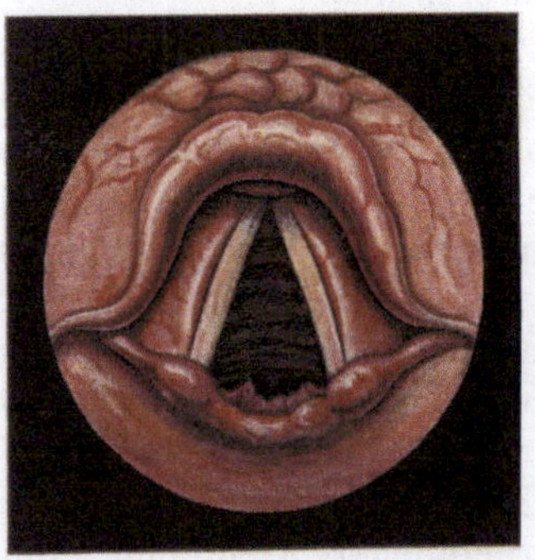

Abb. 90. Tuberkulöses Geschwür an der Hinterwand. Profilbild von oben.

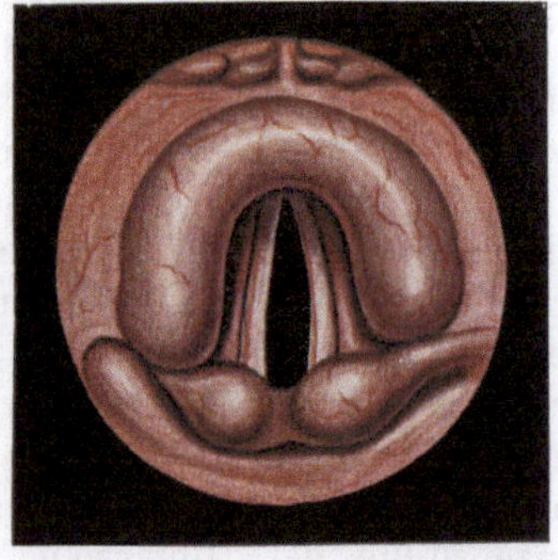

Abb. 91. Ödem der Epiglottis bei tuberkulöser Perichondritis (aus DENKERR und BRÜNINGS: Krankheiten des Ohres und der Luftwege).

kennen, während größere Defekte durch die zackige Form ihres medianen Randes oder seine Rinnengestalt auffallen. Geschwüre der Taschenbänder, der Epiglottis und der aryepiglottischen Falten sind meist in ganzer Ausdehnung zu übersehen, während Geschwüre in

[1]) Die Abbildungen 88—90 und 95 sind nach den musterhaften Abbildungen in DENKER und BRÜNINGS: Krankheiten des Ohres und der Luftwege, nach Ölbildern meines Assistenten Dr. KREMER hergestellt.

der MORGAGNIschen Tasche, an der Vorderseite der Aryknorpel oder im subglottischen Raum sich nur durch das lokalisierte kollaterale Ödem verraten und dem Blick überhaupt nicht zugänglich gemacht werden können. Bei vorgeschrittenen Prozessen kann der ganze Umfang der Glottis von konfluierenden Geschwüren (Ringgeschwur) besetzt sein.

Die Perichondritis, am häufigsten an den Aryknorpeln, demnächst an der Epiglottis, ist klinisch durch ein oft hochgradiges, diffuses, blaurotes Ödem der ganzen Gegend gekennzeichnet, das häufig die Geschwüre, von denen der Prozeß ausgeht, verdeckt.

All die geschilderten Veränderungen können sich bei der vorgeschrittenen Kehlkopftuberkulose in der mannigfaltigsten Weise lokalisieren und kombinieren, auch mit Paresen der Stimmbänder verbinden; das Spiegelbild des Kehlkopfes kann dabei so groteske Formen zeigen, daß die Orientierung schwer wird und es einer langen oder bei der Hinfälligkeit der Kranken besser wiederholter Untersuchungen bedarf, die einzelnen Krankheitsherde abzugrenzen und die Moglichkeit therapeutischer Eingriffe abzuschätzen.

Für die Differentialdiagnose liegt die Frage der Spezifität der Erkrankung, auch wenn eine offene Lungentuberkulose besteht, nicht immer ganz einfach, denn es kommen ja natürlich neben einer Lungentuberkulose alle möglichen akuten und chronischen Erkrankungen des Kehlkopfes vor. Die chronische Laryngitis als Teilerscheinung des chronischen Katarrhs der oberen Luftwege macht als diffuser Prozeß diagnostisch keine Schwierigkeiten, da die Tuberkulose stets ein lokalisierter, freilich oft multipel lokalisierter Prozeß ist. Mißlicher ist schon die Unterscheidung lokalisierter chronisch-entzündlicher Zustände, der sogenannten Pachydermie des Kehlkopfs von tuberkulöser Infiltration. Die Pachydermie der Hinterwand stellt eine gleichmäßige Verdickung dar, wie sie so ebenmäßig bei der Tuberkulose kaum vorkommt, die der Stimmbänder, meist ihrer hinteren Enden, ist ausnahmslos doppelseitig; in schwierigen Fällen kann nur die histologische Untersuchung nach Probeexcision entscheiden. Luetische Geschwüre sitzen gern an den Taschenbändern, haben scharfe, wie ausgestanzte Ränder und speckig gelblichen Grund; die Differentialdiagnose wird sich zweckmäßig auf den Ausfall der WASSERMANNschen Reaktion stützen, eventuell auch ex juvantibus (Salvarsankur) urteilen müssen. Papillome der Stimmbänder können die Differentialdiagnose gegen Carcinom durch histologische Untersuchung nach Abtragung nötig machen. In jedem diagnostisch nicht unzweifelhaften Falle von Kehlkopferkrankung, auch bei bestehender offener Lungentuberkulose, ist es zur Vermeidung fataler Überraschungen notwendig, daran zu denken, daß die genannten schweren anderweiten Erkrankungen, die eine ganz andere Therapie erfordern, gelegentlich komplizierend vorkommen können, und den sicheren Weg der vollständigen diagnostischen Klärung zu gehen; ist der Arzt seiner Sache nicht sicher, so soll er den Laryngologen zuziehen. Das Tuberkulin ist für die spezifische Diagnose bei Kehlkopferkrankungen nicht zu brauchen, da Hyperämie, Anschwellung und Schmerzen in der Umgebung des Krankheitsherdes, die als spezifische Reaktion imponieren können, von mancherlei äußeren Einflüssen, zum Beispiel Husten und Würgen, abhängige, sehr wechselnde Erscheinungen sind.

3. Therapie der Kehlkopftuberkulose.

Eine ausschließlich örtliche Behandlung der Kehlkopftuberkulose ist Stückwerk; sie macht, wie jeder tuberkulöse Prozeß, stets eine Allgemeinbehandlung notwendig, um so mehr, als sie immer eine Begleiterscheinung der Lungentuberkulose ist. Das Ziel der Allgemeinbehandlung ist das gleiche, wo immer der tuberkulöse Herd sitzen mag, und deshalb wechseln auch die Methoden, die auf die Erhöhung der Resistenz des Organismus gegen die Infektion abzielen, nur hinsichtlich des speziellen Schutzes des erkrankten Organs. Die im Kapitel IX besprochenen Grundsätze und Regeln können daher ohne weiteres für die Therapie der Kehlkopftuberkulose gelten, nur ist zu bedenken, daß die Erkrankung des Larynx unabhängig von dem Stand und Charakter des Lungenleidens immer eine ernste Komplikation darstellt und der Übergang von der Schonung zur Übung sich demgemäß langsamer vollziehen muß, auch die Methoden energischerer Abhärtung zuruckzutreten haben, bis eine sichere klinische Ausheilung oder doch ein Stillstand des Kehlkopfleidens erreicht ist.

Das Prinzip der Schonung des erkrankten Organs wird meist zu einseitig zur Geltung gebracht, indem man auf die rigorose Durchführung des Schweigegebotes den größten Wert legt, dabei aber übersieht, daß der Lungenkranke nicht kehlkopfkrank wird, weil er zuviel spricht oder singt — lungenkranke Sänger und Schauspieler erkranken im Gegenteil weniger häufig an Larynxtuberkulose, als Angehörige anderer Berufe —, sondern weil die Reizung des Kehlkopfes durch den Husten und das zäh haftende Sputum dem Eindringen der Bacillen den Boden bereitete. Die erste Indikation für die Ruhigstellung des Kehlkopfes ist die im Kapitel X 2 gegebene Behandlung des Hustens und des Auswurfes, die mit besonderer Sorgfalt zu üben ist; die Anwendung geeigneter Expektorantien und in mäßigem Grade auch der Narkotica ist bei der Kehlkopftuberkulose wichtiger, als sie bei der Therapie der Lungentuberkulose notwendig ist. Von feuchten Umschlägen des Halses zusammen mit dem Brustwickel ist ausgiebig Gebrauch zu machen, bei frischen entzündlichen oder ödematösen Zuständen auch vom Halseisbeutel, während die Verwöhnung durch warme Halstücher allmählich der Abhärtung durch halsfreie Kleidung zu weichen hat. Das Schweigegebot ist vor allem während der akuten Phase und nach operativen Eingriffen durchzuführen, dann aber auch gründlich, das heißt mit Verbot der Flüstersprache, die kaum weniger schädlich ist als halblautes oder lautes Sprechen; in der häuslichen Praxis stößt die Durchführung des Schweigegebotes begreiflicherweise auf viel größere Schwierigkeiten als in der Anstalt. Von der Tuberkulinbehandlung der Kehlkopftuberkulose hat man auch bei den infiltrativen Prozessen nicht viel zu erwarten, während sie bei den rasch fortschreitenden Erkrankungen mit tiefgreifenden Zerstörungen unbedingt kontraindiziert ist; eine eklatante Besserung der Kehlkopftuberkulose haben wir bei Tuberbulinanwendung ebensowenig gesehen wie bei der Chemotherapie (Krysolgan!).

Die Lokalbehandlung des Kehlkopfes besteht in der Anwendung von Medikamenten und der Stauung zur Linderung der Beschwerden und Bekämpfung der entzündlichen Erscheinungen, der Ätzung und oberflächlichen Kauterisation flacher Geschwüre, der Zerstörung tuberkulöser Herde durch tiefe Kauterisation und blutige Eingriffe und schließlich der Bestrahlung mit Sonne oder deren künstlichem Ersatz und mit Röntgenstrahlen.

Der medikamentösen Behandlung kommt nur eine symptomatische Bedeutung zu. Das viel gerühmte Mentholöl wirkt zwar durch Verdunstung kühlend und anämisierend und damit schmerzlindernd und entzündungswidrig, und diese Eigenschaft ist sehr hoch zu schätzen, aber von einer spezifischen Heilwirkung kann auch bei oberflächlichen tuberkulösen Erkrankungen keine Rede sein. Wir wenden es 5—10%ig zu Einträufelungen an, bei Geschwüren aber zu Einreibungen mit dem Wattepinsel, weil damit eine mechanische Reinigung der Geschwüre verbunden ist. Besonders zu empfehlen ist das Mentholöl bei fieberhaften Tuberkulosen, bei denen eine energischere Therapie nicht in Frage kommt. Sitzt zäher Schleim im Kehlkopf sehr fest, so ist die Einblasung von fein pulverisierter Borsäure, die den Schleim verflüssigt und desinfizierend wirkt, von Nutzen (Pulverbläser nach Moritz Schmitt oder nach Hartmann); der Kranke muß zunächst phonieren, aber im Moment des Einblasens kurz einatmen. In derselben Weise wird bei stärkeren Schmerzen Anästhesin-Orthoform āā eingeblasen, während bei sehr starken Schluckschmerzen eine Viertelstunde vor den Mahlzeiten Cocain in 10- bis 20%iger Lösung auf Epiglottis und Kehlkopfeingang einzupinseln, milder mit der Kehlkopfspritze einzuträufeln ist (nicht mehr als 1—2 ccm!); bei schwerster Dysphagie ist daneben Morphium subcutan zu geben und die Ernährung durch einen sorgfältigen Diätzettel zu regeln, der berücksichtigt, daß diese unglücklichen Kranken breiige Speisen und Gelees am besten schlucken können und daß derartige

Speisen auch den Flüssigkeitsbedarf decken müssen, da das Schlucken von Flüssigkeit am schlechtesten zu gehen pflegt. Recht günstig wirkt auf die Schmerzen bei der Kehlkopftuberkulose die Stauung, deren Anwendung Abb. 99 zeigt; eine eigentliche Heilwirkung können wir aber der Stauung nicht nachrühmen.

Die bei schwerer Dysphagie in Frage kommende Alkoholinjektion in den Nervus laryngeus superior zur Leitungsunterbrechung des sensiblen Kehlkopfnerven wird in der Weise ausgeführt, daß man auf der Seite der schwereren Veränderungen und des stärkeren Ödems mit der feinen Kanüle einer mit 70%igem Alkohol gefüllten Rekordspritze in der Mitte zwischen Zungenbein und Schildknorpel etwa 3 ccm von der Mittellinie eingeht und nun mit der Nadelspitze in etwa 1 cm Tiefe die Gegend des Einstiches so lange abtastet, bis der Kranke spontan einen nach dem Ohr ausstrahlenden Schmerz angibt, und an dieser Stelle 1—2 ccm Alkohol injiziert. Der Erfolg ist bei gutem Gelingen sehr befriedigend, aber das Gelingen ist nicht sicher und die Dauer der Wirkung ist wechselnd; wir haben eine genügende schmerzstillende Wirkung bei der größeren Hälfte unserer zahlreichen Injektionen erzielt und eine Dauer der Wirkung von einigen Tagen bis zu vier Wochen beobachtet.

Sicherer und anhaltend ist der Erfolg der Resektion des Nervus laryngeus superior; entschließt sich der Kranke zu dem kleinen Eingriff, so ist er immer sehr glücklich über die fast völlige Befreiung von seinen qualvollen Schluckschmerzen. Zur Ausführung der Operation werden 1/2 Stunde vorher 1—2 cg Morphin subcutan gegeben; der Kopf des Kranken wird seitwärts gewendet und rückwärts gebeugt gelagert, Lokalanästhesie mit etwa 20 ccm 1/2%iger Novocainlösung. 5 cm langer Schnitt durch Haut, Fascie und Platysma 3 cm neben und parallel der Mittellinie mitten auf dem Schildknorpel beginnend bis über das Zungenbein weg. Stumpfe Freilegung des Musculus sternohyoideus, der medianwärts, und des Musculus omohyoideus und des zum Teil unter ihm liegenden Musculus thyreohyoideus, die lateral beiseite gezogen werden. Darunter kommt man auf Fettgewebe, in dem man den sich hier in einige Äste teilenden und durch die Membrana hyothyreoidea in das Kehlkopfinnere eintretenden Nerven aufsuchen muß; Resektion von 1 cm Nerv; Klammernaht. Die Aufsuchung des Nerven kann mühsam sein, wenn der Kopf des Kranken wegen eintretenden Stridors nicht genügend seitwärts und vor allem rückwärts gelagert, die genannte Membran also nicht angespannt werden kann. Die Schmerzbeseitigung durch die Resektion ist bei allen wesentlich einseitigen Erkrankungen ideal. Es tritt insofern ein Nachteil ein, als sich die Kranken infolge der völligen Aufhebung der Sensibilität leicht verschlucken, doch lernen sie es meist in einigen Tagen gut, sich darüber hinweg zu helfen, indem sie mit stark vorgeneigtem Kopf essen, doch bleibt die Flüssigkeitsaufnahme immer etwas schwierig. Wir haben die Resektion auch einige Male doppelseitig ausgeführt; die Schmerzbehebung ist dann stets ideal, aber die Schluckschwierigkeit wird noch großer.

Zur Ätzung flacher Geschwüre bedient man sich zweckmäßig der Milchsäure; wir haben die Anwendung verdünnter Milchsäure als zu wenig wirksam ganz aufgegeben und benutzen ausschließlich reine Milchsäure. Meist machen wir die Einreibung mit dem Wattepinsel, die gründlich sein soll, nach vorausgeschickter Cocainanästhesie, doch gibt es Kranke, die der wenig angenehmen Anästhesierung die Pinselung ohne örtliche Betäubung vorziehen; das ein wenig schwächere Dianol III (88 % Milchsäure) kann man in der Regel ohne Lokalanästhesie anwenden. Nach der Pinselung, die streng lokal sein soll, bildet sich auf dem Geschwür ein weißer Atzschorf, der sich nach einigen Tagen abstößt; die Wiederholung der Pinselung soll nicht vor Abstoßung des Schorfes, im allgemeinen etwa alle acht Tage erfolgen, bis das Geschwür sich ganz epithelisiert hat, was an dem Ausbleiben der Schorfbildung zu erkennen ist. Die Milchsäure hat die angenehme Eigenschaft, daß sie auf gesunder Schleimhaut wohl adstringierend, aber nicht schorfbildend wirkt.

Eine energischere Ätzung wird mit Chromsäure erreicht. Man nimmt mit der etwas rauh und feucht gemachten Kehlkopfsonde einige Chromsäurekrystalle auf und läßt sie über der Flamme, nicht in der Flamme, in der Weise schmelzen, daß sich nach der Seite der vorzunehmenden Ätzung ein hängender Tropfen bildet, der nach dem Erstarren in der Zimmerluft braunrote, nicht schwarze Farbe zeigen muß. Lokalanästhesie ist notwendig. Mit der angeschmolzenen Chromsäureperle ist eine ganz exakte Lokalisierung der Ätzung möglich, die auch peinlich genau ausgeführt werden muß, da die Chromsäure auch gesunde Schleimhaut ätzt. Ist der Chromsäuretropfen zu groß gewesen, so verbreitet sich die zerfließende Chromsäure über die Ränder des Geschwürs hinaus auf die gesunde Schleimhaut. Etwas milder wie Chromsäure wirkt Trichloressigsäure, die ebenso angewendet wird.

Die oberflächliche Kauterisation der Geschwüre mit dem Flachbrenner (Abb. 92 und 93) wirkt wesentlich gründlicher in die Tiefe, als die Ätzung, da sich unter dem eigentlichen Brandschorf eine Zone der Koagulation des Zelleiweißes bildet, die ebenfalls nekrotisch wird; sie ist daher bei etwas tieferen Geschwüren mit wulstigen starren Rändern anzuwenden. Sorgfältige Anästhesie ist notwendig, da der Kehlkopf während des Brennens in völliger Ruhe bleiben muß. Es ist zu empfehlen, die Gaumenbögen, das Zäpfchen und den Kehlkopfeingang mit 10%iger Alypinlösung zu bepinseln. Dann löst man $^1/_4$ g Cocain im $1^1/_4$ ccm Wasser auf, die man mit der Rekordspritze abmißt; mit dieser Menge Cocain, der man 2—3 Tropfen Suprarenin 1:1000 zusetzt, soll man auszukommen suchen, doch kann allenfalls etwas mehr verbraucht werden. Die Cocainlösung wird mit ziemlich

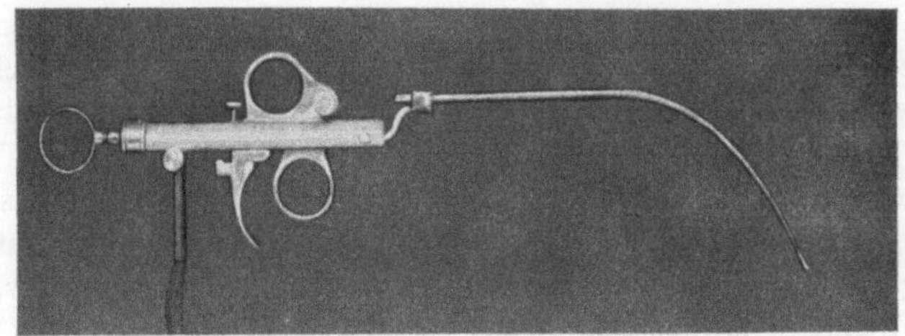

Abb. 92. Brenner mit Griff zur Galvanokaustik im Kehlkopf.

fest gewickeltem Wattepinsel auf das Geschwür und seine weitere Umgebung aufgepinselt und die ausreichende Anästhesie wird mit dem kalten Brenner, dem man bei dieser Probe die richtige Biegung

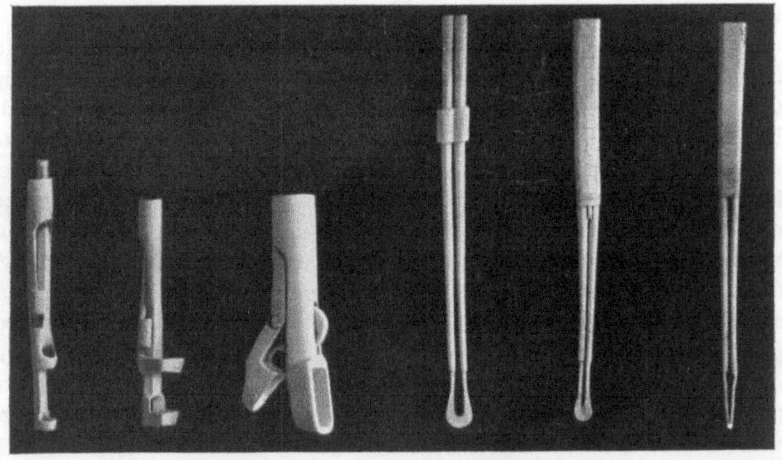

Abb. 93. Kehlkopfcuretten und Brenner.
Von links 1. kleine runde Stanze, 2 mittlere viereckige Stanze, 3 kleiner Ansatz zum Epiglottidotom, 4. Flachbrenner mittelgroß, 5 Flachbrenner klein, 6. Spitzbrenner $^4/_5$ natürliche Größe

gibt, festgestellt. Nachdem man den Brenner auf helle Rotglut einreguliert hat, wird er kalt auf das Geschwür aufgelegt und durch Betätigung der Schaltung im Griff zum Glühen gebracht; der Brenner muß noch glühend abgehoben werden, da er sonst festbrennt und abgerissen werden muß, was zu Gewebszerreißung und Blutung führt.

Bei der Behandlung tuberkulöser Infiltrate ist die Ätzung und oberflächliche Kauterisation unzulänglich, vielmehr die **blutige Abtragung** oder der galvanokaustische Tiefenstich die Methode der Wahl. Wir sind von der schabenden Curette ganz abgekommen, weil Nebenverletzungen, zum Beispiel Abreißung von Stücken gesunder Schleim-

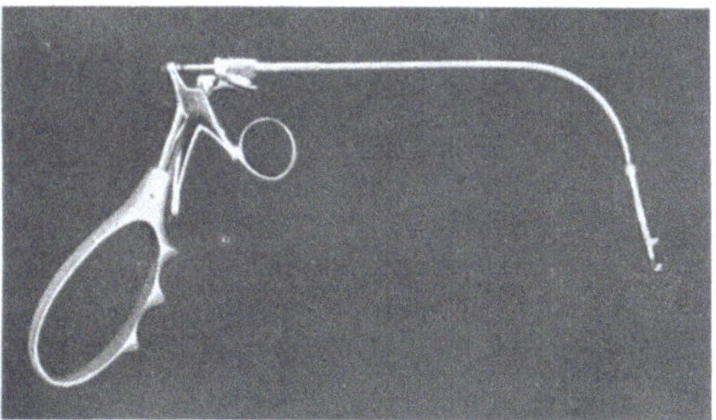

Abb. 94. Schneidende Curette für den Kehlkopf nach KÜMMEL-PFAU[1]).

haut kaum zu vermeiden sind, und benutzen ausschließlich die Stanzen; damit engt sich der blutige Eingriff bei den Infiltraten auf die Fälle gestielter oder doch stark prominenter Tumoren ein, die mit der schneidenden Curette gut zu fassen sind. Für den Eingriff wählt man den geeigneten Ansatz der Curetten nach KÜMMEL-PFAU (Abb. 93 und 94), der so in das Instrument einzuschrauben ist, daß er sich weit genug öffnet, exakt schließt und die zweckmäßige Stellung für die Abtragung hat. Sorgfältige Anästhesie ist Vorbedingung, die Benutzung des Vergrößerungsspiegels (fur die linke Hand!) oder auch der Binokularlupe zu empfehlen. Ist der Tumor mit einem Schnitt nicht zu exstirpieren, so wird die Stanze mehrfach angesetzt. Die Abtragungsstelle wird sogleich mit der vorbereiteten Chromsäureperle oder dem Flachbrenner übergangen, was nicht nur die Blutung stillt, sondern auch noch weiteres tuberkulöses Gewebe zerstört. Auch Infiltrate oder Geschwüre der Stimmbänder kann man ruhig excidieren, ohne ein gar zu schlechtes phonetisches Resultat befürchten zu müssen; die Ausheilung eines tuberkulösen Geschwurs im Kehlkopf ist übrigens von solcher Wichtigkeit für den Kranken, daß er schließlich auch dauernde Heiserkeit in Kauf nehmen müßte,

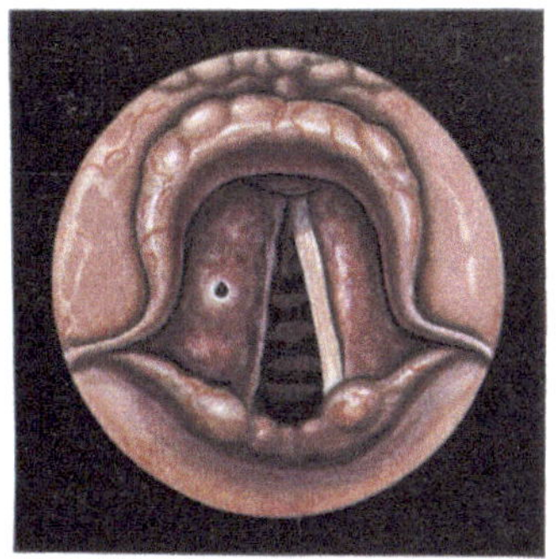

Abb. 95. Tuberkulöses Infiltrat des rechten Taschenbandes. Tiefenstich nach GRUNWALD.

[1]) Zu haben bei H. Pfau, Berlin NW 6, Luisenstr. 48.

wenn die Stimme bei radikaler Entfernung des erkrankten Gewebes nicht zu erhalten ist.

Der galvanokaustische Tiefenstich nach GRÜNWALD kommt bei großen Infiltraten zur Anwendung, deren Abtragung schwieriger sein würde als die kaustische Behandlung; da das für die Mehrzahl der

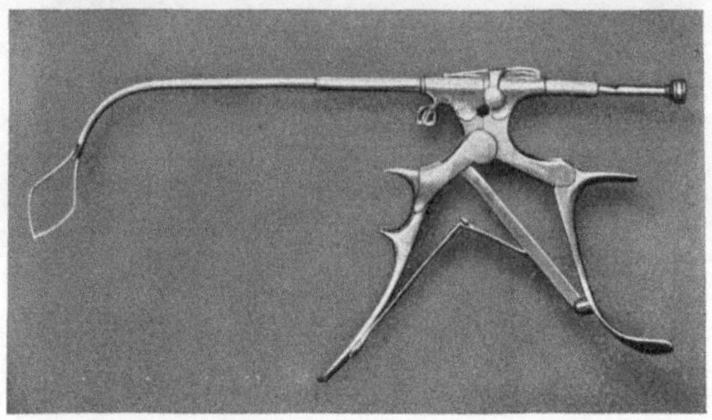

Abb. 96. Schlinge zur Abtragung der Epiglottis nach KRAMER[1]).

Infiltrate zutrifft, erfreut sich der Tiefenstich — mit Recht — einer ausgedehnten Anwendung. Zur Ausführung ist zu bemerken, daß der anzuwendende Platinspitzbrenner auf ganz helle Rotglut einzuregulieren ist. Die Anwendung irgendeines Druckes ist zwecklos, vielmehr soll sich der gluhende Brenner unter seinem eigenen Gewicht allmählich in

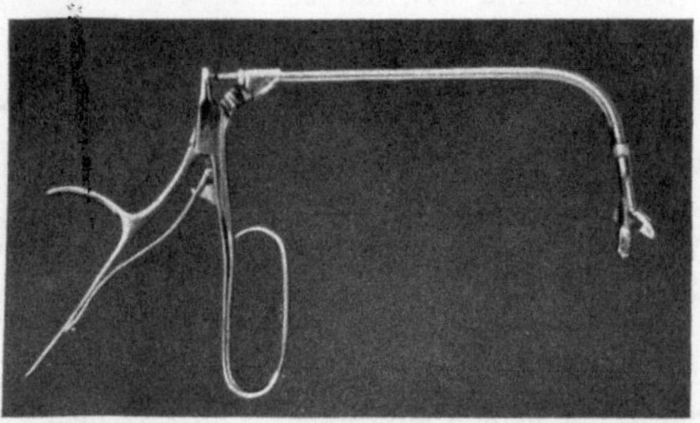

Abb. 97. Epiglottidotom zur Abtragung der Epiglottis (vgl. Abb. 93)[2]).

das Gewebe senken, je nach der Größe des Infiltrates $^1/_2$—1 cm und darüber, was 5—6 Sekunden Brennen erfordert; der Brenner wird glühend aus dem Stichloch gezogen, damit er nicht festbrennt. Es ist unbedenklich, in einer Sitzung 2—3 Tiefenstiche zu setzen; der schwarze Krater des Brandloches zeigt sich von einer weißen Zone des durch die Hitze koagulierten Gewebes umgeben.

[1]) Zu haben bei Rud. Détert, Berlin NW 6, Karlstr. 9.

[2]) Zu haben bei H. Pfau, Berlin NW 6, Luisenstr. 48.

Die Amputation der Epiglottis wird nötig, wenn sie in ganzer Ausdehnung oder doch größtenteils infiltriert ist und stärkere Schluckbeschwerden oder gar durch Ödem Stridor macht. Sie wird mit der kalten oder der glühenden Schlinge oder dem Epiglottidotom (Abb. 96 und 97) vorgenommen, natürlich nach gründlicher Anästhesierung; auch hier wird der Stumpf mit der Chromsäureperle oder dem Flachbrenner verschorft. Ein Verschlucken der Kranken braucht man auch nach völliger Wegnahme des Kehldeckels nicht zu befürchten; jedenfalls treten derartige Störungen nur ganz vorübergehend auf.

Infiltrate auf den Stimmbändern oder solche des ganzen Stimmbandes kann man mit der Curette nicht gut abtragen; die Anwendung des Brenners ist wegen des größeren Umfanges der Zerstörung nicht

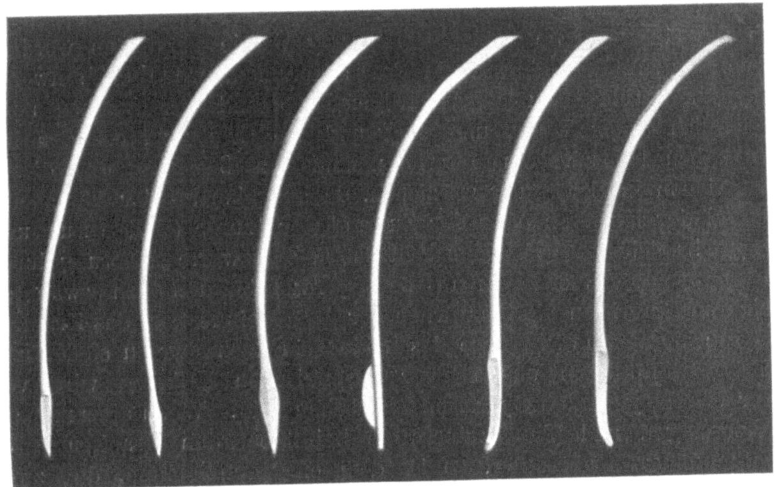

Abb 98. Kehlkopfmesser nach FRÄNKEL.

erwünscht, dagegen gestattet die Spaltung solcher Tuberkulome mit einem geeigneten Messer (Abb. 98) und die Ätzung des Einschnittes mit der Chromsäureperle eine ganz exakte Lokalisierung und eine strenge Beschränkung auf das erkrankte Gewebe und ist deshalb vorzuziehen. Auch Tuberkulome der Hinterwand habe ich gelegentlich mangels eines Kauters in derselben Weise mit bestem Erfolg behandelt. Die Kehlkopfmesser werden auch zur Spaltung von perichondritischen Abscessen und zu Scarificationen von Ödemen, die bedrohliche Stenosenerscheinungen oder unerträgliche Schluckschmerzen machen, benutzt; eine Ätzung mit Chromsäure unterbleibt hier natürlich.

Die Nachbehandlung nach Kehlkopfeingriffen ist von großer Wichtigkeit. Der Kranke kommt sofort ins Bett, erhält nach allen größeren Operationen so viel Morphin, wie zur Unterdrückung des Hustens und Linderung des Wundschmerzes, der übrigens gar nicht so sehr erheblich zu sein pflegt, notwendig ist, und eine Eiskrawatte. Nach einigen Stunden kann er etwas Gelee oder auch breiige Kost, wenn er gut schlucken kann, auch kühle Getränke bekommen. Vom nächsten Tage an pflegen die Nachschmerzen schon sehr gering zu sein. Ruhigstellung des Kehlkopfs (Schweigegebot, Einzelzimmer, kein Besuch!) ist für einige Wochen unbedingt notwendig und streng durchzufuhren, die Nachbehandlung mit Mentholölinstillation ist zu empfehlen.

Von großen operativen Eingriffen bei der Behandlung der Kehlkopftuberkulose sind die Tracheotomie zur Ruhigstellung des Kehlkopfs, die Laryngofissur mit Ausräumung allen erkrankten Gewebes, die Laryngektomie bei schwersten zerstörenden Prozessen und schließlich die Gastrostomie bei schwerster Dysphagie empfohlen worden. Diese Eingriffe können nur in Frage kommen, wenn bei schwerer Larynxtuberkulose Lunge wie Allgemeinzustand des Kranken noch in leidlich guter Verfassung sind und ein Erfolg zu erhoffen ist. Wir haben bei unserem Material niemals Anlaß gehabt, eine dieser Operationen in Erwägung zu ziehen, da ausnahmslos der Allgemeinzustand der Kranken oder der Zustand der Lunge (riesige Auswurfmengen!) solche Eingriffe oder doch eine nennenswerte Besserung durch sie ausgeschlossen erscheinen ließen. — Auch bei den oben erwähnten kleineren Eingriffen sind natürlich der Allgemeinzustand des Kranken und die allgemeine Prognose des Leidens in Rechnung zu stellen und bei sehr hinfälligen und schwer dyspnoischen Kranken wird von jeder endolaryngealen Operation abzusehen sein. Wenn aber manche Laryngologen und Tuberkuloseärzte bei fiebernden Kranken jeden Kehlkopfeingriff ablehnen, so ist dem entgegenzuhalten, daß zwar eine Heilung der Kehlkopferkrankung in solchem Falle ausgeschlossen ist, daß man aber dem einen oder andern dieser Kranken durch die rechtzeitige Kauterisation eines Geschwürs, durch Tiefenstiche in ein Infiltrat oder durch operative Eingriffe das rasche Fortschreiten des Prozesses in die Tiefe und damit die furchtbaren Qualen der schweren Kehlkopftuberkulose ersparen kann.

Von den verschiedenen Arten der Bestrahlung, die bei der Kehlkopftuberkulose versucht worden sind, bewirkt die lokale Besonnung wohl eine gewisse Anämisierung und vielleicht eine Rückbildung entzündlicher Infiltrate, doch bleiben die tuberkulösen Herde unbeeinflußt. Der Kranke muß im Liegen oder Sitzen die Bestrahlung durch den von ihm selbst eingeführten Kehlkopfspiegel in einem gegenüberstehenden Spiegel beobachten; der Kopf und der übrige Körper müssen gegen die Sonnenstrahlen geschützt werden. Wir lassen die Bestrahlung im Liegen ausfuhren, indem wir vor dem

Kranken einen schräg gestellten Bettisch mit einem kleinen Fenster in der Mitte aufstellen; unter dem Fenster ist an der Unterseite der Tischplatte ein kleiner Spiegel angebracht. Der symptomatische Erfolg der Bestrahlung ist meist recht befriedigend. — Von der Quarzlampenbestrahlung (lokal oder allgemein) haben wir keinen nennenswerten Erfolg gesehen, ebensowenig von der Anwendung der Kohlenbogenlampe. Die Behandlung mit Röntgenstrahlen (Innenröhre oder Außenröhre für Bestrahlung durch Tubus oder percutan) befindet sich noch im Stadium des Versuchs; sie kommt nur für infiltrative Prozesse in Frage, wie auch die Radiumbestrahlung, die mit röhrenförmiger Kapsel von innen aus vorgenommen wird. Beide Verfahren scheinen aber bei den geeigneten Formen der Kehlkopftuberkulose eine Zukunft zu haben.

Die bereits erwähnte Stauung ist symptomatisch von recht guter Wirkung, indem die Schmerzlinderung regelmäßig eintritt, auch ist eine Abschwellung des Ödems häufig zu beobachten. Die Anlegung der Staubinde veranschaulicht Abb. 99; die Stauung soll subjektiv an der Wärme des Gesichts und objektiv an dem leicht gedunsenen und bläulichen Aussehen feststellbar sein. Nach Gewöhnung wird die Binde stundenlang vertragen, auch über Nacht, und wohltuend empfunden.

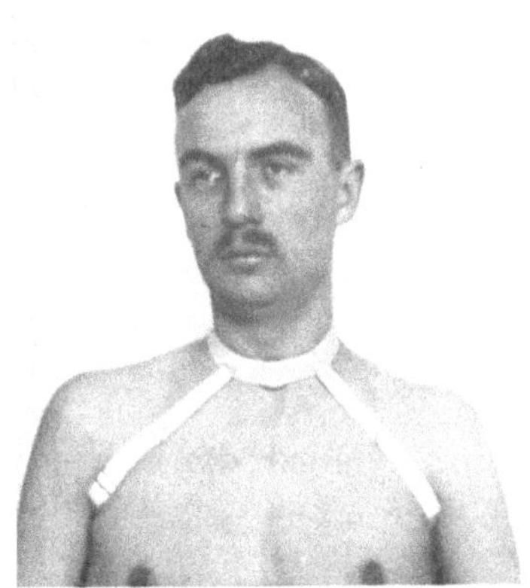

Abb. 99. Anlegung der Gummibinde zur Stauungsbehandlung des Kehlkopfs.

Die Prognose der Kehlkopftuberkulose ist immer ernst. Abgesehen davon, daß sie sich fast ausnahmslos der offenen, überwiegend der schweren Lungentuberkulose hinzugesellt, hat der tuberkulöse Prozeß im Kehlkopf an sich wenig Heiltendenz und Spontanheilungen gehören daher zu den Seltenheiten, kommen aber ganz vereinzelt auch bei ausgedehnten Erkrankungen vor. Allerdings wechselt die Progredienz des Leidens ähnlich wie bei der Lungentuberkulose in weitem Spielraum; Tuberkulosen, die, auch ohne jede Behandlung, durch Jahre und aber Jahre stationär bleiben, sind gar nicht so selten. Auch die beginnenden Erkrankungen, die ein so dankbares Feld einer gründlichen Therapie bieten, haben immerhin eine unsichere Prognose, indem neben dauernden Heilungen recht viele Fälle Rezidive zeigen, wenn auch mitunter erst nach vielen Jahren.

4. Darmtuberkulose. Amyloidosis.

Die Darmtuberkulose im Gefolge einer Lungentuberkulose ist bekanntlich eine sehr häufige Erscheinung; allerdings gehen die Angaben der Klinik und der Pathologie über ihr Vorkommen erheblich auseinander, weil die letztere auch die Erkrankungen geringer Ausdehnung mitzuzählen in der Lage ist. Die Pathologen geben die Häufigkeit der sekundären Darmtuberkulose mit 50 (Heinze) bis über 90% (Orth, v. Baumgarten) der Lungentuberkulosen an; wir selbst fanden bei 425 Sektionen von Lungentuberkulose 91% Darmtuberkulosen, von denen nur etwa die Hälfte diagnostiziert werden konnte.

Die Darmtuberkulose ist in der Regel eine Begleiterscheinung der schweren progredienten Lungentuberkulose, doch sieht man nicht so selten, auch autoptisch, stationäre cirrhotische Phthisen als Ausgangspunkt der schwersten progredienten Darmtuberkulose. Es ist eine der merkwürdigsten Erscheinungen im Verlauf der so vielgestaltigen Tuberkulose, daß der pulmonale Prozeß, nachdem er Herde nur geringer Ausdehnung gesetzt hat, zum völligen Stillstand, fast zu klinischer und auch anatomischer Ausheilung gelangen kann, und doch von diesem alten, allerdings noch infektionstüchtigen, das heißt offenen Herd die Infektion des Darmes ausgeht und unterhalten wird; während also in dem einen sonst für die Tuberkulose so überaus anfälligen Organ die Ausbreitung der Tuberkulose so hartnäckigem Widerstand begegnet, daß man versucht wäre, von einer lokalen Immunität zu sprechen, breitet sich der Prozeß im sekundär infizierten Organ so hemmungslos aus, daß der Organismus den Krieg verliert und zugrunde geht.

Die Tuberkulose siedelt sich im Darm zuerst oberhalb oder unterhalb der Bauhinschen Klappe an. Die mit dem Sputum verschluckten Tuberkelbacillen gelangen auf dem Wege des Chylustransportes in die Lymphapparate der Submucosa, wo sie zur Bildung subepithelialer Tuberkel führen, die verkäsen und als zunächst lentikuläre Geschwüre in das Darmlumen durchbrechen, weiterhin konfluierend auf den Peyerschen Plaques längs gestellte, sonst aber vorwiegend quer gestellte größere Ulcera bilden, die oft zu Ringgeschwüren werden und allmählich große, ja riesige Partien des Darminnern in eine einzige Geschwürsfläche mit spärlichen Schleimhautinseln und -brücken verwandeln. Die Tuberkulose befällt zuweilen fast ausschließlich den Dünndarm und zwar hauptsächlich den untersten Abschnitt, mitunter fast allein den Dickdarm, am stärksten das Coecum und Colon ascendens, meist aber beide Darmabschnitte und zwar die genannten benachbarten Partien am stärksten. Die Ränder der Geschwüre hängen infolge des unterminierenden Fortschreitens der Tuberkulose wulstig über; der Geschwürsgrund ist meist schmierig und mehr oder weniger dicht mit gelbgrauen verkäsenden Tuberkeln übersät. Der Prozeß greift auch durch die Muscularis auf die Serosa über und zeigt hier oft perlschnurartig längs der subserösen Lymphbahnen angeordnete Tuberkel; Beteiligung des Bauchfells mit Bildung von Fibrinbelägen, die sich organisieren und zu Verwachsungen führen können, oft auch von Exsudat ist nicht selten. Infolge der frühzeitigen Obliteration der Blutgefäße im Geschwürsbereich kommen größere Darmblutungen nicht häufig vor. Perforationen nach dem Peritonealraum sind nicht gar so selten, erfolgen aber häufiger in bereits abgesackte Hohlräume als in die freie Bauchhöhle. Die entstehenden Kotabscesse kommen auch multipel vor und können ihrerseits in andere Darmschlingen oder andere Hohlorgane perforieren, wodurch außerordentlich komplizierte Verhältnisse entstehen. Heilungsvorgänge in Form der völligen Reinigung und der Epithelisierung des Geschwursgrundes (Plattenepithel!) kommen auch bei sehr großen Geschwüren noch vor, doch ist vollständige Heilung recht selten und es finden sich häufig neben gereinigten Geschwüren ganz frische Herde. Bei sehr chronischem Verlauf der Darmtuberkulose führt narbige Schrumpfung von neugebildetem Bindegewebe an der Außenseite des Geschwürs zuweilen zur Darmstenose, die sehr erhebliche Grade erreichen und auch an mehreren Stellen zugleich vorkommen kann. Bei chronischen Formen findet man in seltenen Fällen wenig Verkäsung und Zerfall, aber sehr üppige Entwicklung des proliferierenden Granulationsgewebes mit tumorartiger Verdickung der Darmwand, die ebenfalls Darmverengerung bedingen kann; oberhalb der Stenose ist der Darm regelmäßig erweitert und seine Muscularis hypertrophisch. Derartige geschwulstähnliche Darmtuberkuloseformen kommen namentlich im ileocöcalen Abschnitt des Darmes vor.

Die Symptome der Darmtuberkulose sind im Beginn des Leidens uncharakteristisch, ja es können jegliche klinischen Erscheinungen bei ausgedehnten Darmerkrankungen völlig fehlen. Wir fanden bei der Autopsie eines Kranken, der wegen schwerer, aber fieberfreier einseitiger Lungentuberkulose mit bestem Erfolg mit Pneumothorax behandelt wurde, niemals irgendwelche Erscheinungen von seiten des Verdauungstractus hatte, vielmehr über 10 kg an Gewicht zunahm und dann an einer Grippepneumonie akut zugrunde gegangen war, zu unserem größten Erstaunen die Schleimhaut im Coecum und Colon ascendens durch ein riesiges über 20 cm langes Geschwür zerstört.

Wenn ausgesprochene klinische Erscheinungen der Darmtuberkulose fehlen, so kann sowohl die Diagnose dieser Erkrankung wie auch ihre diagnostische Ausschließung eine unlösbare Aufgabe sein, wie das obige Beispiel zeigt auch bei schweren Prozessen. Da bei der sekundären Darmtuberkulose immer eine offene Lungentuberkulose besteht, so ist der Nachweis der Tuberkelbacillen im Stuhl (siehe Kapitel VII, 1., Seite 89) kein Beweis für die Darmtuberkulose, denn es können bekanntlich mit dem Sputum verschluckte Bacillen unverändert den Darm passieren und im Stuhl wiedergefunden werden. Auch der Nachweis okkulter Blutungen gibt keinen zuverlässigen Anhalt für die Diagnose. Die Benzidinprobe fallt zwar bei sicheren Darmtuberkulosen recht häufig positiv aus, doch ist wegen ihrer außerordentlichen Empfindlichkeit ihre Bedeutung für die Diagnose einer Magen- oder Darmblutung auch nach Einhaltung fleischfreier Kost während der vorausgegangenen letzten 5 Tage zweifelhaft; ich möchte es wenigstens nicht wagen, auf den positiven Ausfall dieser Probe die Diagnose Darmtuberkulose zu stützen. Die Guajacprobe aber fällt bei sicherer Darmtuberkulose in der Regel negativ aus, was nicht verwundern kann, da wie erwähnt, nennenswerte Darmblutungen im Verlaufe der Darmtuberkulose nicht häufig sind. Der Nachweis von Eiter im Stuhl gelingt nur bei geschwürigen Prozessen im untersten Darmabschnitt, während größere Schleimbeimengungen nicht zum Bilde der Darmtuberkulose gehören. Die Ehrlichsche Diazoreaktion und die Weisssche Urochromogenreaktion werden nur bei sehr schweren Darmtuberkulosen positiv gefunden.

Die ersten klinischen Erscheinungen der Darmtuberkulose sind nach unseren Erfahrungen nicht Durchfälle, sondern im Gegenteil unmotivierte (Narkotica!) Verstopfung, wie ja auch beim Typhus nicht selten zuerst Verstopfung eintritt. Wechselt diese Verstopfung wiederholt mit vorübergehendem Durchfall, der nicht etwa durch Diätfehler oder gar verdorbene Speisen hervorgerufen wird, so ist bei gleichzeitiger schwerer Lungentuberkulose der Verdacht auf Darmtuberkulose schon höchst dringend und wird meist autoptisch durch den Befund einer oft überraschend ausgedehnten Tuberkulose bestätigt. Durchfälle können aber auch bei vorgeschrittenen Erkrankungen ganz fehlen, wenn der Prozeß überwiegend oder gar ausschließlich im Dünndarm lokalisiert ist, während bei starker Beteiligung des Dickdarms, namentlich seines mittleren und unteren Abschnitts, Diarrhöen auf die Dauer nicht ausbleiben, häufig auch schon in einem frühen Stadium der Geschwürsbildung auftreten. Die Farbe des Stuhles ist nicht selten hellgrau, tonartig, der Geruch meist widerwärtig stinkend. Die Erscheinungen des akuten und des chronischen Darmkatarrhs: kollernde und gurrende Darmgeräusche, Plätschergeräusche beim Palpieren, vor allem in der Ileocöcalgegend, Blähungen und Auftreibung des Leibes pflegen bei der Darmtuberkulose nicht zu fehlen, haben aber nichts für sie Charakteristisches; bei schweren Prozessen ist der Leib bei dünner Bauchdecke oft brettartig flach und hart gespannt, mitunter kahnförmig eingezogen, nicht selten auch infolge von Blähungen bei Passagehindernissen im ganzen oder teilweise aufgetrieben. Leibschmerzen treten im Beginn und Verlauf des Leidens zwar häufig auf, können aber auch bei schweren Erkrankungen völlig fehlen, wenn das Bauchfell gar nicht oder kaum in Mitleidenschaft gezogen ist. Kolikartige Schmerzen beruhen auf der Anspannung der Darmmuskulatur zur Überwindung eines Hindernisses, lassen also auf Verwachsungen oder gar Stenosierungen schließen; die Palpation ergibt in solchen Fällen oft lokalisierte Schmerzempfindlichkeit, ohne daß es doch in der Mehrzahl der Fälle gelingt, die Art des Hindernisses oder der lokalen Veränderungen (Absceß, Perforation in einen abgesackten Hohlraum, Narbenstenose) zu analysieren. Fieberbewegungen bei der Darmtuberkulose können auf die Darmaffektion nur bezogen werden, wenn sie in der Art des Lungenprozesses nicht ihre Erklärung finden. Die klinische Erfahrung lehrt, daß schwere Darmtuberkulosen sowohl hohes hektisches Fieber erzeugen, wie auch ohne jedes Fieber ablaufen können, sie kann aber keine Aufklärung darüber geben, wodurch dieser auffällige Unterschied bedingt ist; auch der pathologisch-anatomische Befund schafft hierüber keine Klarheit. Die erwähnten Abscesse gehen meist mit hohen Fieberbewegungen einher; die Symptome der lokalisierten Perforationsperitonitis heben sich im übrigen von den Erscheinungen der Darmtuberkulose so wenig ab, daß sie in vivo häufig gar nicht diagnostiziert oder doch nicht genau lokalisiert und erst autoptisch gefunden wird. Dagegen hat der tuberkulöse Darmtumor seine Symptomatologie für sich, indem Fieberbewegungen und die Erscheinungen des Darmkatarrhs, insbesondere die Durchfälle, fehlen oder geringfügig sind, die Schmerzen an ganz bestimmter Stelle auftreten und der Tumor, meist in der Ileocöcalgegend, palpatorisch nachgewiesen und genau abgegrenzt werden kann; die Geschwulst hat in der Regel eine wurstförmige oder keulenförmige Gestalt, entwickelt sich langsam bei Fehlen stürmischer Erscheinungen und kann in ihrer Ätiologie bei zugleich bestehender offener Lungentuberkulose nicht zweifelhaft sein.

Die Diagnose der Darmtuberkulose als Sekundärerscheinung der offenen Lungentuberkulose muß sich alles in allem lediglich auf die Organsymptome und den lokalen Befund stützen; da die Symptome nicht immer charakteristisch sind, der Befund nicht selten ganz im Stich läßt oder doch wenig ausgesprochen ist, die Allgemeinerscheinungen aber auf die meist schwere Lungenerkrankung zu beziehen sind, so darf es nicht wundernehmen, daß die Diagnose so häufig verfehlt wird. Das diagnostisch an sich unbefriedigende Ergebnis hat aber fur die Kranken kaum jemals praktische Bedeutung, da der Grundprozeß, die schwere Lungentuberkulose, uber ihr Schicksal ohnehin schon entschieden hat und die hinzutretende Darmtuberkulose das Ende zwar wohl beschleunigt, ohne aber, bei Fehlen von Erscheinungen, dem Kranken neue Sorgen und Qualen zu bereiten;

während die hartnäckigen Diarrhöen bei der schweren Darmtuberkulose den Kranken in neue Verzweiflung stürzen, da er über ihre Bedeutung kaum im unklaren bleibt, erweist ihm die symptomlose Darmerkrankung eigentlich eine heimliche Wohltat.

Die Röntgenuntersuchung bei Darmtuberkulose hat neuerdings interessante Teilergebnisse gebracht. Gut darstellbar ist die narbige Verengerung im Bereiche des Dickdarms. Bei Kontrastbreifüllung ist die Einschnürung um so auffälliger, als der Darmabschnitt oberhalb der Stenose immer beträchtlich erweitert ist; nicht selten zeigt die Anfüllung dieses dilatierten Teils einen horizontalen Spiegel der hier stagnierenden Bariumaufschwemmung. Neuere Versuche, Dickdarmgeschwüre auf der Platte darzustellen, sind vielversprechend. Der nach der Kontrastfüllung wieder entleerte Darm zeigt bei Luftaufblähung nicht nur die Darmkonturen durch Barium, das an den Wandungen haften geblieben ist, aufs schönste, sondern es können sich auch Ulcera markieren, unter deren wulstigen Rändern das Barium festsitzt. Die Untersuchungsmethode ist indessen noch nicht hinreichend durchgebildet, auch dürfte ihr nur bei solchen Formen der Darmtuberkulose eine praktische Bedeutung zukommen, die eine operative Behandlung als möglich erscheinen lassen.

Von der Tuberkulindiagnostik ist bei der sekundären Darmtuberkulose nichts zu erwarten, da eine Herdreaktion sich nicht einwandfrei feststellen lassen würde.

Differentialdiagnostisch kommt der chronische Darmkatarrh in Frage und die Amyloidosis. Ich habe bei Lungentuberkulösen noch nie einen chronischen Darmkatarrh gesehen, der sich nicht hinterher als Darmtuberkulose entpuppt hätte; diagnostisch dürfte es unmöglich sein, die Tuberkulose auszuschließen und praktisch therapeutisch ist die Diagnose kaum von Bedeutung. Anders liegt die Frage natürlich bei der primären Darmtuberkulose. Die Amyloidosis läßt sich klinisch nicht mit Sicherheit von der Darmtuberkulose trennen; sichere Amyloidosis anderer Organe (Nieren) spricht zwar für Amyloid auch des Darmes, doch kann immer daneben auch eine erhebliche Darmtuberkulose bestehen.

Die Prognose der sekundären Darmtuberkulose ist überaus trübe. Zwar sind nach pathologisch-anatomischer Erfahrung Heilungsvorgänge an tuberkulösen Darmgeschwüren nicht ganz selten, doch sind völlige Ausheilungen bei sekundären Prozessen kaum beobachtet. Noch ungünstiger steht es mit der klinischen Erfahrung, indem die klinisch diagnostizierbaren sekundären Darmtuberkulosen wohl ab und zu Remissionen zeigen, aber über kurz oder lang ohne Ausnahme in ein foudroyantes Stadium übergehen und das beschleunigte Ende des Kranken herbeiführen.

In den Lehr- und Handbüchern wird sehr eindringlich auf die Prophylaxe der Darmtuberkulose hingewiesen. Ohne Zweifel wird der Darm durch verschlucktes Sputum infiziert, aber die Warnung vor dem Verschlucken des Auswurfs dürfte mehr konsequent als erfolgreich sein. Wenn 90% der Lungenkranken eine Darmtuberkulose akquirieren, so dürfte den Tuberkelbacillen der Weg zum Darm wohl schwer zu verlegen sein. Wir haben die Erfahrung gemacht, daß nicht die exsudativen Lungentuberkulosen, bei denen das Sputum ungeheure Mengen von Bacillen enthält, zur schweren Darmtuberkulose führen, sondern ganz regelmäßig die cirrhotischen Phthisen, bei denen das Sputum nur spärliche Bacillen zu enthalten pflegt. Die Infektion des Darmes wird vielleicht weniger durch Bacillen bewirkt, die im Sputumballen eingeschlossen hineingelangen, als durch die Bacillen, die sich beim Schluckakt den Speisen beimengen; die aber werden vom Verbot des Sputumverschluckens nicht gefaßt. Immerhin empfiehlt es sich natürlich, Kranke mit offener Lungentuberkulose auf die Gefahr aufmerksam zu machen.

Die Therapie der Darmtuberkulose muß sich auf diätetische und symptomatische Maßnahmen beschränken, da wir über wirksame Mittel für eine kausale oder lokale Behandlung nicht verfügen. Die Obstipation als Frühsymptom ist nach den Grundsätzen der Obstipationstherapie, also möglichst diätetisch, zu behandeln: reichlich Gemüse und Obst, kleiehaltige Brotsorten, Buttermilch und saure Milch usw.; allenfalls sind Glycerinspritzen und Seifen- oder Ölklysmen und zur Not milde Laxanthien (Tamarinden, Cortex frangulae) anzuwenden; sehr günstig wirken auf die Gesamtverdauung und auch auf den Appetit salinische Brunnen (Karlsbader Mühlbrunnen, Kissinger Rakoczy nüchtern heiß ein Wasserglas). Die Diarrhöen bei Darmtuberkulose erfordern natürlich eine ganz andere Diät: Schleim- und Mehlsuppen, Kakao, Eichel- und Haferkakao, fettarmes zartes Fleisch, Kartoffeln und zarte Gemüse durchgeschlagen, Reis, Grieß und Graupen, Milch (wenn abführend mit Kalkwasser oder Kognak), Tee, Rotwein, Heidelbeerwein. Flüssigkeitseinschränkung ist notwendig, insbesondere sind kalte Getränke und Kaffee zu vermeiden. Sind die Durchfälle heftig, so ist strenge Bettruhe zu verordnen; gegen Schmerzen ist Wärme (feuchtwarme Umschläge, besser Thermophor) sehr wohltuend, desgleichen, auch psychotherapeutisch nicht ohne Bedeutung, lokale Bestrahlung (Kischlampe, Jupiterlampe). Bei der medikamentösen Behandlung der Durchfälle wird man immer probieren und wechseln, da die Erscheinungen bald auf diese, bald auf jene Medikation besser ansprechen und die Wirkung häufig bald nachläßt. Nicht ganz selten ist Bolus alba von guter Wirkung (morgens 30,0 g in Wasser aufgeschwemmt). Die milden Adstringentien enttäuschen oft, aber hie und da hat man doch gute Erfolge; zu empfehlen ist

Tannigen, Tannalbin und Tanniform, je 1,0 dreimal täglich. Von den metallischen Adstringentien bewährt sich immer wieder Bismutum subgallicum, besser subnitricum, mehrfach täglich 1,0, und der kohlensaure und der phosphorsaure Kalk (āā fünfmal täglich eine Messerspitze). Wir haben nicht selten befriedigende Resultate mit der intravenösen Anwendung des Calciums erzielt (2täglich 5 ccm einer 5%igen Lösung von Calcium chloratum, Technik siehe Kapitel X 2, Seite 146). Alle Adstringentien sind längere Zeit, auch nach Besserung der Durchfälle, zu geben. Bei schweren Diarrhöen ist ohne Narkotica nicht auszukommen. Am besten wird Pantopon vertragen; Morphium per os führt nicht selten zu Erbrechen nnd ist dann eventuell subcutan zu versuchen, Opium wirkt günstig bei Tenesmen als Stuhlzäpfchen, doch tritt rasch Gewöhnung ein. Auch mit großen Dosen der narkotischen Mittel gelingt es keineswegs immer, der Durchfälle Herr zu werden, und dann ist die Lage ähnlich verzweifelt, wie sie es bei der schweren Dysphagie der Kehlkopfkranken sein kann. -- Von der Anwendung der Darmspülungen mit adstringierenden oder desinfizierenden Mitteln darf man sich nicht allzuviel versprechen, nicht selten strengen sie den Kranken mehr an, als sie ihm nützen. Man gibt morgens ein Reinigungsklistier und eine Stunde später in linker Seitenlage einen Einlauf von 300 ccm warmen Wassers mit 5 g Bismutum subnitricum, der möglichst lange gehalten werden soll; treten dabei erhebliche Schmerzen auf oder kann der Einlauf nicht gehalten werden, so gibt man eine halbe Stunde vorher per os 15 Tropfen Tr. opii oder fügt sie auch der Wismutaufschwemmung bei. — Ist auch der Behandlung der sekundären Darmtuberkulose ein voller und bleibender Erfolg kaum jemals beschieden, so sind doch Besserungen zu erreichen und vor allem kann man dem Kranken durch Linderung seiner Leiden und die Suggestion einer Wendung zum Bessern wenigstens vorübergehend seinen Zustand erträglicher machen.

Die Amyloidosis, die häufigste Komplikation chronischer Eiterungen, kommt im Gefolge der Lungen-, Kehlkopf- und Darmtuberlose besonders bei den exquisit chronischen kavernösen Phthisen mit starker eitriger Sekretion der Kavernen und der Darmgeschwüre vor; ob die Mischinfektion der Ulcerationen dabei eine Rolle spielt, ist zweifelhaft. Die Amyloidose ist eine Stoffwechselstörung des zirkulierenden Eiweißes, nicht des Parenchymeiweißes der Organe; das Amyloid, das in Form starrer, unter Umständen verzweigter und mit knorrigen Auswuchsen versehener Balken auftritt, liegt niemals intracellulär und ist stets an den Gefäßbindegewebsapparat gebunden, wo man es in der Nähe der Gefäße mittleren Kalibers oder in deren

Wand selbst (Media) antrifft. Man nimmt an, daß das Amyloid aus dem Zusammentreten einer hyalinartigen Vorstufe mit gepaarten Säuren entsteht

Die Amyloidose kann lokal und allgemein auftreten; im Zusammenhang unserer Ausfuhrungen ist nur auf die letztere einzugehen. Sie befallt in der Hauptsache Milz, Leber, . Nieren, Nebennieren und Darm. Während die Amyloidose der Milz bekanntlich entweder vorwiegend das Reticulum der Follikel (Sagomilz) oder das der venösen Pulpa (Schinkenmilz) betrifft, im Leberläppchen gewöhnlich die Intermediärzone zwischen Zentrum und Pheripherie der Hauptsitz der amyloidosen Massen ist, und von der Nebenniere zunächst und in größter Ausdehnung die Bündelzone betroffen zu sein pflegt, ist bei der Niere hinsichtlich der makroskopischen Erscheinungsformen die sogenannte große gelbe amyloide Butterniere von der Amyloidschrumpfniere zu trennen; erstere stellt eine Lipoidnephrose dar auf dem Boden schwerer Anämie durch amyloide Entartung der Gefäße der Malpighischen Korperchen, der Grenzschicht zwischen Mark und Rinde sowie der Membrana propria der Harnkanälchen, letztere dürfte im wesentlichen einer nephrotischen Schrumpfniere entsprechen und darf nicht mit dem Amyloid in einer genuinen oder sekundären Schrumpfniere verwechselt werden. Die amyloide Darmschleimhaut sieht blaß, grau, blutarm und atrophisch aus; mikroskopisch sind die Bindegewebsapparate der Drüsenschläuche und Zotten sowie der mittleren Gefäße von Amyloid durchsetzt.

Klinisch macht die Amyloidose der Nebennieren gar keine Erscheinungen, die der Milz und Leber nur insofern, als die Organe groß und sehr derb und dementsprechend bei der Palpation festzustellen sind; klinische Bedeutung kommt nur der Amyloidose der Nieren und des Darmes zu. Amyloid der Nieren tritt klinisch merkwürdigerweise meist ganz plötzlich, ja schlagartig auf, indem der bisher eiweißfreie Urin von heute zu morgen enorme Eiweißmengen aufweisen kann (bis zu 3—4%!); auch der mikroskopische Urinbefund und die klinischen Erscheinungen entsprechen dem Bild der plötzlich einsetzenden Nephrose und geben keinen Hinweis auf die Grundursache. Ist also die Diagnose des Nierenamyloids immer nur eine Wahrscheinlichkeitsdiagnose, so steht es mit der Diagnostik des Darmamyloids insofern noch schlimmer, als die klinischen Erscheinungen — profuse Diarrhöen — nichts Charakteristisches haben und die Diagnose des Darmamyloids sich ganz auf Symptome anderweiter Organamyloidose, also vor allem auf die Wahrscheinlichkeitsdiagnose des Nierenamyloids stützen muß. Wenn sich auch anatomisch gewisse Rückbildungsvorgänge in Form der Resorption des Amyloids durch Phagocyten (Amyloidoklasten) nachweisen lassen, so kommt es doch klinisch nicht zu wesentlicher Besserung, geschweige denn zur Heilung der Amyloidosis und die Prognose dieser sekundären Degenerationsprozesse ist daher völlig infaust. Die Therapie steht der Amyloidosis machtlos gegenüber und muß sich auf rein symptomatische Maßnahmen beschränken.

XIV. Soziale Bekämpfung der Tuberkulose.

Wir leben in der Zeit des Abbaus aller staatlichen und kommunalen Institutionen, von dem leider infolge völliger Verkennung seiner Bedeutung für den Wiederaufbau von Ansehen und Macht des Deutschen Reiches auch das Gesundheitswesen nicht verschont bleibt. Da erscheint es angezeigt, obzwar der Gegenstand nicht eigentlich zum Thema dieses Buches gehört, auf die außerordentliche Wichtigkeit der sozialen Bekämpfung der Tuberkulose hinzuweisen. Würde doch die wissenschaftliche Betrachtung der Tuberkulose als Volkskrankheit ein Zerrbild geben, ließe sie die sozialen Faktoren außer acht, die des Tuberkulosebedrohten Lebensnorm bedingen und heute mehr wie je an der Entwicklung der tuberkulösen Infektion zur Krankheit Schuld tragen. So lange wir über die Mittel zu einer kausalen Therapie der Tuberkulose nicht verfügen, bleibt die Verhütung der tertiären Organphthise die beste Therapie und die Tuberkulosebekämpfung in der Hauptsache ein soziales Problem.

Freilich der eingeführte Begriff „Tuberkulosefürsorge" deckt — abgesehen von dem sprachlichen Schnitzer dieser Bezeichnung — nicht die Aufgabe der sozialen Tuberkulosebekämpfung. Aber gerade weil heute noch viele Fürsorgestellen lediglich individuelle Fürsorge für die Tuberkulösen betreiben, — übrigens unvollkommen, denn die ärztliche Behandlung wird fast allgemein ausgeschlossen — möge die Aufgabe der sozialen Tuberkulosebekämpfung hier kurz und scharf umrissen werden. Ihr Gegenstand ist:

1. Erfassung der Erkrankungen an allen Formen der Tuberkulose;
2. soziale und gesundheitliche Überwachung der Tuberkulösen und Tuberkulose-Bedrohten;
3. Zuführung der Kranken zur geeigneten Behandlung,
4. wirtschaftliche Fürsorge für die Kranken und ihre Familien und für die Gefährdeten.

Der Erfassung aller Tuberkuloseerkrankungen dient 1. die neuerdings durch Gesetz vorgeschriebene Meldung der ansteckungsfähigen Tuberkuloseerkrankungen, die vom Kreisarzt an die Fürsorgestellen weitergeleitet wird; 2. die ärztliche Untersuchung der von den praktizierenden Ärzten überwiesenen Kranken und der sogenannten Selbstmelder; 3. die ärztliche Untersuchung der Angehörigen ansteckungsfähiger Kranker (sogenannte Umgebungsuntersuchungen); 4. Reihenuntersuchungen in Schulen mit Unterstützung durch die Schulärzte und in großen Betrieben. Über alle Tuberkuloseerkrankungen sollte die Fürsorgestelle Krankenblätter nach Formular führen, über die offen Tuberkulösen außerdem Kontroll-Listen (Stettiner Karteisystem, v. Hayeksches Dekadensystem). Der Erfassung der Tuberkulose-Bedrohten dienen insbesondere die Umgebungsuntersuchungen; auch über diese Gefährdeten sind besondere Listen zu führen.

Die Überwachung der Tuberkulosekranken und der Gefährdeten erfolgt durch regelmäßige ärztliche Untersuchungen und durch die Hausbesuche der Fürsorgeschwestern. Die Überwachung der Kranken erstreckt sich nicht allein auf ihren Gesundheitszustand, sondern auch auf ihr hygienisches Verhalten (Überwachung der Infektionsquellen) und die Hygiene ihrer Umgebung sowie auf ihre wirtschaftliche Lage; sinngemäß findet diese Überwachung auch bei den Gefährdeten Anwendung.

Die Zuführung der Kranken zur geeigneten Behandlung hat auf Grund des ärztlichen Befundes hausärztliche oder fachärztliche Behandlung (Kehlkopftuberkulose!), Einleitung des Heilverfahrens[1]), Krankenhaus- und Hospitalaufnahme vorzusehen.

Die wirtschaftliche Fürsorge macht zu ihrer Grundlage die durch Hausbesuche der Fürsorgeschwestern zu prüfende wirtschaftliche Lage der Kranken und Gefährdeten: Beschaffenheit der Wohnung, Verdienst der Familie, besondere Mißstände (anderweite Krankheiten in der Familie, Alkoholabusus usw.). Ihre Aufgabe im Einzelfall richtet sich ganz nach den festgestellten Verhältnissen; zur Besserung der Gesamtlage zieht sie alle Kostenträger heran, die in Betracht kommen: Unterstützungsamt, Invalidenversicherung, Kriegsbeschädigten- und Kriegshinterbliebenenfürsorge, gut situierte Verwandte, die freiwillige Liebestätigkeit usw.; für die Hygiene der Wohnung ist durch Zusammenarbeit mit dem Wohnungs- und Mieteinigungsamt, durch Zuweisung von Betten und Wäsche, einmalige gründliche Reinigung und Ausbesserung der Wohnung, Gestellung von Reinigungshilfe zu sorgen. Besondere Sorgfalt ist natürlich der Beseitigung des Auswurfs, der Reinigung der Wäsche und der Eßgeräte des Kranken und seiner Erziehung zu hygienischem Verhalten zuzuwenden. Die Ernährung der Kranken und der Bedrohten ist so weit nötig durch Zuwendung von Naturalien (Volksspeisung, besondere Zulagen, wie kondensierte Milch, Mehlpräparate, Speck usw.) sicher zu stellen oder zu verbessern.

Die Belehrung der Bevölkerung über die Tuberkulose und den persönlichen Schutz gegen Erkrankung wendet sich aber nicht nur an

[1]) Unterbringung in Genesungsheimen, Walderholungsstätten usw.

die Kranken selbst und ihre unmittelbare Umgebung, sondern sollte sich bestreben durch öffentliche Vorträge, Veröffentlichungen in Flugschriften und Tageszeitungen, Belehrungen in Schulen und Fortbildungskursen, Fabrikbetrieben und Versammlungen der Kassenmitglieder möglichst breite Volkskreise für die systematischen Maßnahmen gegen die Tuberkulose zu interessieren und für praktische Mitarbeit zu gewinnen. Sie sollte darüber hinaus die Tendenz verfolgen, der werktätigen Bevölkerung durch die Erziehung zu Sport und Spiel, zu Wanderungen und Baden zu einem Ausgleich für ihre unvermeidlich mit gesundheitlicher Schädigung verbundene Berufstätigkeit und Wohnweise zu verhelfen.

Die Vielfältigkeit und Schwierigkeit all dieser Aufgaben erfordert an der Spitze der Fürsorge einen ganzen Mann und tüchtigen Arzt, tüchtiges geschultes Hilfspersonal, geeignete Räume und Einrichtungen, beträchtliche Mittel.

In den großen Städten hat sich die Teilung der Fürsorge nach ihren Aufgaben (Fürsorge für Tuberkulöse, Säuglinge, Kruppel, Kriegsbeschädigte und Kriegshinterbliebene, Trinker) bestens bewährt; in dieser Spezialisierung der Arbeit liegt natürlich eine Garantie für größere Sachlichkeit und Intensität der Leistung, aber wenn auch die Durchkreuzung der Zwecke der einzelnen Fürsorgezweige und gegenseitige Störungen bei verständiger Zusammenarbeit vermieden werden können, so bleibt doch die nicht unerhebliche Arbeits- und Mittelverschwendung und ein periodischer Leerlauf bei der einen oder anderen Organisation eine in Zeiten des drohenden Zusammenbruchs der Gesundheitspflege nicht unbedenkliche Erscheinung. Natürlich bedeutet es einen großen Vorteil, daß die Spezialfürsorge in der Lage ist an die Spitze der Organisation hauptamtlich einen guten Facharzt zu stellen, der seiner Aufgabe in jeder Beziehung gewachsen ist. Die Heranziehung und Weiterbildung geeigneter Hilfsärzte, die ständige Überwachung der gesamten ärztlichen Arbeit, die Weiterbildung der Schwestern und die Kontrolle ihrer Tätigkeit, die Überwachung der Infektionsquellen und der Tuberkulosebedrohten, die ökonomische Ausnutzung der Betten in Erholungsheimen, Heilstätten, Krankenhäusern und Hospitälern zum Besten der Kranken wie der gesamten Bevölkerung sind Aufgaben, die gediegene Kenntnisse der Tuberkulose in der Gesamtheit ihrer Erscheinungen sowie die Einsetzung einer Persönlichkeit zur Voraussetzung haben. Ob als Hilfsärzte größerer Fürsorgestellen praktizierende Ärzte heranzuziehen sind, die aber einer ergänzenden Vorbildung an einer geeigneten Anstalt und zunächst wenigstens der Anleitung durch den Leiter der Stelle bedürfen, oder ob hauptamtlich Assistenzärzte angestellt werden, mag örtlich entschiedeu werden. Die Fürsorgeschwestern bedürfen für ihre schwierige, viel Sachkenntnis, Takt und Aufopferungsfreudigkeit erfordernde Tätigkeit einer speziellen Vorbildung; von den Berichten der Schwestern und ihrer Art mit den Kranken und deren Familie umzugehen, hängen das Ansehen der Stelle und der Erfolg ihrer Arbeit weitgehend ab. — Die große Fürsorgestelle soll mit allen Mitteln für ihre Arbeit ausgerüstet sein und genügende einwandfreie Räume zur Verfugung haben; die Infektionsgefahr, nicht nur fur die Tuberkulose, ist in hygienisch und räumlich unzulänglichen Warteräumen nicht gering. Röntgendurchleuchtungen und Röntgenaufnahmen sind für die moderne Diagnostik der Lungentuberkulose ebensowenig zu entbehren wie die notwendigsten Laboratoriumseinrichtungen und es mussen auch die Hilfskräfte für diese Arbeiten zur Verfügung sein. Es ist eine der wichtigsten Aufgaben der Spezialfursorgestelle, ein gutes Einvernehmen mit den Ärzten ihres Bereichs herzustellen. Sie soll ihnen nicht Konkurrent, sondern Helfer und Berater sein; sie muß ihnen vor allem die Behandlung der Kranken lassen und sogar ubertragen. An zahlreichen größeren Fürsorgestellen glaubt man das nur mit der kategorischen Ablehnung jeder Art von Behandlung erreichen zu können, aber das Beispiel anderer Stellen zeigt, daß eine rege Zusammenarbeit mit den praktischen Ärzten auch sehr wohl möglich ist, wenn die Fürsorgestelle in bestimmt umschriebenem Umfang Therapie treibt. Es hängt ganz von der Persönlichkeit des Leiters ab, daß der richtige Weg gefunden wird. Ob für die Allgemeinbehandlung, die im Haushalt des unbemittelten Kranken nicht durchgeführt werden kann (Freiluftliegekur, Besonnung, Luftbäder), besondere Einrichtungen geschaffen und unterhalten werden, ist daher ebenso nach örtlichen Verhältnissen zu entscheiden wie die Frage etwaiger Spezialbehandlung (Tuberkulin, Kollapstherapie, Röntgenbestrahlung) in der Fursorge auf Wunsch oder Vorschlag der Ärzte.

Die Aufgaben der Tuberkulosenfürsorge sind in kleineren Städten und auf dem Lande zwar die gleichen wie in großen Städten, aber die Möglichkeiten sie zu erfüllen sind andere. Der raumlichen Verhältnisse wegen tritt an die Stelle der Spezialfürsorge die Bezirksfürsorge, die allen Arten der Fürsorge in ihrem Bereich dienen muß. Die Einrichtung großer gut eingerichteter Fursorgestellen ist bei dieser Arbeitsart zwar nicht möglich, doch ist eine fachliche Vorbereitung des Leiters der Fursorge für die einzelnen Zweige seiner Tätigkeit unbedingt notwendig; ebenso sind die Kreisfürsorgerin und ihre Helferinnen auf die Besonderheiten der Tuberkulosebekämpfung einzustellen. So weit nötig und möglich müssen die diagnostischen Einrichtungen von Krankenhäusern oder von Heilanstalten, auch von benachbarten großen Fürsorgestellen nutzbar gemacht werden. An und für sich sollte es sehr wohl moglich sein, auf dem Wege der Bezirksfürsorge auf jedem Gebiet der sozialen Fürsorge Vollkommenes zu leisten. Voraussetzung ist, daß die Ärzte zur Verfügung stehen, die in den in Frage kommenden Fächern vor allem diagnostisch so weit zu Hause sind, daß die ärztliche Seite der Fursorge nicht not leidet; dann werden sie auch in der Lage sein, die Fürsorgerinnen für die einzelnen Zweige der Fürsorge auszubilden und anzuleiten. Die an die Errichtung der Akademien für soziale Medizin geknüpfte Erwartung der speziellen Ausbildung der Ärzte für vielseitige soziale Arbeit ist bisher nicht ganz in Erfüllung gegangen.

Die Fürsorge für Tuberkulöse ist aber nicht nur auf gedeihliche Zusammenarbeit mit den praktizierenden Ärzten und mit anderen Zweigen der Fürsorge angewiesen, sondern auch auf die Unterstützung durch die Schulärzte, das Jugendamt, das Wohnungsamt und das Wohlfahrtsamt. In manchen Großstädten (Nürnberg, Mannheim, Spandau) hat sich die Gründung von Zweckverbänden, in denen die interessierten Stellen und Organisationen vertreten sind, nicht nur für die Zusammenarbeit, sondern auch für Aufbringung der Kosten für die Fürsorge bestens bewährt; neben den bereits genannten Ämtern sind in diesen Organisationen vertreten die Ärzteschaft, die Kreis- oder Gemeindeverwaltung, die Krankenkassen, die Landesversicherungsanstalt und die Reichsversicherungsanstalt für Angestellte, Konzerne und große Werke, die landwirtschaftliche und industrielle Berufsvertretung, die Kriegsbeschädigten- und Kriegshinterbliebenenfürsorge.

Solange wir ein eigentliches Heilmittel gegen die Tuberkulose nicht besitzen, sind die sozialen Maßnahmen das Rückgrat der systematischen Bekämpfung der Tuberkulose. Ihre wichtigsten Mittel sind die Aufsuchung und Sanierung der Infektionsquellen und die Fürsorge für die Tuberkulosebedrohten. Diese Aufgaben liegen den Fürsorgestellen ob; sie sind die gegebenen Zentren der gesamten Tuberkulosebekämpfung.

Wer viel mit der **Begutachtung Tuberkulöser** zu tun hat, kennt die Schwierigkeit, im Einzelfall die Berufs- und Arbeitsfähigkeit eines Kranken abzuschätzen; vielfach ist es unmöglich, ohne längere Beobachtung ein zutreffendes Urteil abzugeben. Das schwierige Gebiet ausführlich zu behandeln, würde über den Rahmen dieses Buches hinausgehen, doch sei auf die wichtigsten Gesichtspunkte hingewiesen.

Außer dem Berufe des Rentners gibt es fur den Tuberkulösen keinen ganz unschädlichen Beruf, wohl aber gibt es ausgesprochen schädliche Berufe. Bei der Berufswahl oder dem Berufswechsel ist also die Aufgabe des Beraters, vor den schädlichen Berufen zu warnen und im übrigen in der Art der Berufsausubung für den Tuberkulösen den Weg des kleinsten Risikos zu finden.

Am einfachsten liegt die Frage noch bei den Kopfarbeitern. Die Art der Arbeit spielt im allgemeinen keine Rolle, wohl aber die Arbeitszeit, der Arbeitsraum, der Weg zur Arbeit und das erzielte Einkommen. Für den Tuberkulösen bedeutet ohne Zweifel die neuerliche Verlängerung der Arbeitszeit vielfach eine chronische Katastrophe; der 10 stündigen Arbeitszeit ist er auch als Kopfarbeiter nicht gewachsen, da ihm für die unbedingt notwendige Ruhe nur die nötigste Zeit bleibt und der Aufenthalt in frischer Luft sich bestenfalls auf einige Sonntagsstunden beschränkt. Da der Berufswechsel innerhalb der Kopfarbeit keine wesentliche Rolle spielt, hat der Angestellte, ruhigere Zeitläufte vorausgesetzt, immerhin die Möglichkeit, sich eine Stelle zu suchen, die ihm bei kurzem Weg zur Arbeit, vielleicht auch verkürzter Arbeitszeit, leidliche Aussicht bietet gesund zu bleiben.

Beim Handarbeiter gesellen sich zu den genannten Fragen auch noch die nach besonderen Berufsschäden: Staub aller Art, Witterungsschäden, körperlich besonders schwere Arbeit oder Arbeit in schwieriger Stellung oder in besonders ungünstigen Räumen und Verhältnissen. Zumal bei langer Arbeitszeit ist der Tuberkulöse aller sehr schweren körperlichen Arbeit sowie der Arbeit unter besonders ungünstigen Bedingungen verschiedenster Art auf die Dauer nicht gewachsen; es geht unweigerlich mit ihm wieder bergab. Immerhin ist im Auge zu behalten, daß dem Handarbeiter die gewohnte Arbeit, auch wenn sie an sich schwerer ist, leichter fällt als Arbeit, auf die er sich mit seiner Fertigkeit, insbesondere mit der Betätigung der Skelettmuskulatur, eventuell aber auch des Herzens, ganz neu einstellen muß. Die beliebte Empfehlung leichter Arbeit im Garten zeugt nicht gerade von einer intimen Kenntnis dieses Berufes; wer sich einen Gartenarbeiter hält, pflegt ihm die schwere Arbeit aufzupacken und auf Wind und Wetter keine Rücksicht zu nehmen. Ein Berufswechsel ist leichter vorzuschlagen als vorzunehmen; der Arzt soll sich daher reiflich überlegen, ob der Berufswechsel einerseits unbedingt notwendig, andererseits überhaupt ausführbar ist.

Bei der Abschätzung der Arbeitsfähigkeit pflegt man zwischen voll arbeitsfähig, beschränkt arbeitsfähig und arbeitsunfähig zu unterscheiden. Vom ärztlichen Standpunkt ist diese Unterscheidung einleuchtend, praktisch aber fragt es sich, ob der Tuberkulöse für die ihm bescheinigte beschränkte Arbeitsfähigkeit überhaupt eine Verwendung hat. Der Beamte kann für Innendienst verwendungsfähig sein, der gelernte Arbeiter für Arbeit an der Maschine, nicht aber auf dem Bau oder auf Montage. Für den ungelernten Arbeiter aber, der auf die Suche auf dem allgemeinen Arbeitsmarkt angewiesen ist, bedeutet die Bescheinigung der beschränkten Arbeitsfähigkeit in der Regel Arbeitslosigkeit, sobald er von ihr Gebrauch machen will, und zwar auch in Zeiten günstiger wirtschaftlicher Konjunktur. Der Rat, eine Portierstelle anzunehmen, ist nur selten ein guter Rat; in großen Häusern mit Zentralheizung und mehreren zu reinigenden Treppenhäusern hat der Portier mindestens im Winter Schwerarbeit unter ungünstigen Bedingungen bei allzu oft miserabler Wohnung und unsicherem Einkommen zu verrichten. Wo sich die Fürsorge mit dem Arbeitsnachweis für Tuberkulöse befaßt — und das sollte jede Fürsorgestelle tun, oder wo in großen Städten besondere Arbeitsnachweise für Mindererwerbsfähige bestehen, wird man Tuberkulöse diesen Stellen zuweisen.

Die Abschätzung der Erwerbsfähigkeit nach Prozenten kommt nur für Rentenempfänger in Frage. Die Invalidenrente wird bekanntlich nur bei Einschränkung der Erwerbsfähigkeit unter $33^1/_3$ % gewährt; ist mit einer Besserung der Erwerbsfähigkeit zu rechnen oder will man dem Kranken die Hoffnung auf Besserung erhalten, so kann Krankenrente auf zwei Jahre beantragt werden. Die Unfallrente und die Kriegsbeschädigtenrente richten sich nach dem Prozentsatz der Erwerbsbeschränkung. Da jeder Fall seine Besonderheiten hat, können nur ganz allgemeine Richtlinien für die Urteilsfindung gegeben werden. Es sind zu erachten: Kranke mit geschlossener Spitzentuberkulose bei gutem Allgemeinzustand 20 %, bei weniger gutem Allgemeinzustand 30—40 % erwerbsbeschränkt, Kranke mit offener Lungentuberkulose bei gutem Allgemeinzustand 50 %, bei ungünstigem Allgemeinzustand oder bei Vorliegen leichterer Komplikationen 60 bis 80 %, bei Kachexie, Fieber oder schwereren Komplikationen 100 % erwerbsbeschränkt.

Sachverzeichnis.

Abbinden der Extremitäten bei Hämoptoë 148.
Abführmittel 143, 144.
Abhärtung 136.
Abreibungen 143.
Acidum camphoricum 143.
Adrenalin 148.
Agaricin (Agarical) 143.
Agglutinationsprobe 98.
Albumosefreies Tuberkulin 162.
Alkoholgenuß bei Tuberkulösen 135.
Alkoholinjektion in den N. laryngeus superior b. Dysphagie 230.
Allgemeinbehandlung 126
— Abhartung 136.
— Alkoholica 135.
— Anstaltsbehandlung 129.
— Arbeitstherapie 138.
— Aussichten 128.
— Bettruhe 132, 133.
— Dauer der 138.
— Diätetik 134
— Durchführung im Haushalt des Kranken 129.
— Fieber 131, 132.
— Freiluftkur 136.
— Grundsätze 126.
— Häusliche Kuren und ihre Schwierigkeiten 129.
— Heilplan 130.
— Indikationen (Behandlungsbedürftigkeit) 127.
— Indikationen, spezielle 132.
Allgemeinbehandlung,
— Kaltwasserkuren 137.
— Kehlkopftuberkulose 228.
— Klimakuren 138.
— Luftbäder 137.
— Milch 134.
— Progredienz und Rückbildung der Krankheitsherde während der 132.
— Psychotherapie 139.
— Sanatoriumkuren 129.
— Schonungstherapie 130.
— Terrainkuren 138.
— Toxische Symptome 131.
— Übungsbehandlung 137.
— Ziel u. Weg d. 128, 129.
Alttuberkulin 161.
Alypinpinselung bei Kehlkopftuberkulose 231.
Amyloidose 14, 112, 244.
— Darmtuberkulose u. 242.
— Pneumothoraxverfahren und 176.
Anämie, Behandlung 144.
Anamnese 21.
Anästhesineinblasung bei Kehlkopftuberkulose 229.
Anatomie, pathologische (s. a. Pathologische) 8.
Anstaltsbehandlung 129, 139.
Antifebrilia 141.
Antiforminverfahren zur Anreicherung von Tuberkelbacillen 88.
Aolaninjektionen 169.
Aortenbogen, cirrhotische Phthise u. 82, 83.
Appetitlosigkeit, Behandlung 143.
Arbeitsfähigkeit, Begutachtung 251.
Arbeitstherapie 138.
Arsenmedikation 140, 144, 169.
Arteriosklerose, Tuberkulinkuren und 160.
Arzneibehandlung (s. a. die einzelnen Arzneien).
— Darmtuberkulose 243, 244.
— Kehlkopftuberkulose 229.
— Lungentuberkulose 140 ff.
Aspirationspneumonie, käsige 20, 116.
— Pneumothoraxverfahren u. 149, 178.
Atmungsgeräusche 35, 36.
Atropin 143.
Ätzungen bei Kehlkopftuberkulose 231.
Auscultation 34.
— Fehlerquellen 38.
Auswurf, s. Sputum.

Bacillenemulsion 161.
Begutachtung Tuberkulöser 250.
Behandlung,
— Abführmittel 143.
— Abreibungen 143.
— Alkoholica 135.
— Allgemeinbehandlung (s. a. Allgemeinbehandlung) 126.

Behandlung,
— Anämie 144.
— Anstaltsbehandlung 129, 139.
— Appetitlosigkeit 143.
— Arzneibehandlung (s. auch die einzelnen Arzneien) 140.
— Chemotherapie 166.
— Darmtuberkulose 243.
— Diät 132.
— *Dyspnoe* 149, *150*.
— Emphysem der Lunge 150.
— Expektorantia 145.
— Extremitätenabbindung (bei Blutungen) 148.
— Farbstofftherapie 169.
— Fieber 132, 140.
— Flüssigkeitszufuhr bei Blutungen 148.
— Goldbehandlung 168.
— Hämoptoe 146, 147.
— Husten 144
— Kalktherapie 140.
— — Intravenöse 145, 146, 148.
— Kaltwasserbehandlung 141.
— Kehlkopftuberkulose 228.
— Kollapstherapie (s. a. Pneumothoraxverfahren) 173.
— Kupferbehandlung 168.
— Lungentuberkulose 126.
— Magenstörungen 143.
— Mattigkeit 143.
— Milch 134.
— Nachtschweisse *142*.
— Narkotica 145.
— Partigenbehandlung nach DEYCKE-MUCH 157, 158.
— Phrenicusexhairese (s. a. diese) 150.
— Pneumothoraxverfahren (s. a. dieses) 173.
— Progredienz (Rückbildung) d. Krankheitsherde u. deren Beurteilung 132.
Behandlung,
— Proteinkörpertherapie 169.
— Reizbehandlung (s. a. diese) 151.
— Schlafmittel 145.
— Schmerzen 146.
— Schwäche 143.
— Schwermetallsalze 168, 169.
— Sputum 145.
— Stiche 146.
— Strahlenbehandlung (s. a. diese) 169 ff.
— Symptomatische 139.
— *Thorakoplastik* (s. a. diese) 150.
— Tuberkulinkuren (s. a. diese) 151.
— Verdauungsstörungen 143.
— Waschungen 143.
Bekämpfung, soziale, der Tuberkulose 246.
— Kindertuberkulose 126.
Beranek, Tuberkulinpräparat 162
Berufstätigkeit, Tuberkulose und 21, 27, 250, 251.
Blutbild, weißes (s. a. Leukocytenbild) 99, 100.
Bluthusten, Tuberkulose und (s. a. Hämoptoe) 23.
Blutlipasen und ihre Bestimmung 98.
Blutuntersuchung 94.
— Herstellung von Blutpräparaten 101.
Borsäureeinblasung b. Kehlkopftuberkulose 229.
Brauer, Thorakoplastik (subscapuläre paravertebrale Resektion) 182.
Bromnatrium b. Hämoptoe 148.
Bronchialdrüsentuberkulose der Kinder 117.
— Diagnose 122.
— Hilusdämpfungen 31, 32.
Bronchialdrüsentuberkulose der Kinder
— Klinisches Bild 119.
— Physikalischer Befund 121
— Röntgenbild 121.
— Symptome 118.
— Tuberkulinkuren b. 161.
Bronchitis, käsige 18.
Bronchophonie 33.
Campher 142, 143, 147.
Carcinoma laryngis 227.
Caseosaninjektionen 169.
Chemotherapie 166.
Chlornatrium bei Blutungen 148.
Chromsäureätzung b. Kehlkopftuberkulose 231.
Cirrhose (cirrhotische Phthise),
— Anatomie 12.
— Differentialdiagnose 109.
— Phrenicusexhairese 178.
— Physikalische Kennzeichen 44.
— Pneumothoraxverfahren 175, 178.
— Röntgendiagnostik 79, 81.
— Thorakoplastik 178.
— Tuberkulinkuren u. 160.
— Verlauf 111.
Cocainpinselungen b. Kehlkopftuberkulose 229, 232.
Codein 143, 145.
Curettierung bei Kehlkopftuberkulose 233.
Daranyi, Serumglobulinvermehrung, Nachweis 98.
Darmamyloidose 245.
Darmtuberkulose 238.
— Amyloidose und 242.
— Behandlung 243.

Darmtuberkulose,
— Diagnose 239, 240, 241.
— Entstehung 243.
— Fieber 241.
— Geschwüre 238, 239.
— Klinische Erscheinungen 240.
— Kotabscesse 239, 241.
— Lungentuberkulose und 238.
— Pathologische Anatomie 238, 239.
— Perforation von Geschwüren und Perforationsperitonitis 239, 241.
— Pneumothoraxverfahren und 176.
— Prognose 242.
— Röntgenuntersuchung 242.
— Sitz 238.
— Stenosen 239, 241.
— Stuhluntersuchung 240.
— Symptome 239.
— Tuberkulinkuren u. 160.
— Tumorartige Formen 239, 241.
— Verhütung 243.
Darmtumoren, tuberkulöse 239, 241.
Denys, Tuberkulinpräparat 162.
Deycke-Much,
— Immunitätsanalyse 52.
— Partigenbehandlung 157, 158.
Diabetes mellitus,
— Pneumothoraxverfahren und 176.
— Tuberkulinkuren u. 161.
Diagnostik,
— Darmtuberkulose 239, 240, 241.
— Kehlkopftuberkulose 225.
— Lungentuberkulose 29.
— Spezifische 47, s. a. Differentialdiagnose, Untersuchung.
Diätetik,
— Darmtuberkulose 243.
— Lungentuberkulose 134
Differentialdiagnose,
— Akut einsetzende Tuberkulose 103.
— Beginnende chronische Tuberkulose 104.
— Cirrhotische Phthise 109.
— Darmtuberkulose 242.
— Kehlkopftuberkulose 227.
— Kindertuberkulose 125.
— Lungentuberkulose 27.
— Vorgeschrittene Fälle 107.
Digitalismedikation 147.
Dionin 145.
Disposition 21.
Drüsentuberkulose, Tuberkulinkuren (Ektebin, Alttuberkulin) bei 161, 162.
Durchleuchtung, diagnostische 53.
Dysphagie bei Kehlkopftuberkulose 223.
— Behandlung 229 ff.
— Gastrostomie bei 236.
Dyspnoe und ihre Behandlung 149, 150.
— Pleuraergüsse (s. auch diese) 218.

Eigenharnreaktion nach Wildbolz 53, 94.
Eisenmedikation 140, 144.
Ektebin (Moro) 157, 162.
Elastische Fasern im Sputum und ihr Nachweis 92.
Elektrokollargol 169.
Emphysem s. Lungenemphysem.
Empyem s. Pleuraergüsse.
Entstehung,
— Darmtuberkulose 243.
— Kehlkopftuberkulose 221.
— Lungentuberkulose 1, 21.
Epiglottisabtragung bei tuberkulöser Erkrankung des Kehldeckels 235.
Erdmetallpräparate bei Tuberkulose 169.
Erwerbsfähigkeit, Begutachtung 251.
Erythrocytensenkung nach Fahräus 95 ff.
— Pneumothoraxverfahren und 199.
Exkrete Untersuchung 87.
Expektorantia 145.
Exsudative Phthise 15.
— Fieber 112, 113.
— Kindesalter 122.
— Pathologische Anatomie 15.
— Pneumothoraxverfahren 175, 177.
— Röntgendiagnostik 85.
— Sekundärprozesse (exsudative) bei älteren produktiven Formen 114.
— Tuberkulinkuren und 159, 160, 161.
— Verlauf 112.
Extremitätenabbindung bei Hämoptoë 148.

Faeces s. Stuhluntersuchung.
Fahräus, Erythrocytensenkung 95.
Fieber 25, 26, 28.
— Behandlung 131, 132 ff., 140 ff.
— Darmtuberkulose und 241.
— Pleuraergüsse und 217.
— Pneumothoraxverfahren und 198.
Fiebermessung 28.
Flüssigkeitszufuhr, Hämoptoë und 148.
Freiluftkur 136.
Friedreichs Schallwechsel 38.

Frisch s. Kollert.
Fürsorgestellen (-bestrebungen) 247 ff.

Galvanokaustischer Tiefenstich bei Kehlkopftuberkulose 234.
Gastrostomie bei Kehlkopftuberkulose (Dysphagie) 236.
Gelatine(injektionen) 148.
Gerhardt, Schallwechsel 38.
— s. a. Turban.
Geschwüre, tuberkulöse,
— Darm 238, 239
— Kehlkopf (s. a. Kehlkopftuberkulose) 222, 225 ff.).
Globulinvermehrung im Serum und ihr Nachweis 96, 98.
Goldbehandlung 168.
Goldscheiders Schwellenwertperkussion 32.
Granula Muchs und ihr Nachweis 90.
Greisentuberkulose 109.
Gutachtertätigkeit b. Tuberkulösen 250 ff.

Habitus 29.
Hämoptoe 23.
— Behandlung 146, 147.
Harn,
— Chemische Untersuchung 92.
— Tuberkelbacillennachweis in 89.
— Tuberkulinnachweis (Wildbolz Eigenharnreaktion) 53, 94.
Heliotherapie,
— Kehlkopftuberkulose 237.
— Lungentuberkulose 170.
Heredität 21.
Herz, cirrhotische Phthise u. 14, 81, 83, 84, 112.
Herz(fehler), Tuberkulinkuren und 160.
Hilusdämpfungen (s. a. Bronchialdrüsentuberkulose) 31, 32.
Hochgebirgskuren 138.
Höhensonne, künstliche,
— Kehlkopftuberkulose 237.
— Lungentuberkulose 171.
Hörrohre 34
Husten, Behandlung 144.
Hydrotherapie 137, 141.
Hysterie, Tuberkulinkuren und 161.

Immunitätsanalyse nach Deycke-Much 52.
Indikationen,
— Allgemeinbehandlung 127, 132.
— Anstaltsbehandlung 129, 139.
— Kehlkopfeingriffe 236.
— Phrenicusexhairese 150, 180, 194.
— Pleuraexsudate, Entleerung 205, 206, 217, 218.
— Pneumolyse 180.
— Pneumothoraxverfahren 175, 176, 178, 179, 181.
— Reizbehandlung, unspezifische 173.
— Strahlenbehandlung 170, 173.
— Strangdurchbrennung 179.
— Thorakoplastik 150, 178, 181, 182, 194.
— Tuberkulinkuren 159.
Infektion,
— Darmtuberkulose 246.
— Kehlkopftuberkulose 221.
— Lungentuberkulose 1, 2, 22.
Infektionskrankheiten, Tuberkulose u. 22.
Inspektion 29.
Intracutanprobe nach Mendel-Mantoux 48.

Jacobaeus, Thorakoskopie u. Strangdurchbrennung 210 ff.
Jodkali 145.

Kadechol 142.
Kalkbehandlung 140.
— Intravenöse 145, 146, 148.
Käsige Bronchitis 18.
— Pneumonie, s. Pneumonie.
Katz, s. Westergren.
Kauterisation b. Kehlkopftuberkulose 229 231.
Kavernen 10, 12.
— Amyloidose und 244.
— Ausheilung (Reinigung) 160.
— Cirrhotische Phthise 111, 112.
— Exsudative Phthise 18.
— Kindertuberkulose 124, 125.
— Physikalische Symptome 38.
— Pneumothoraxverfahren bei 175, 178, 197.
— Produktive Tuberkulose 109, 110.
— Röntgenbild 78, 79.
— Tuberkulinbehandlung und 160.
— Tympanie bei 32.
Kehlkopfgeschwüre, Differentialdiagnose 227.
Kehlkopftuberkulose 221.
— Abtragung (blutige) von Infiltraten 233.
— Alkoholinjektion in den N. laryngeus superior 230.

Kehlkopftuberkulose
— Allgemeinbehandlung 228.
— Anästhesineinblasung 229.
— Behandlung 228.
— Borsäureeinblasung 229.
— Chromsäureätzung 231.
— Cocainpinselung (Alypinpinselung) 229, 231, 232.
— Curettierung von Infiltraten 233.
— Diagnostik 225.
— Differentialdiagnose 227.
— Dysphagie und ihre Behandlung 223, 229 ff., 236.
— Epiglottisabtragung 234, 235.
— Galvanokaustik (Tiefenstich) bei Infiltraten 234.
— Gastrostomie 236.
— Geschwürsbildungen 222, 225, 226.
— — Differentialdiagnose 227.
— Heliotherapie 237.
— Hinterwandtuberkulome, Spaltung 235.
— Infektionsweg 221.
— Infiltrative Wucherungen 222, 225.
— — Behandlung 233.
— Kauterisation 229, 231.
— Kollapstherapie und 176.
— Krysolgan bei 168, 229.
— Laryngofissur bei 236.
— Lokalbehandlung 229.
— Mentholöleinträufelungen 229.
— Milchsäureätzung 231.
— Morphiuminjektionen 229.
— Nachbehandlung nach operativen Eingriffen 235, 236.
— Orthoformeinblasung 229.

Kehlkopftuberkulose,
— Pathogenese u. pathologische Anatomie 221.
— Perichondritis 222, 227.
— Prognose 237.
— Quarzlampenbestrahlung 237.
— Resektion d. N. laryngeus superior bei 230.
— Röntgen (Radium)-Bestrahlung 237.
— Schluckschmerzen und ihre Behandlung 223, 229 ff., 236.
— Schonungstherapie 228, 229.
— Spaltung erkrankter Partien 235.
— Stauungsbehandlung 230, 237.
— Stimmbandtuberkulome, Spaltung 235.
— Strahlenbehandlung 236.
— Symptomatologie 223.
— Tracheotomie bei 236.
— Tuberkel 221, 222, 225.
— Tuberkulinbehandlung und 160.
— Untersuchungstechnik 223.
— Vorkommen (Häufigkeit) 221.

Killian s. Kirstein.

Kindertuberkulose 117.
— Abweichungen vom pathogenetischen und klinischen Bilde Erwachsener 122.
— Bekämpfung 126.
— Bronchialdrüsentuberkulose (s. a. diese) 117.
— Differentialdiagnose 125.
— Exsudative (subacute) Formen 122.
— Klinisches Bild 124.
— Moros Tuberkulinkur 157.

Kindertuberkulose,
— Physikalischer Befund 125.
— Tertiäre Phthisen 126.
— Tuberkulinkuren 161.

Kirstein-Killian, direkte Laryngoskopie 224.

Klimakuren 138.

Kobaltpräparate 169.

Kochsalz bei Blutungen 148.

Kokainpinselungen bei Kehlkopftuberkulose 229, 232.

Kollapstherapie (s. a. Pneumothoraxverfahren) 173.

Kollert und Frisch, Blutlipasenvermehrung und ihr Nachweis 98.

Komplementbindungsreaktion 98.

Konjunktivalreaktion (-probe) 47.

Kotabscesse bei Darmtuberkulose 239, 241.

Kreosotbehandlung 140.

Krysolgan bei Kehlkopf- und Lungentuberkulose 168, 229.

Kupferbehandlung 168.

Kurzatmigkeit s. Dyspnoe.

Lactophenin 141.

Landmanns Tuberkulol 162.

Laryngeus superior, N., Alkoholinjektionen und Resektion bei Kehlkopftuberkulose 230.

Laryngitis chronica und Kehlkopftuberkulose, Differentialdiagnose 227.

Laryngofissur bei Kehlkopftuberkulose 236.

Laryngoskopie bei Kehlkopftuberkulose 223, 224.
Lekutyl 168.
Leukocytenbild 99, 100.
— Pneumothoraxverfahren und 200.
Linzenmeyer, Senkungsprobe 96.
Lipasen des Blutes und ihre Bestimmung 98.
Luftbäder 137.
Luftröhre, cirrhotische Phthise und 82.
Lumbalpunktat, Tuberkelbacillennachweis 90.
Lunge, Röntgenbild der normalen 63.
Lungenblutung, Tuberkulose und (s. a. Hämoptoë) 23.
Lungenemphysem,
— Behandlung (vorbeugende) 150.
— Cirrhotische Phthise und 109, 111.
— Pneumothoraxverfahren zur Verhütung von 176.
Lungengefäße,
— Cirrhotische Phthise u. 81.
Lungenspitzen (s. a. Spitzen-)
— Auscultation 38.
— Perkussion 30.
— Prädisposition der 7.
— Röntgenuntersuchung 61.
Lungentuberkulose,
— Aktive bzw. inaktive, Abgrenzungsversuche 98, 99.
— Akut einsetzende, Klinik 102.
— Allgemeinbehandlung (s. a. Allgemeinbehandlung) 126.
— Anamnese 21.
— Anatomie, pathologische 8.
Lungentuberkulose,
— Apikal-kaudaler Ablauf der 7.
— — Klinik 103.
— Beginnende
— — Klinik 101, 103.
— — Kollapstherapie 175.
— — Röntgendiagnostik 71.
— Begutachtung 250.
— Behandlung (s. a. Behandlung) 126.
— Bekämpfung, soziale 246.
— Chemotherapie 166.
— Cirrhotische (s. a. Cirrhose) 12.
— Darmtuberkulose u. (s. a. Darmtuberkulose) 238.
— Diagnostik 29.
— — Spezifische 47.
— Differentialdiagnose (s. Differentialdiagnose) 27.
— Exsudative (s. a. Exsudative) 15.
— Galoppierende Schwindsucht der Jugendlichen 103.
— Greisentuberkulose 109.
— Inaktive bzw. aktive, Abgrenzungsversuche 98, 99.
— Kehlkopftuberkulose (s. a. diese) und 221.
— Klinisches Bild 101.
— Komplikationen 217.
— Pathogenese 1, 21.
— Pneumonie, kasige (s. a. Pneumonie) 18.
— Produktive (s. a. Produktive) 8.
— Progredienz des Krankheitsprozesses und deren Beurteilung 132.
— Pubertätstuberkulose 126.
— Rankes Einteilung 2 ff.
— Röntgendiagnostik (s. a. diese) 53.
Lungentuberkulose,
— Rückbildung d. Krankheitsherde und deren Beurteilung 132.
— Stadieneinteilung nach Turban-Gerhardt 46.
— Symptomatologie 21.
— — Schema der Erscheinungen bei den verschiedenen Formen 114 115.
— Toxische Erscheinungen (s. a. Toxische) 103.
— Untersuchung (s. a. diese) 29.
— Verlauf der verschiedenen Formen 109.
— Vorgeschrittene Fälle,
— — Differentialdiagnose 107.
— — Kollapstherapie 176.
— — Tuberkulinkuren 160.
Lungenuntersuchung (s. a. Untersuchung) 29.
— Aufzeichnung und Deutung der Befunde 39.
Magenstörungen, Behandlung 143.
Mantoux s. Mendel.
Mattigkeit, Behandlung 148.
Mediastinum, cirrhotische Phthise und 81.
Meldepflicht 246.
Mendel-Mantoux, Intracutanprobe 48.
Mentholöleinträuflungen bei Kehlkopftuberkulose 229.
Metallsalze 168 169.
Milchinjektionen 169.
Milchkuren 134.
Milchsäureätzung bei Kehlkopftuberkulose 231.
Milzamyloidose 245.

Moro,
— Tuberkulinkur (bei Kindern) 157.
— Tuberkulinprobe 49.
Morphiummedikation 145.
— Hämoptoë und 149.
— Kehlkopftuberkulose 229.
Much, Granula und ihr Nachweis 90.
— s. a. DEYCKE.

Nachtschweiße 26.
— Behandlung 142.
Narkotica 145, 147.
Natrium bromatum (und chloratum) bei Hämoptoë 128.
Nebennierenamyloidose 245.
Neurasthenie, Tuberkulinkuren und 161.
Neutuberkulin (Bacillenemulsion) 161.
Nickelpräparate 169.
Nierenamyloidose 245.
Nierenerkrankungen,
— Pneumothoraxverfahren und 176.
— Tuberkulinkuren und 161.

Oleum camphoricum 143.
Opiate 145.
Orthoformeinblasung bei Kehlkopftuberkulose 229.

Pachydermia laryngis u. Kehlkopftuberkulose, Differentialdiagnose 227.
Papilloma laryngis 227.
Pathogenese,
— Darmtuberkulose 243.
— Kehlkopftuberkulose 221.
— Lungentuberkulose 1, 21.
Pathologische Anatomie,
— Darmtuberkulose 238, 239.
— Kehlkopftuberkulose 221.
— Lungentuberkulose 8.
Partigenbehandlung (nach DEYCKE-MUCH) 157, 158.
Perichondritis laryngea 222, 227.
Perkussion 29.
— Fehlerquellen 31.
Petruschky, Tuberkulinkur 157.
Pferdeseruminjektionen 169.
Phenacetin 141.
Phenoval 143.
Phosphormedikation 140.
Phrenicusexhairese,
— Cirrhotische Phthise 178.
— Emphysem, vikariierendes und 150.
— Indikationen 180, 194.
— Technik u. Erfolge 213.
Phthise, s. Darm-, Kehlkopf-, Lungentuberkulose, Tuberkulose.
Pleuraergüsse,
— Empyeme und deren Behandlung 209, 218, 220.
— Entleerung 206 ff., 217 ff.
— Lungentuberkulose u. 26, 217.
— Pneumothoraxpleuritis 204 ff.
— Tuberkelbacillennachweis 89, 204, 205.
Pleuraverwachsungen (-schwarten, -stränge), siehe Pleuraergüsse, Pneumothoraxverfahren, Strangdurchbrennung.
Pleuritisschmerzen, Behandlung 146.
Pneumolyse, Pneumothoraxverfahren und 180, 182.
Pneumonie, käsige 18.
— Aspirationspneumonie nach Blutungen (s. a. Aspirationspneumonie) 116.
— Elastische Fasern und 92, 113.
— Fieber 112.
— Physikalische Kennzeichen 44.
— Pneumothoraxverfahren und 177.
— Röntgendiagnostik 85.
— Tuberkulinkuren u. 139.
— Verlauf 112.
Pneumothorax 219.
— Perkussion 32.
— Therapeutisches (s. a. Pneumothoraxverfahren) 173.
Pneumothoraxexsudate 204 ff.
— Entleerung 206 ff.
— Tuberkelbacillennachweis 90, 204 ff.
Pneumothoraxverfahren 173.
— Amyloidose und 176.
— Bewertung der Methode 216.
— Blutkörperchensenkung und 199.
— Cirrhotische Phthisen 178.
— Darmtuberkulose und 176.
— Dauer der Behandlung 200 ff.
— Diabetes mellitus und 176.
— Druckverhältnisse 193.
— Durchführung der Behandlung 191.
— Emphysem 176.
— Empyeme und deren Behandlung 209.
— Ergänzungsoperationen 174, 203.
— — Indikationen 179.
— — Technik 210 ff.
— Erstanlegung 186.
— Exsudate und deren Entleerung 204 ff.

Pneumothoraxverfahren,
— Exsudative Phthise 175, 177.
— Fieber und seine Beeinflussung 198.
— Fistelbildung 209.
— Geschlossene u. offene Tuberkulose 178, 179.
— Hämoptoë und 148, 149.
— Indikationen und ihre Grenzen 175, 178, 179.
— — Tabelle 181.
— Instrumentarium (Apparate) 183.
— Kavernen 175, 178.
— Kavernenschrumpfung 197.
— Kehlkopftuberkulose u. 176.
— Klinische Beobachtungen während der Behandlung 191.
— Kohlensäureeinfüllung 186 ff.
— Kollapsfähige und -unfähige Lungen 175.
— Komplikationen 204.
— Kontraindikationen 173.
— Kontralaterale Seite und Indikationsstellung 179.
— Körpergewicht und 199.
— Leukocytenbild u. 200.
— Lufteinfüllung 191, 192.
— Luftembolie 190.
— Lungenverletzung 190, 191, 192.
— Nachfüllungen 191, 192.
— Nachfüllungstermine 194.
— Nierenerkrankungen 176.
— Phrenicusexhairese 180, 194.
— — Technik und Erfolge 213.
— Pleuraverwachsungen 202.
— Pneumolyse 180, 182.

Pneumothoraxverfahren,
— Pneumonie, käsige, und 177.
— Produktive Tuberkulose 175, 176.
— Punktionsnadel 186.
— Röntgenkontrolle 195 ff.
— Röntgenuntersuchung 179.
— Schrumpfung der kranken Partien 194, 196, 197.
— Spannungspneumothorax 191.
— Sputum und seine Beeinflussung 199.
— Stickstoffeinfüllung 191.
— Strangdurchbrennung 179, 212, 213.
— Technik 183.
— Thorakoplastik 181, 182, 194.
— Thorakoskopie nach Jacobaeus 210.
— Tuberkelbacillen und ihre Beeinflussung 199.
— Verwachsungen 179, 197.
— Vorgeschrittene Phthisen 176.
— Wesen 173.
— Wirkung auf d. Krankheitsverlauf 198.
Ponndorf, Tuberkulinkur 157.
Primärstadium (-komplex) 2.
— Klinik 101.
— Röntgendiagnostik 68.
Produktive Tuberkulose 8.
— Exsudative Herde (Sekundärprozesse) 114.
— Pathologische Anatomie 8.
— Physikalische Kennzeichen 43.
— Pneumothoraxverfahren 175, 176.

Produktive Tuberkulose,
— — Geschlossene und offene Tuberkulose 178, 179.
— Röntgendiagnostik 77.
— Toxische Erscheinungen 110.
— Tuberkulinkuren 160.
— Verlauf 109.
Proteinkörpertherapie 169.
Psychotherapie 139.
Pubertätstuberkulose 126.
Puls 28.
Pyramidon 141.
— Camphoricum 143.

Quarzlampenbehandlung,
— Kehlkopftuberkulose 237.
— Lungentuberkulose 171.
Quecksilberpräparate 169.

Radiumbestrahlung bei Kehlkopftuberkulose 237.
Ranke, Einteilung des Krankheitsprozesses 2 ff.
Rasselgeräusche 35, 36.
Reizbehandlung,
— Spezifische (s. a. Tuberkulinkuren) 151.
— Unspezifische 166.
— — Indikationen 173.
Rindertuberkelbacillen 1.
Röntgenbehandlung,
— Kehlkopftuberkulose 237.
— Lungentuberkulose 172.
Röntgendiagnostik,
— Beginnende Tuberkulose 71.
— Bronchialdrüsentuberkulose d. Kinder 121.
— Cirrhotische Phthise 79, 81.

Röntgendiagnostik,
— Darmtuberkulose 242.
— Durchleuchtung der Lunge 53.
— Exsudative Phthise 85.
— Gefäßpunkte 65.
— Halslinie 63.
— Hilusgebiet 63, 64, 73, 74 ff.
— Instrumentarium 55.
— Kavernen 78, 79.
— Lungenbild, normales 63.
— Lungentuberkulose 53.
— Pneumonie, käsige 85.
— Pneumothoraxverfahren und 179.
— — Röntgenkontrolle während der Behandlung 195.
— Primärkomplex, tuberkulöser 68.
— Produktive Tuberkulose 77.
— Spitzenfeldaufnahme 61.
— Stereoskopische Aufnahme 66.
— Technik 53.
— Übersichtsaufnahme 57.

Salipyrin 141.
Salvysal 143.
Sanatoriumbehandlung 129.
Sauerbruch, Thorakoplastik (paravertebrale Resektion) 181, 182.
Schallwechsel 58.
Schlafmittel 145.
Schluckschmerzen bei Kehlkopftuberkulose u. ihre Behandlung 223, 229 ff.
Schmerzen bei Tuberkulose und deren Behandlung 146, 223, 229.
Schonungsbehandlung
— Kehlkopftuberkulose 228.
— Lungentuberkulose 130.
Schwäche, Behandlung 143.
Schwellenwertperkussion GOLDSCHEIDERS 32.
Schwermetallsalze 168.
Schwindsucht, s. a. Darm-, Kehlkopf-, Lungentuberkulose, Tuberkulose.
— Galoppierende bei Jugendlichen 103.
Sekrete, Untersuchung 87.
Sekretgeräusche 37.
Sekundärstadium 3.
— Klinik 102.
Senkungsreaktion (WESTERGREN-KATZ, FAHRÄUS, LINZENMEYER) 95, 96, 97.
— Pneumothoraxverfahren und 199.
Serumglobulinvermehrung und ihr Nachweis 96, 98.
Serumtherapie 169.
Silberpräparate 169.
Skrofulose, Tuberkulinkuren (Ektebin, Alttuberkulin) b. 161, 162.
Sonnenlichtbehandlung,
— Kehlkopftuberkulose 236.
— Lungentuberkulose 170.
Spitzenfeldaufnahme, röntgenologische 61.
Spitzenperkussion 30.
— Fehlerquellen 31.
Spitzentuberkulose, Klinik 103, 105.
Spontanpneumothorax 219.
Sputum,
— Pneumothoraxverfahren und 198.
— Therapeutisches 145.
Sputumuntersuchung
— Chemische 91.
Sputumuntersuchung
— Menge des Sputums und deren Bedeutung 28.
— Morphologische 91, 92.
— Tuberkelbacillennachweis 87.
Stadieneinteilung n. TURBAN-GERHARDT 46.
Staubinhalation, Tuberkulose und 2, 21.
Stauungsbehandlung, Kehlkopftuberkulose 230, 237.
Stiche, Behandlung 146.
Stimmauskultation (-fremitus) 33.
Stimmbandtuberkulom, Spaltung 235.
Stomachica 143.
Strahlenbehandlung,
— Kehlkopftuberkulose 236.
— Lungentuberkulose 169 ff.
Strangdurchbrennung nach JAKOBAEUS 179, 212, 213.
Stuhluntersuchung,
— Darmtuberkulose 240.
— Tuberkelbacillennachweis 89.
Suprarenin 147.
Symptomatologie,
— Darmtuberkulose 239 ff.
— Kehlkopftuberkulose 223.
— Lungentuberkulose 21.
— Schema der Erscheinungen bei den verschiedenen Tuberkuloseformen 114, 115.
— Toxische Symptome (s. a. Toxische) 103.
Syphilitische Kehlkopfgeschwüre, Diagnose 227.

Temperaturmessung 28.
Terrainkuren 138.

Tertiärstudium 6.
— Erwachsene (Klinik) 102, 103.
— Kindesalter 126.
Thorakoplastik,
— Cirrhotische Phthise und 178.
— Emphysem, vikariierendes und 150.
— Pneumothoraxverfahren und 181, 182, 194.
Thorakoskopie nach Jakobaeus 210.
Thorax, Lungentuberkulose und 29.
Tiefenstich, galvanokaustischer, bei Kehlkopftuberkulose 234.
Tierversuch, Tuberkelbacillennachweis durch den 91.
Toxische Symptome 103.
— Behandlung 131.
— Produktive Phthise und 110.
— Tuberkulinkuren und 159.
Tracheotomie bei Kehlkopftuberkulose 236.
Triphal 169.
Tröpfcheninfektion 2.
Tuberkel,
— Kehlkopf 221, 222, 225.
— Lunge 8.
Tuberkelbacillen 1.
— Antiforminverfahren z. Anreicherung von 88.
— Blutuntersuchung 94.
— Einfallspforte 1.
— Harnuntersuchung 89.
— Lumbalpunktat und 90.
— Muchsche Granula 90.
— Pleurapunktat und 89.
— Pneumothoraxexsudate und 90.
— Pneumothoraxverfahren und sein Einfluss auf die 199.
— Sputumuntersuchung 87.
— Stuhluntersuchung 89.
Tuberkelbacillen,
— Tierversuch 91.
— Typus humanus und bovinus 1.
Tuberkulinkuren (Reizbehandlung, spezifische) 151.
— Abbruch der Behandlung 160, 165.
— Albumosefreies Tuberkulin 162.
— Alttuberkulin 161.
— Ambulante Behandlung 165.
— Anaphylaktisierende Kuren 155.
— Anergisierende Kuren 154.
— Arteriosklerose u. 160.
— Bacillenemulsion 161.
— Beraneks Präparat 162.
— Bronchialdrüsentuberkulose und 161.
— Cutane Anwendungsweise 156.
— Darmtuberkulose und 160.
— Denys Präparat 162.
— Deycke-Muchs Partigenbehandlung 157, 158.
— Diabetes mellitus und 161.
— Dosierung 163, 164.
— Drüsentuberkulose 161, 162.
— Einschleichende Behandlung 154, 161.
— Ektebin (Moro) 157, 162.
— Häufigkeit der Injektionen 165.
— Heilwert 154, 156.
— Herdreaktion 153.
— Herz(fehler) und 160.
— Hysterie und 161.
— Indikationsstellung 159.
— Kehlkopftuberkulose u. 160.
— Kindertuberkulose 157, 161.
— Kontraindikationen 158, 159 ff.
Tuberkulinkuren,
— Landmanns Tuberculol 162.
— Lösungen und ihre Herstellung 163.
— Methodik 151, 152.
— Moros Verfahren 157.
— Neutuberkulin (Bacillenemulsion) 161.
— Neurasthenie und 161.
— Nierenerkrankungen 161.
— Petruschkys Verfahren 157.
— Pneumonie, käsige, und 159.
— Ponndorf-Verfahren 157
— Präparate und ihre Indikationen 161.
— Prinzipien 151.
— Reaktionen 152, 153, 159.
— Rosenbachs Tuberkulin 162.
— Skrofulose und 161, 162.
— Subcutane Injektionen 156.
— Technik 162.
— Toxinwirkungen 159.
— Vorgeschrittene Tuberkulose 160.
— Wiederaufnahme der Behandlung 165.
— Wirkung 152.
— Ziele 151.
Tuberkulinpräparate (s. a. Tuberkulinkuren) 161.
Tuberkulinproben (-reaktionen) 47.
Tuberkulinschocktod 166.
Tuberkulol Landmann 162.
Tuberkulose,
— Begutachtung 250.
— Bekämpfung, soziale 246.
— Darmtuberkulose (s. a. diese) 238.
— Kehlkopf (s. a. Kehlkopftuberkulose) 221.
— Lungentuberkulose (s. a. diese) 1.

Turban-Gerhardts Stadieneinteilung 46.
Tympanie 32, 219.

Übertragung 1, 2, 22.
Übungsbehandlung 137.
Uhlenhuth, Antiforminverfahren 88.
Umgebungsuntersuchungen 246, 247.
Untersuchung,
— Aufzeichnung und Deutung der Befunde 39.
— Blut 94.
— Darmtuberkulose 239, 240.
— Exkrete 87.
Untersuchung
— Kehlkopftuberkulose 223.
— Lungentuberkulose 29.
— Physikalische 29.
— Röntgendiagnostik (s. a. diese) 53.
— Sekrete 87.
— Spezifische Diagnostik 47.
— Stuhluntersuchung 89, 240.
— Umgebungsuntersuchungen 246, 247.
Urin, s. Harn.

Ventilpneumothorax 219.
Verdauungsstörungen, *Behandlung* 143.
Veronal 143.

Waschungen 143.
Westergren-Katz, Senkungsprobe 97.
Wildbolz, Eigenharnreaktion 53, 94.
Wintrichs Schallwechsel 38.
Wohnungshygiene 247.
Wundinfektion 2.

Zwerchfell, cirrhotische Phthise und 82, 83, 84.

Druck der Universitätsdruckerei H. Stürtz A.G., Würzburg.

Praktisches Lehrbuch der Tuberkulose. Von Prof. Dr. G. **Deycke**, Hauptarzt der Inneren Abteilung und Direktor des Allgemeinen Krankenhauses in Lübeck. Zweite Auflage. Mit 2 Textabbildungen. (Fachbücher für Ärzte, herausgegeben von der Schriftleitung der „Klinischen Wochenschrift", Band V.) (VI u. 302 S.) 1922.
Gebunden 7 Goldmark / Gebunden 1.70 Dollar

Tuberkulose, ihre verschiedenen Erscheinungsformen und Stadien sowie ihre Bekämpfung. Von Dr. G. **Liebermeister**, leitender Arzt der Inneren Abteilung des Städtischen Krankenhauses Düren. Mit 16 zum Teil farbigen Textabbildungen. (VI u. 456 S.) 1921. 12 Goldmark / 2.90 Dollar

Lungen-Tuberkulose. Von Dr. O. **Amrein**, Chefarzt am Sanatorium Altein, Arosa. Zweite, umgearbeitete und erweiterte Auflage der „Klinik der Lungentuberkulose". Mit 26 Textabbildungen. (VI u. 141 S.) 1923.
6 Goldmark; geb. 7.50 Goldmark / 1.45 Dollar; geb. 1.80 Dollar

Das Tuberkulose-Problem. Von Privatdozent Dr. med. et phil. **Hermann v. Hayek**, Innsbruck. Dritte und vierte neu bearbeitete Auflage. Mit 48 Abbildungen. (X und 392 S.) 1923.
12 Goldmark; geb. 14.50 Goldmark / 2.90 Dollar; geb. 3.45 Dollar

Immunbiologie — Dispositions- und Konstitutionsforschung — Tuberkulose. Von Dr. **Hermann v. Hayek**, Innsbruck. (IV u. 38 S.) 1921. 1.80 Goldmark / 0.45 Dollar

Der künstliche Pneumothorax. Von **Ludwig von Muralt** (†). Zweite Auflage. Ergänzt durch kritische Erörterung und weitere Erfahrungen von Dr. Karl Ernst Ranke, Professor für Innere Medizin an der Universität München. Mit 53 Textabbildungen. (VI u. 150 S.) 1922.
8.40 Goldmark / 2 Dollar

Das Sputum. Von Professor Dr. **Heinrich von Hoeßlin**, Berlin. Mit 66 größtenteils farbigen Textfiguren. (X u. 398 S.) 1921.
16.80 Goldmark / 4 Dollar

Die Tuberkulose und ihre Bekämpfung durch die Schule. Eine Anweisung für die Lehrerschaft. Von Dr. **H. Braeuning**, Chefarzt der Fürsorgestelle für Lungenkranke und des Städtischen Tuberkulosekrankenhauses Stettin-Hohenkrug und **Friedrich Lorentz**, Rektor in Berlin, Mitglied des Landesgesundheitsrats in Preußen. Völlig neue Bearbeitung der Schrift: Wesen der Tuberkulose als Volkskrankheit und ihre Bekämpfung durch die Schule von weil. Prof. Dr. Nietner und Friedrich Lorentz. Mit 3 Abbildungen. (VI u. 128 S.) 1923. 2.50 Goldmark / 0.60 Dollar

Die Auskunfts- und Fürsorgestelle für Lungenkranke, wie sie ist und wie sie sein soll. Von Professor Dr. **K. W. Jötten**, (Sonderdruck aus „Beiträge zur Klinik der Tuberkulose", Band 55.) (II u. 87 S.) 1923. 2 Goldmark / 0.50 Dollar

Soziale Pathologie. Versuch einer Lehre von den sozialen Beziehungen der menschlichen Krankheiten als Grundlage der sozialen Hygiene. Mit Beiträgen von Fachgenossen. Von Professor Dr. med. **Alfred Grotjahn**, Berlin. Dritte, neubearbeitete Auflage. (VIII u. 536 S.) 1923.
18.50 Goldmark; geb. 21 Goldmark / 4.50 Dollar; geb. 5 Dollar

Die Heliotherapie der Tuberkulose mit besonderer Berücksichtigung ihrer chirurgischen Formen. Von Dr. **A. Rollier**, Leysin. Zweite, vermehrte und verbesserte Auflage. Mit 273 Abbildungen. (VI u. 248 S.) 1924.
15 Goldmark; geb. 16,50 Goldmark / 3,60 Dollar; geb. 3,95 Dollar